ESTE CUADERNO PERTENECE A:

....................................................................................
NOMBRE


....................................................................................
CONTACTO


....................................................................................


*Yoga: el arte de la atención* no es algo impersonal. Se refiere a ti y al progreso de tu práctica. Cada libro te llega conscientemente incompleto. *El arte de la atención* te invita a participar en su arte y sus secuencias de *asanas*, y a participar en la conversación sobre el propio yoga, una conversación que no deja de evolucionar.

**DARREN RHODES**
DIRECTOR DE *YOGA OASIS* EN TUCSON (ARIZONA)
Y AUTOR DE *YOGA RESOURCE*

# YOGA
## El Arte de la Atención

*Si este libro le ha interesado y desea que lo mantengamos informado de nuestras publicaciones, puede escribirnos a comunicacion@editorialsirio.com, o bien suscribirse a nuestro boletín de novedades en:
www.editorialsirio.com*

Título original: Art of Attention
Traducido del inglés por Roc Filella Escolà

© 2016 Elena Brower y Erica Jago

© Prólogo: 2016 Linda Sparrowe

© Ilustraciones y diseño: 2016 Erica Jago

© de la presente edición
EDITORIAL SIRIO, S.A.

| EDITORIAL SIRIO, S.A. | NIRVANA LIBROS S.A. DE C.V. | DISTRIBUCIONES DEL FUTURO |
|---|---|---|
| C/ Rosa de los Vientos, 64 | Camino a Minas, 501 | Paseo Colón 221, piso 6 |
| Pol. Ind. El Viso | Bodega nº 8, | C1063ACC |
| 29006-Málaga | Col. Lomas de Becerra | Buenos Aires |
| España | Del.: Alvaro Obregón | (Argentina) |
|  | México D.F., 01280 |  |

www.editorialsirio.com
sirio@editorialsirio.com

I.S.B.N.: 978-84-16579-91-4
Depósito Legal: MA-926-2017

Impreso en Imagraf Impresores, S. A.
c/ Nabucco, 14 D - Pol. Alameda
29006 - Málaga

Impreso en España

Puedes seguirnos en Facebook, Twitter, YouTube e Instagram.

*Cualquier forma de reproducción, distribución, comunicación pública o transformación de esta obra solo puede ser realizada con la autorización de sus titulares, salvo excepción prevista por la ley. Diríjase a CEDRO (Centro Español de Derechos Reprográficos, www.cedro.org) si necesita fotocopiar o escanear algún fragmento de esta obra.*

ELENA BROWER  *y*  ERICA JAGO

# YOGA
## *El* ARTE *de la* ATENCIÓN

**CUADERNO DE PRÁCTICAS DE YOGA**

*el movimiento como meditación*

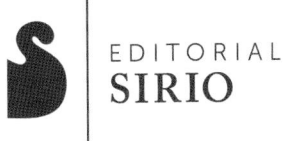

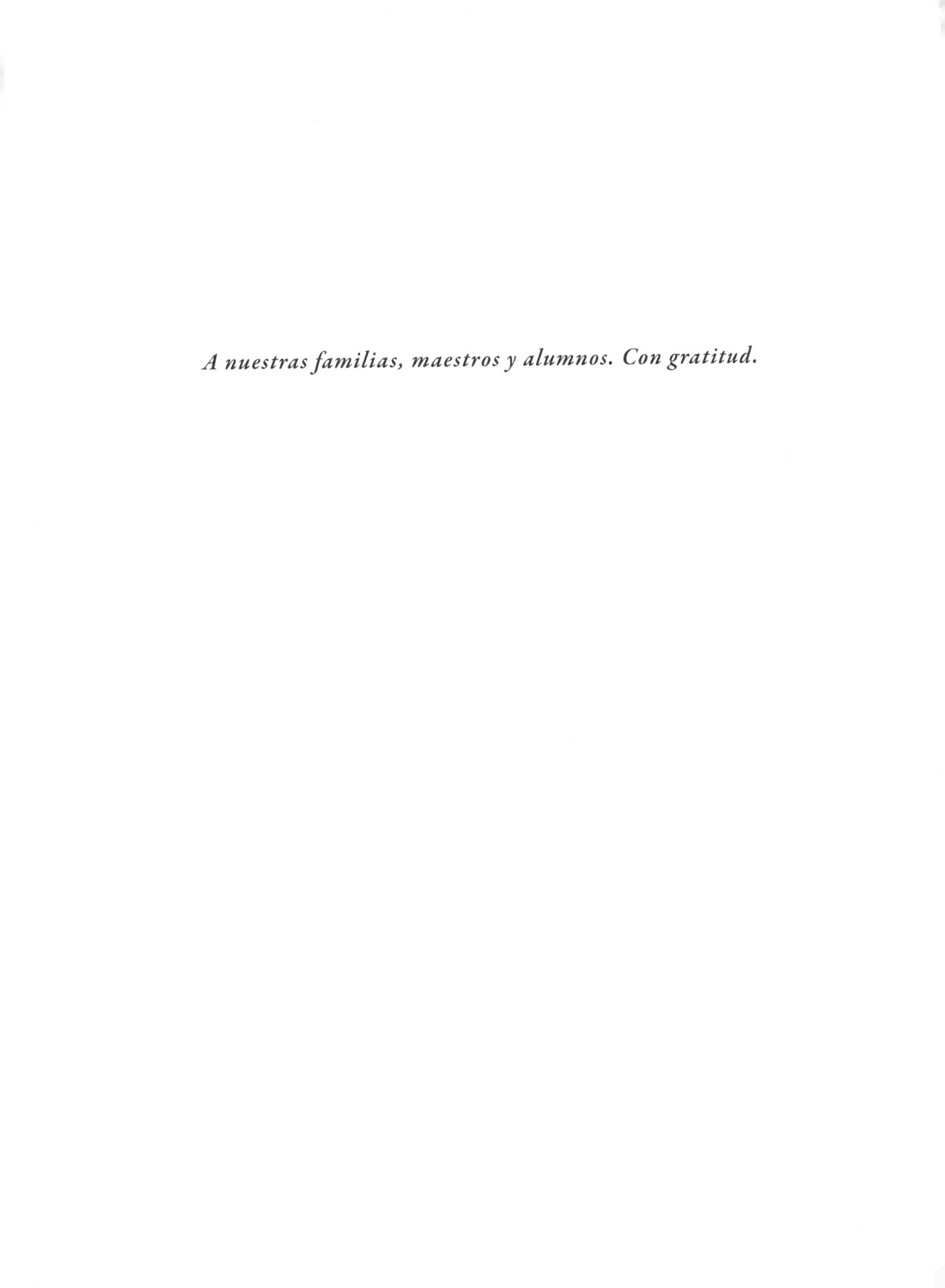

*A nuestras familias, maestros y alumnos. Con gratitud.*

*Ralentízalo en tu cerebro*
crea espacio entre los pensamientos y las acciones

*Observa cómo así aumenta tu sensibilidad*
mantente dócil

*Sirviendo*
a tu familia, tus amigos, tu trabajo

*Practica la paciencia durante la transición*
encuentra el perdón en todos los contextos

*Emana constantemente*
expande conscientemente

*Permanece*
en el flujo

## BIENVENIDO

*Pon la misma voluntad* en todo lo que hagas

Gracias por tener este libro en tus manos. Esperamos que, con él, te tomes tu tiempo, encuentres tu voz, te hagas preguntas sobre todo lo que contiene y lo conviertas en la base familiar de tu práctica y tu corazón. Deseamos que estos ejercicios te recuerden que amarte es la única plegaria, la única práctica.

El aspecto más espiritual y de mayor fuerza de la naturaleza humana es la facultad de la atención. **LA CONCIENCIA**. La atención hace posible que nos veamos a nosotros mismos, que miremos a nuestro interior, para averiguar el modo de enfrentarnos con elegancia a todo, sea lo que sea. La capacidad de vernos y observar cómo nos comportamos es la clave para armonizar la disonancia entre nuestra conversación interior y nuestra conversación exterior, y para aprender a amarnos. Ojalá estas prácticas generen tal armonía.

Hacer de nuestra atención un arte significa ser gentiles y auténticos con nosotros mismos. De este modo lo podremos ser con los demás. A veces, no sabemos escuchar ni responder adecuadamente. Nos olvidamos de ser agradecidos. Nos olvidamos de ser delicados. Esta recopilación de ejercicios se inspira en diversas tradiciones del Hatha yoga, la filosofía del yoga, las enseñanzas del Cuarto Camino y el método Handel. Cada secuencia nos orienta hacia el trabajo interior de escuchar, respetar, confiar y sanar.

La práctica se resume en tres aspectos fundamentales. El **SANKALPA** explica el objetivo del ejercicio. La **SECUENCIA DE TRES OLAS** abre una puerta específica a tu cuerpo a través de la progresión de las posturas. Y las páginas sobre el **DESPERTAR** concluyen y cierran el ejercicio. Al final de cada capítulo se te invita a que escribas sobre la práctica, los objetivos y las secuencias.

A través de las posturas y las transiciones de estas prácticas, liberamos la tensión y encontramos el perdón. Convertimos la culpa y la vergüenza en sosegado agradecimiento. Observamos nuestros pensamientos desde la distancia, nos alejamos suavemente de ellos, y así vemos la unidad que somos. En lugar de entregarnos ciegamente a suposiciones, analizamos las mejores posibilidades de nuestra conducta, nuestro pensamiento, nuestro trabajo. Cultivamos la ecología de la gratitud en nuestro ser, en casa y en la práctica. Somos un ejemplo para todos los que nos rodean.

Seas estudiante o maestro de yoga, te invitamos a aminorar tu ritmo, reflexionar y elaborar tu propia experiencia.

Deseamos que estos ejercicios te enseñen a escuchar y te aporten coraje y conexión.

**ELENA Y ERICA**

## PRÓLOGO

Antiguamente, la práctica física del yoga era un medio para controlar el cuerpo y prepararlo para los rigores de la meditación. Hoy, la asana incluye cientos de posturas y representa una meditación basada en el cuerpo y diseñada para que nos ayude a comprender mejor quiénes somos y cómo interactuamos con el mundo que nos rodea. La asana despierta el cuerpo, estabiliza y fortalece, apacigua y abre.

Con la incorporación del arte de la atención a nuestra práctica, todo ese doblarse y estirarse, darse la vuelta y girar que llamamos yoga se convierte en una formidable manera de ver la mente con más claridad y abrir el corazón en mayor profundidad. Y aquí es donde se produce la magia. Al ser testigos de nuestras virtudes y nuestros defectos, **SIN JUICIO ALGUNO**, podemos transformar la relación que tenemos con nosotros mismos en una cordial aceptación y despertar a nuestra bondad innata. Estos tres aspectos –la práctica física, la indagación sobre uno mismo y rendirse a lo que los yoguis llaman «ser sin esfuerzo»– confluyen para hacer del yoga la primera y principal práctica espiritual.

Juntas, Elena y Erica tejen estos conceptos y los convierten en un recurso de gran valor, motivador y lleno de arte. Con las impresionantes fotografías, las profundas ideas y la instrucción práctica y detallada que nos regalan, ofrecen a estudiantes y profesores formas concretas de conectar con los aspectos más íntimos de sí mismos, para emerger con mayor comprensión y más plenamente comprometidos con el mundo. Las secuencias de Elena abren y anclan el cuerpo situando nuestra atención en lo que nos es más familiar: los músculos y los huesos de nuestro ser. Esta entrega disciplinada a lo físico, conocida como *tapas* en sánscrito, nos permite acceder a la sabiduría del cuerpo; es un primer paso en el camino hacia la confianza, el respeto y, en última instancia, nuestra sanación. Unidas al magistral diseño de Erica, las instrucciones e indagaciones de Elena nos invitan a actuar, en la esterilla y en la vida. Juntas, Elena y Erica nos ofrecen el plan que necesitamos para iniciar esa sanación.

Mientras adquirimos conciencia de nuestra forma física, se nos pide que identifiquemos nuestras acciones y reflexionemos sobre ellas. El concepto de **SVADHYAYA** –autoconciencia– nos ayuda a percibir pautas y costumbres que nos han mantenido atados al malestar. Con esa idea podemos abordarlas desde la aceptación, y no desde el juicio. Las secuencias y las técnicas de meditación nos ayudan a liberarnos de la culpa y otros pensamientos y sentimientos autodestructivos que ya no nos sirven. Al perdonarnos y perdonar a los demás, podemos eliminar cualquier sensación de alejamiento.

Cuando nos desprendemos de los miedos y las inseguridades y acogemos nuestra auténtica naturaleza, descubrimos qué significa estar plenamente vivo, **ISHVARA PRANIDHANA**, cultivamos una mente que nos permite ver la esencia divina de todos los seres, incluidos nosotros mismos. A través de la claridad de las prácticas compartidas, se nos pide que vivamos el yoga en todo lo que hagamos, que abandonemos el apego a un resultado futuro y vivamos con gratitud en el momento presente.

Te animo a que te adentres en este libro y vivas todo lo que te regala. Las imágenes y el diseño te motivarán a danzar el yoga, y te deleitarás en el paso de una postura a la siguiente. Te darás cuenta de que las ilustraciones de Erica y los sucintos recordatorios de Elena son unas herramientas docentes de valor incalculable. Y cuando termines el último capítulo, darás las gracias a estas mujeres extraordinarias por el espíritu de su aportación, evidenciado en estas páginas y que capta el verdadero sentido del yoga de forma tan exquisita y conmovedora.

**LINDA SPARROWE**
Antigua editora jefe de *Yoga International*

**PREFACIO**
*de*

# MC YOGI

EL PERDÓN NO SIEMPRE SE PRODUCE DE FORMA INMEDIATA, PERO EL PROCESO QUE LLEVA A PERDONAR SÍ PUEDE ARRANCAR DE INMEDIATO. Con la entrega activa al proceso del perdón iniciamos el camino hacia una comprensión más profunda y hacia la conciencia de que todo ocurre por alguna razón. Si somos capaces de aprender de los dramas y traumas pasados, podemos alcanzar un conocimiento directo. Al volver la vista atrás, podremos dar las gracias por todo aquello que nos ocurrió en el pasado, porque nos ayudó a crecer y ser más conscientes.

El arte de la atención y el cultivo de la compasión pueden exigir a menudo mucho esfuerzo, pero es importante recordar que se trata de un trabajo sumamente gratificante. Cuando perdonamos, nos sentimos diez veces más ligeros. Podemos pensar y ver con más claridad y acceder mucho mejor al acopio de energía que tenemos dentro de nosotros mismos (y a nuestro alrededor). La energía que antes empleábamos en el pasado ahora se puede convertir en un recurso inagotable para vivir de forma más plena en el presente.

Cuando nos perdonamos y perdonamos a los demás, todo el universo se alía para colaborar al unísono en nuestro proceso de sanación.

El proceso del perdón puede ser, además, muy aleccionador; sabemos que es muy probable que alguien también necesite perdonarnos.

ELENA BROWER Y ERICA JAGO

El proceso de obtener sabiduría de nuestras experiencias, señalan los yoguis, es similar al de la abeja que recolecta el polen de las flores para fabricar el néctar. Se dice que, junto con el polen, la abeja toma un poco de veneno, que cuando llega a la colmena se transforma cuidadosamente en néctar. Aprender a convertir una situación negativa en sabiduría es signo de que estamos progresando con los ejercicios de yoga y meditación. A medida que adquirimos mayor destreza como agentes del amor y la compasión, el fatigoso peso que nos cargamos a la espalda de nuestra mente empieza a disminuir, y poco a poco desaparece. Cuando seamos capaces de alcanzar el punto de la gratitud en nuestro proceso de perdonar, sabremos que hemos llegado al otro lado.

TE INVITAMOS A TRANSFORMAR LA TENSIÓN EN PERDÓN

*El perdón es el atributo de los fuertes.*
MAHATMA GANDHI

CAPÍTULO UNO

# REDUCE LA TENSIÓN Y ENCUENTRA EL PERDÓN

*fotografía de* MICHAEL CHICHI

Secuencia de flujo rápido; concéntrate en aumentar la velocidad y la estabilidad, al tiempo que reduces la tensión del cuerpo. Esta secuencia, aplicable a tus posturas, interacciones y relaciones, hará que te sientas más permeable, más ligero, más fuerte y más dispuesto a perdonarte y perdonar a los demás.

*Perdono, curo y libero todo lo que, de forma consciente o inconsciente, pudiera demorar o detener la evolución completa de mi ser.*

—MARIO LIANI

YOGA: EL ARTE DE LA ATENCIÓN | REDUCE LA TENSIÓN Y ENCUENTRA EL PERDÓN

# SANKALPA

**BIENVENIDO, SIÉNTATE Y PONTE CÓMODO.**

Cierra los ojos, pon las manos sobre los muslos y lleva la barbilla al pecho. Esta es una secuencia de velocidad fluida, placentera y progresiva. Practicamos la forma de aumentar la velocidad al tiempo que disminuimos la tensión del cuerpo.

Había una vez un hombre que explicaba que en su adolescencia pintaba casas con su padre, un experto pintor. El padre tenía sesenta y tantos años, una edad que triplicaba la de su hijo, pero, pese a ello, trabajaba a doble velocidad que él. El hijo le preguntó al padre cómo podía trabajar tan deprisa y tan bien; el padre le contestó que había aprendido a aumentar la velocidad mientras reducía la tensión de su cuerpo.

Hoy, en nuestras posturas y nuestros pensamientos podemos hallar, sin duda, puntos de inflexión, en los que es posible rebajar voluntariamente la tensión, incluso mientras incrementamos la velocidad.

Practícalo: siéntete más lúcido, más despierto, más permeable, más vigilante; crea en ti suficiente espacio para que quepa el perdón, en cualquier circunstancia.

ELENA BROWER Y ERICA JAGO

Junta las palmas de las manos delante del corazón.
Llámalo, conéctate con él y ralentízalo.

Si en algún momento te sientes desconectado,
es señal de que ansías más conexión.

*Inhala profundamente.*
ॐ

## OM NAMAH SHIVAYA

*Me inclino ante mi corazón más profundo*

Lleva la barbilla al pecho. Mantente unido a ti mismo durante todo el ejercicio, por muy deprisa que te muevas. Cuanto más cerca de ti mismo te mantengas, menos contracción notarás y más conectado e indulgente te sentirás.

Las imágenes de Black Rock City se utilizan con autorización de Burning Man, su propietario exclusivo. Prohibida su reproducción. Agradecemos tu respeto.

# REDUCE LA TENSIÓN Y ENCUENTRA EL PERDÓN

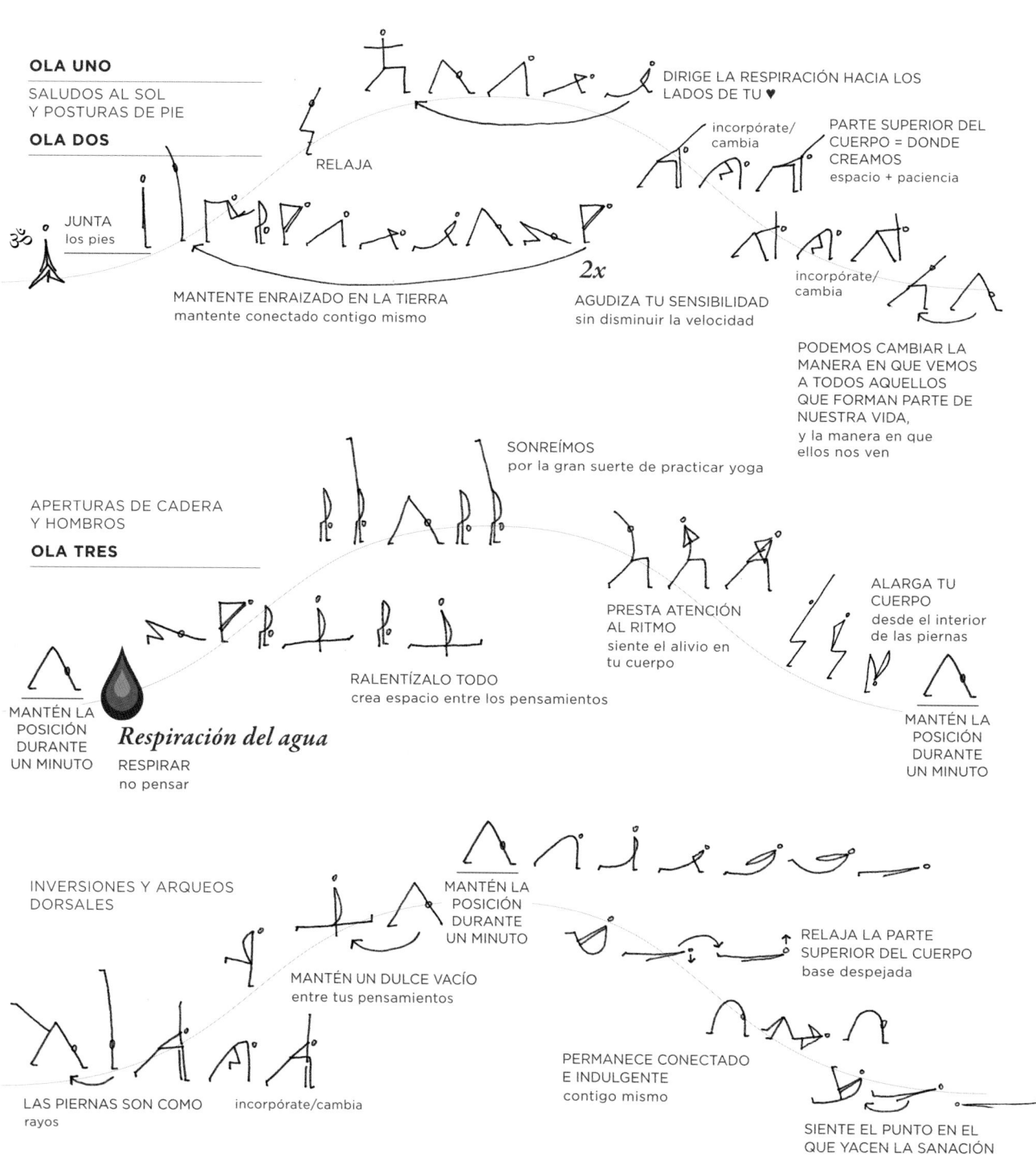

**Empieza en el extremo de la esterilla**
con las palmas de las manos hacia delante

### TADASANA | POSTURA DE LA MONTAÑA

Cierra los ojos y localiza los puntos de tensión en tu cuerpo. Siéntelos. Relaja los dedos de los pies; dirige la respiración a la parte posterior del abdomen.

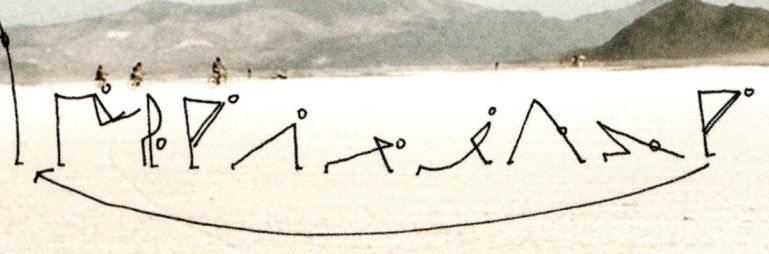

*2x*

### SURYA NAMASKARA A | SALUDO AL SOL

**Disminuye la tensión**
sin reducir la velocidad

Sé consciente de tu respiración. Dirígela a los espacios del cuerpo que más necesiten de tu atención: notarás que el tiempo se ralentiza. El objetivo es aminorar lo suficiente para escuchar conscientemente lo que nos está ocurriendo: a las personas de nuestro entorno y a nosotros mismos, al nivel más profundo.

*Agudiza tu sensibilidad*
sin reducir la velocidad

**YOGA: EL ARTE DE LA ATENCIÓN** | REDUCE LA TENSIÓN Y ENCUENTRA EL PERDÓN

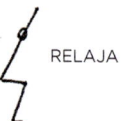 RELAJA

### UTKATASANA | POSTURA DE LA SILLA

Relaja los globos y las cuencas oculares. Flexiona las rodillas y, con suavidad, desde las ingles, desliza hacia abajo el fémur hasta que quede paralelo al suelo; relaja el tronco, extiende los brazos hacia el cielo de manera que la espalda se alargue y el abdomen se eleve hacia los pulmones. Extiende las clavículas hacia los lados.

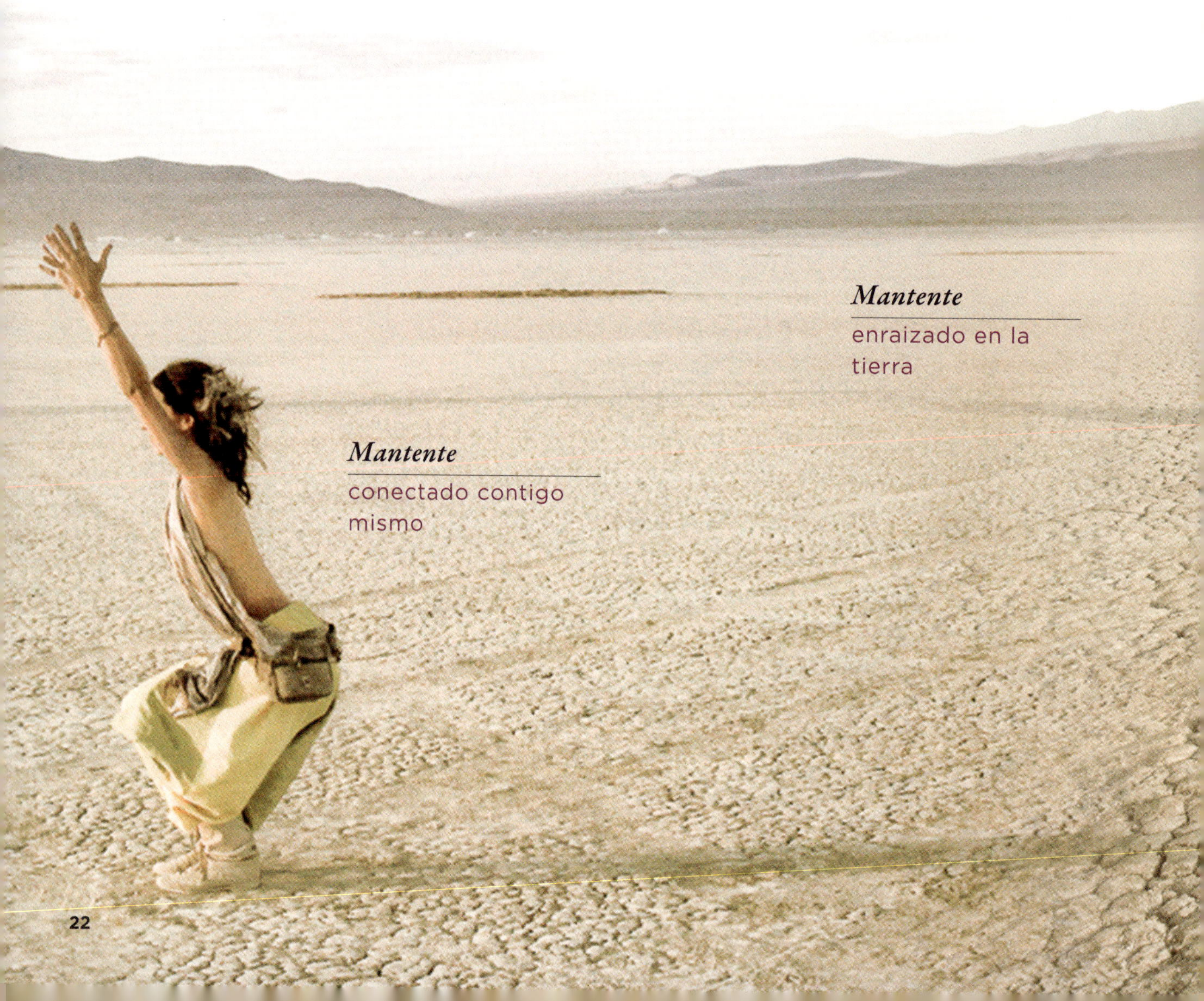

*Mantente*
enraizado en la tierra

*Mantente*
conectado contigo mismo

## VIRABHADRASANA II | POSTURA DEL GUERRERO II

*Practica la veneración.* Incluso cuando estires tus extremidades en todas direcciones, puedes cerrar los ojos, aliviar la tensión de tu piel y permitir que surja un estado reverencial. La veneración es una forma de respetuosa escucha, de devoción hacia todo lo que existe. Al escuchar se libera la rigidez de tu cuerpo –a nivel celular y muscular, incluso en tu sistema nervioso– y así puedes permanecer en el flujo del momento presente.

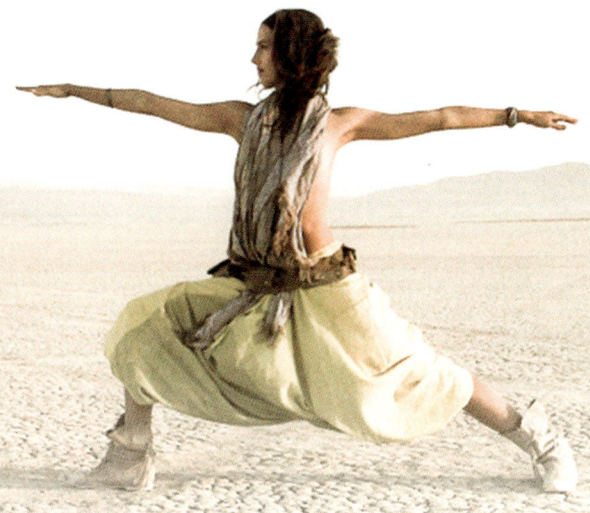

*La veneración*
es una forma de escuchar

*Al escuchar se libera la rigidez*
a nivel celular, muscular, y en tu sistema nervioso

En todo momento, mantén las piernas firmes y arraigadas a la tierra. El resto del cuerpo se abre en un estado de escucha, en un estado reverencial.

Dobla un poco más la rodilla de delante manteniéndola alineada con el talón y empuja el cóxis hacia el talón de la pierna que ha quedado atrás. Dobla un poco más la rodilla de delante. Observa cualquier parte del cuerpo que esté tensa y relájala; mantén las piernas firmes.

YOGA: EL ARTE DE LA ATENCIÓN | REDUCE LA TENSIÓN Y ENCUENTRA EL PERDÓN

*incorpórate/cambia*

## UTTHITA PARSVAKONASANA | POSTURA DEL ÁNGULO LATERAL

Coloca la punta de los dedos de la mano junto al dedo meñique del pie que has adelantado. Presiona la rodilla delantera contra la parte interna del antebrazo; este punto de contacto estabilizador te ayuda a afianzar la posición del cóxis y mantener la firmeza y el equilibrio. Nikki Costello, mi profesor de Iyengar, marca una pauta que, a pesar de ser muy sutil, refuerza notablemente la estructura: mantén la almohadilla exterior del pie trasero anclada en el suelo. Al enraizar la base aseguras la conexión con la parte posterior del cuerpo y la apertura del corazón. Te hace más indulgente, más sensible, sin perder firmeza ni fuerza. Dobla más la rodilla delantera, dirige la respiración a la parte posterior del abdomen y alarga la espalda al tiempo que extiendes el coxis hacia abajo. Expande la energía desde las caderas. Relaja los ojos.

*Cuerpo superior = donde creamos*
espacio + paciencia

***Cuando estés preparado, incorpórate y cambia de pie.***

Cultiva la fuerza y la estabilidad puras en la parte inferior del cuerpo. Practica la escucha total, el espacio y la paciencia en la parte superior.

*Antebrazo + lado exterior de la rodilla*
1 punto de contacto

*Asegura la conexión*
3 con la parte posterior del cuerpo

*Ancla*
2 la almohadilla exterior del pie trasero

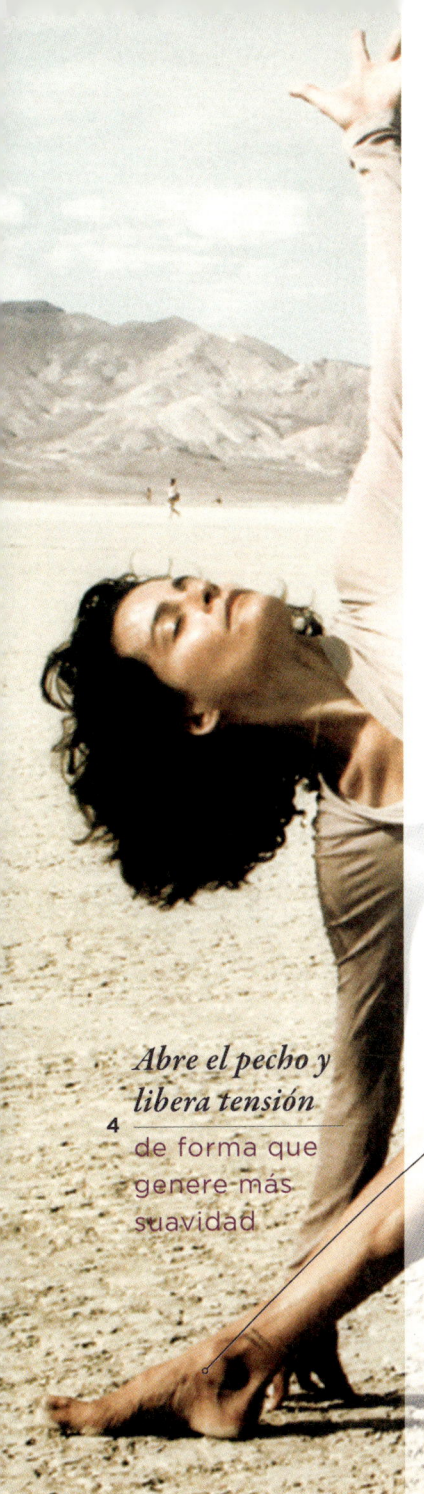

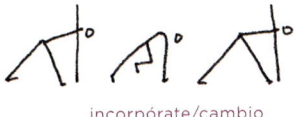
incorpórate/cambio

## UTTHITA TRIKONASANA | POSTURA DEL TRIÁNGULO

Desde la postura anterior, junta un poco las piernas. Apoya la mano derecha lo más cerca que puedas del tobillo derecho y, como si trazaras una línea ascendente con el brazo izquierdo, extiéndelo hacia el cielo, alargando los músculos desde el lado interno de los tobillos hasta las ingles; rota hacia afuera el lado interno de los muslos. Aleja el bajo abdomen del suelo y respira despacio. A continuación, dobla la rodilla delantera, incorpórate y cambia de lado.

*Al incorporarte para cambiar de pie, observa la belleza de esta transición.*

4 *Abre el pecho y libera tensión* de forma que genere más suavidad

3 *Estira* el coxis hacia abajo

2 *Rota hacia afuera el lado interior de los muslos* y échalos hacia atrás

1 *Traza una línea ascendente* alarga los músculos desde el lado interno de los tobillos hasta las ingles

Cuando prestamos atención, sentimos la firmeza de la tierra bajo nuestros pies. Desde esa estabilidad, comienza a escuchar a todos, sean quienes sean, con actitud receptiva y sin imponer juicios ni opiniones.

OLA UNO

25

YOGA: **EL ARTE DE LA ATENCIÓN** | REDUCE LA TENSIÓN Y ENCUENTRA EL PERDÓN

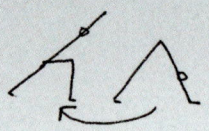

### ASHVA SANCHALANASANA | POSTURA DEL GRAN PASO EXTENDIDO

Estiramiento largo hacia adelante; piernas firmes, parte superior del cuerpo libre de tensión.

*Podemos cambiar la manera en que vemos* a todos aquellos que forman parte de nuestra vida y la manera en que ellos nos ven

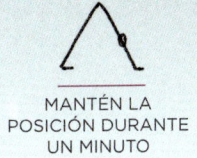

MANTÉN LA
POSICIÓN DURANTE
UN MINUTO

## ADHO MUKHA SVANASANA | POSTURA DEL PERRO BOCA ABAJO

Piernas firmes; empuja los isquiones hacia el techo y los muslos hacia atrás.

*Nota cómo aumenta tu sensibilidad*
y te invade un sentimiento de indulgencia

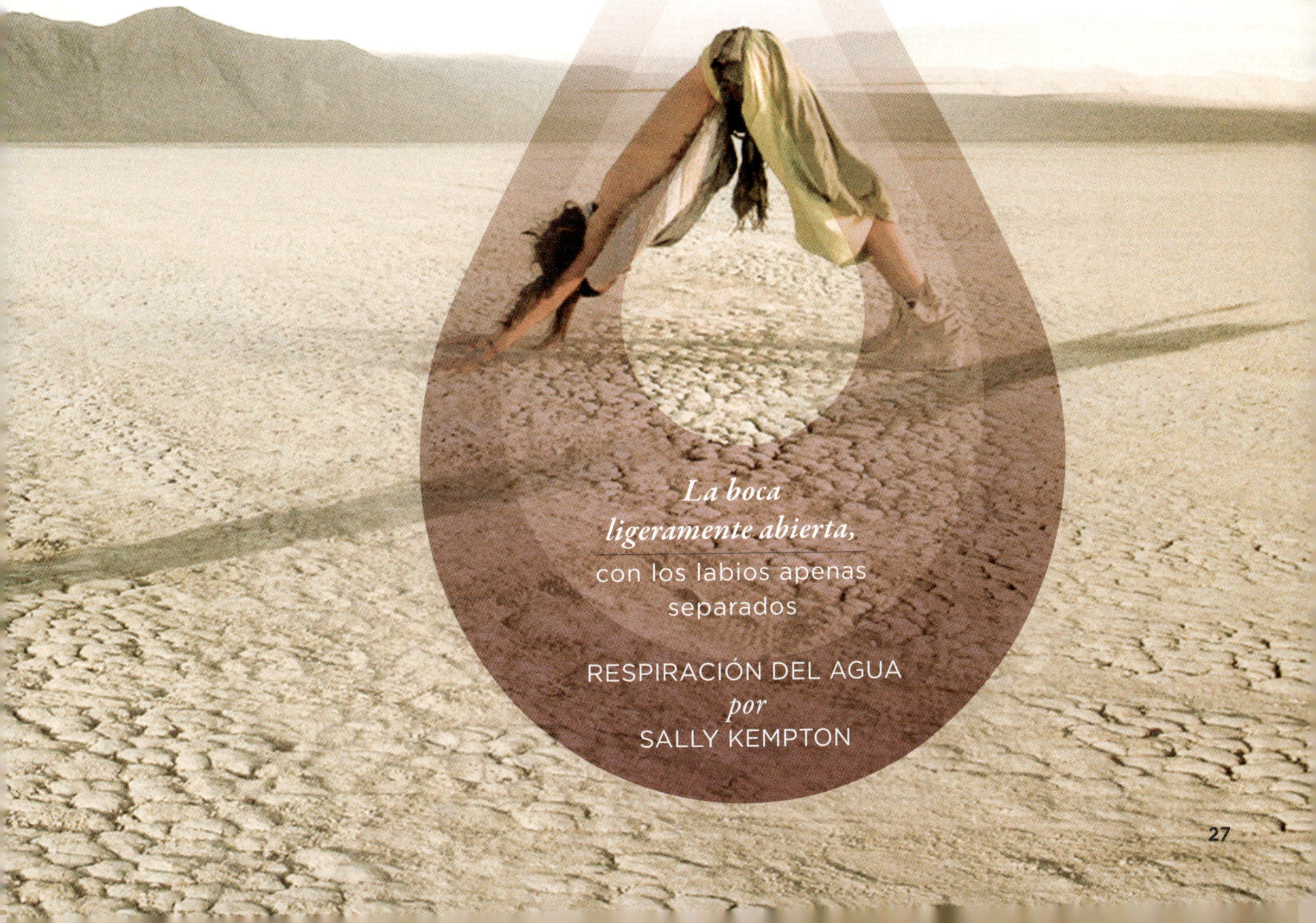

*La boca ligeramente abierta,*
con los labios apenas separados

RESPIRACIÓN DEL AGUA
*por*
SALLY KEMPTON

**YOGA: EL ARTE DE LA ATENCIÓN** | REDUCE LA TENSIÓN Y ENCUENTRA EL PERDÓN

### de UTTANASANA | POSTURA DE PINZA HACIA DELANTE
### a HANUMANASANA | POSTURA DEL MONO

Partiendo de Uttanasana, estira cuanto puedas el pie izquierdo hacia el extremo posterior de la esterilla; haz lo mismo con el pie derecho hacia el extremo opuesto. Para. Casi en Hanumanasana, ancla los pies con energía, generando firmeza y claridad. A continuación, dobla la parte superior del cuerpo sobre la pierna delantera y expande suavemente hacia fuera a través de ambas piernas.

*Mantén la posición entre cinco y diez respiraciones, y cambia de lado.*

**LA CUALIDAD**: relaja la cara y el cuello. Recupera este estado cuando converses; mantente firme y seguro pero muy receptivo. Escucha. Si no te mantienes en tu centro, firme y seguro, tus respuestas siempre serán reactivas, y las repetirás una y otra vez. **PRACTICA LA CONFIANZA**: relaja la parte superior del cuerpo para recibir esta enseñanza. Todos poseemos la capacidad de «ver» más allá de lo que los sentidos perciben: con este ejercicio, adquirimos la calma necesaria para lograrlo.

*Tus piernas más fuertes que nunca*
tu torso relajado y receptivo como nunca antes

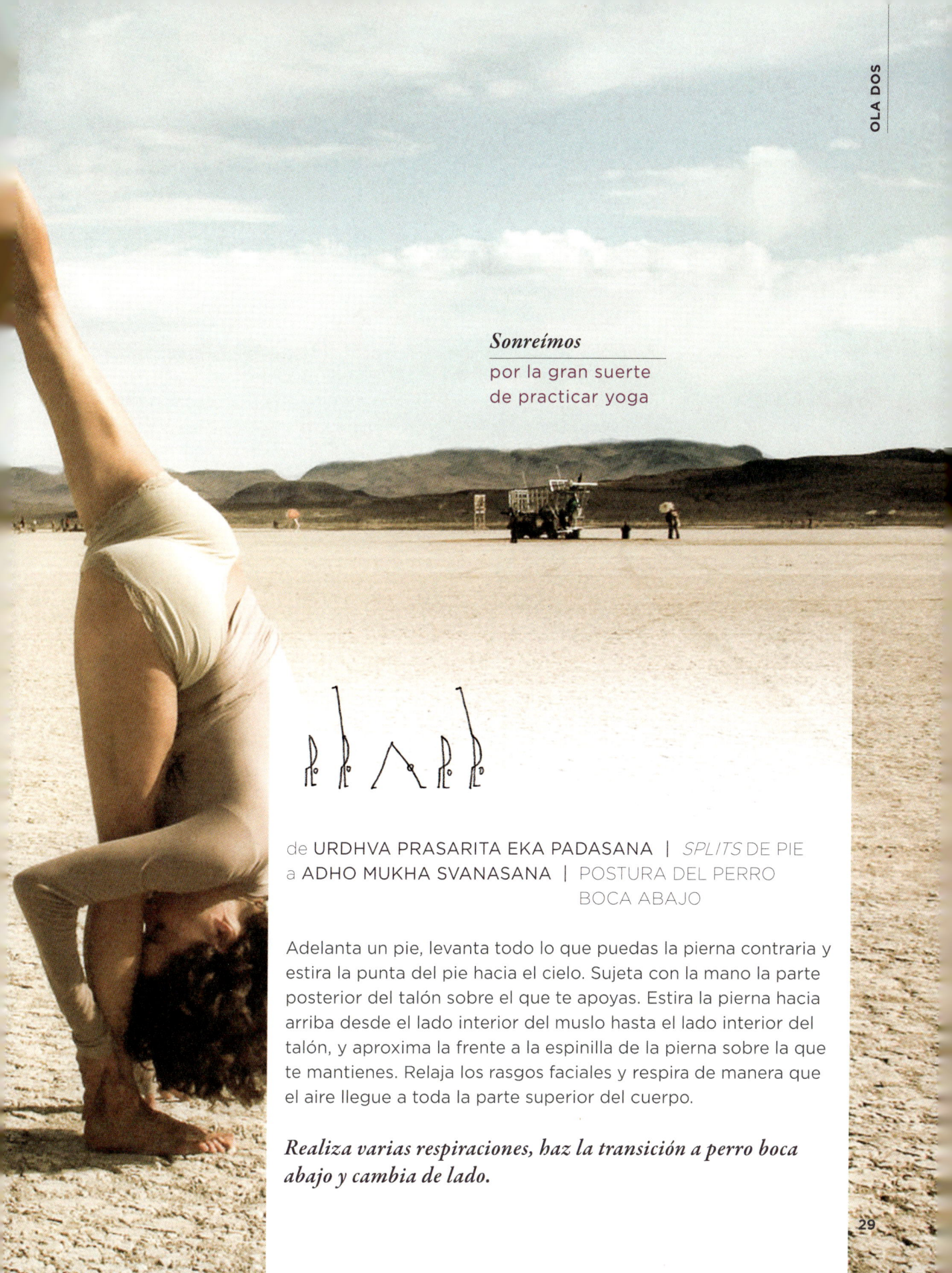

***Sonreímos***

por la gran suerte
de practicar yoga

de **URDHVA PRASARITA EKA PADASANA** | *SPLITS* DE PIE
a **ADHO MUKHA SVANASANA** | POSTURA DEL PERRO BOCA ABAJO

Adelanta un pie, levanta todo lo que puedas la pierna contraria y estira la punta del pie hacia el cielo. Sujeta con la mano la parte posterior del talón sobre el que te apoyas. Estira la pierna hacia arriba desde el lado interior del muslo hasta el lado interior del talón, y aproxima la frente a la espinilla de la pierna sobre la que te mantienes. Relaja los rasgos faciales y respira de manera que el aire llegue a toda la parte superior del cuerpo.

*Realiza varias respiraciones, haz la transición a perro boca abajo y cambia de lado.*

YOGA: EL ARTE DE LA ATENCIÓN | REDUCE LA TENSIÓN Y ENCUENTRA EL PERDÓN

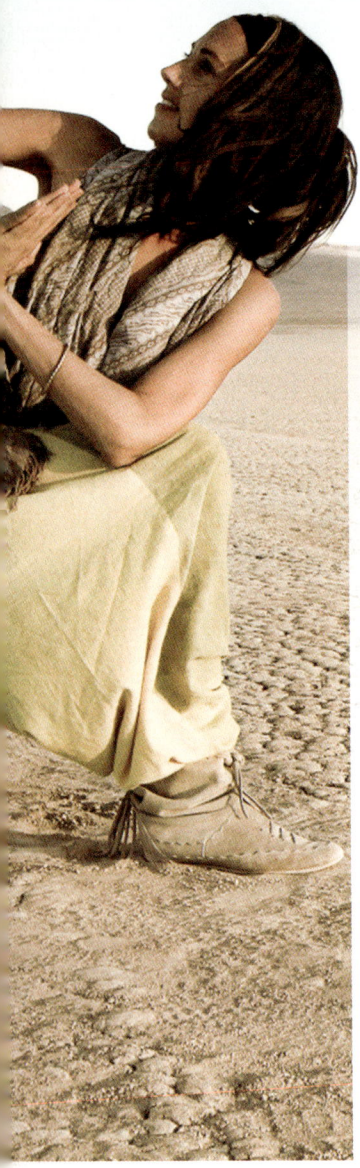

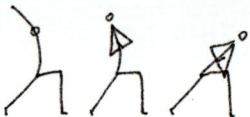

## PARIVRITTA ANJANEYASANA CON ANJALI MUDRA
POSTURA DE LUNA CRECIENTE EN TORSIÓN CON LAS MANOS EN POSICIÓN DE PLEGARIA A LA ALTURA DEL CORAZÓN

Desde la postura de perro boca abajo, adelanta un pie y adopta la postura de luna creciente. Inhala con los brazos en alto, exhala con las manos en posición de plegaria. Respira para abrir espacio en tu interior, gira hacia el lado de la pierna delantera, y lleva el codo opuesto hacia la rodilla de esa pierna. Alarga el muslo de la pierna trasera. Relaja el torso para poder dirigir la respiración completa hacia el pulmón que ha quedado en posición más elevada. Siente el ritmo de tu cuerpo durante otras dos respiraciones.

*Pon las manos en el suelo, haz la transición a perro boca abajo y a continuación cambia de lado.*

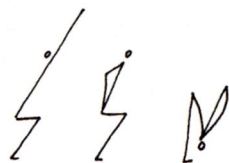

## de UTKATASANA | POSTURA DE LA SILLA a UTTANASANA
POSTURA DE LA PINZA CON LAS MANOS ENTRELAZADAS

Entrelaza las manos a la espalda para abrir los hombros. Inhala abriendo espacio entre los omóplatos, justo detrás de tu corazón. Haz entre tres y cinco respiraciones; busca en ese espacio la ecuanimidad y la indulgencia. Exhala e inclínate hacia adelante; levanta los brazos por encima de la cabeza. Estira las piernas, relaja los dedos de los pies. Estira los músculos a partir de la parte interna de los talones hasta la parte interna de las rodillas y las ingles; siente cómo creces desde el interior de tus piernas. Alarga el espacio entre las rodillas y los muslos, para estabilizar el sacro y que la respiración llegue a la zona inferior de la columna.

*Respira profundamente entre cinco y diez veces; luego suelta las manos y llévalas al suelo.*

*Crece*
desde el interior
de tus piernas

## ADHO MUKHA SVANASANA | POSTURA DEL PERRO BOCA ABAJO

**MANTÉN LA POSICIÓN DURANTE UN MINUTO**

Tus manos son tus cimientos; siéntelas enraizadas y mantén firmes los brazos, siente cómo tus órganos internos se relajan en toda su amplitud. Inspirado por la querida amiga y colega Christina Sell, disfruta de un minuto en perro boca abajo. Al respirar pregúntate: «¿puedo hallar más indulgencia a mi mente, mis ojos, mi corazón?».

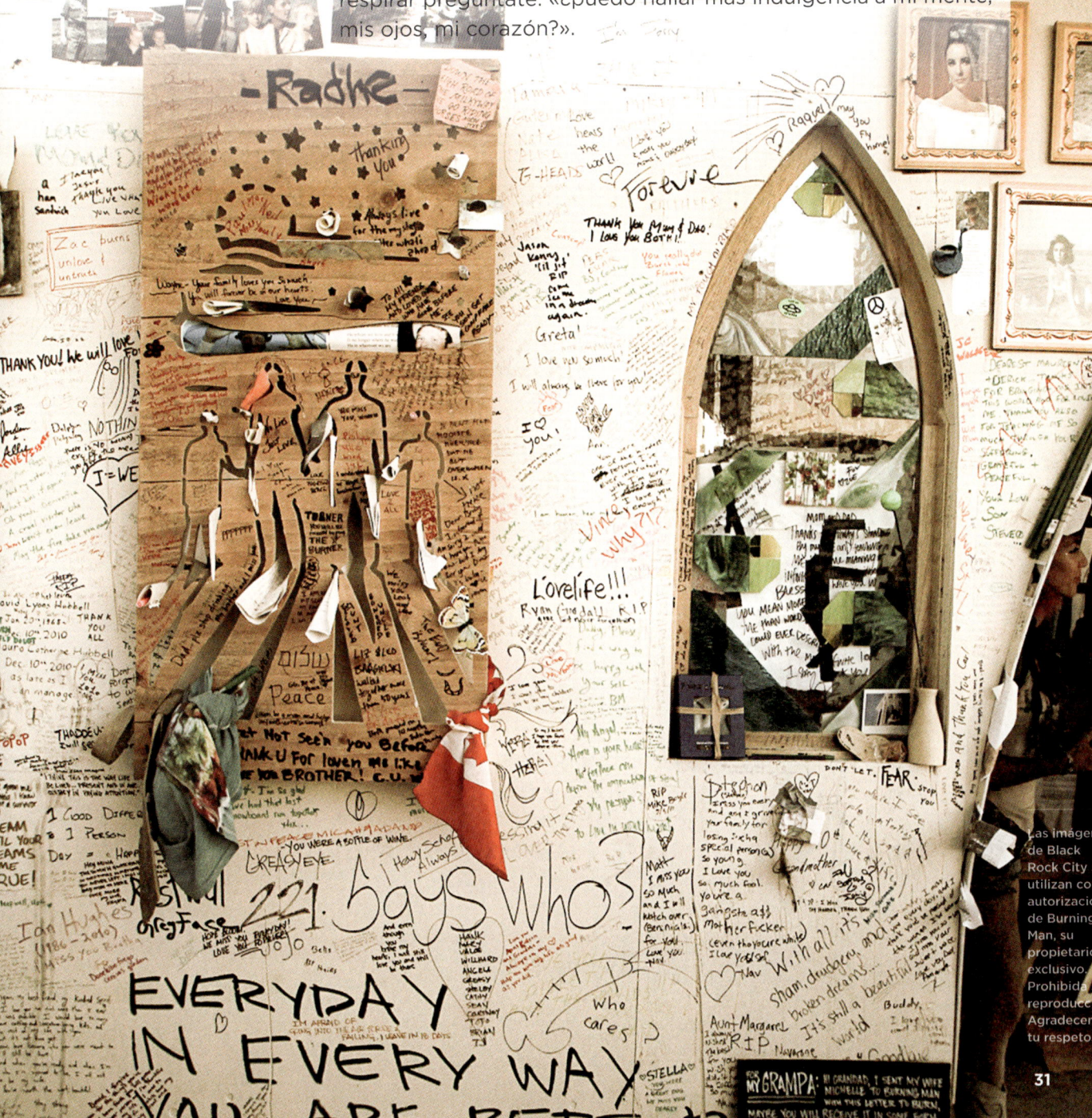

Las imágenes de Black Rock City se utilizan con autorización de Burning Man, su propietario exclusivo. Prohibida su reproducción. Agradecemos tu respeto.

**YOGA: EL ARTE DE LA ATENCIÓN** | REDUCE LA TENSIÓN Y ENCUENTRA EL PERDÓN

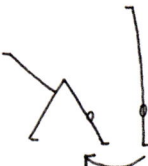

### VRKSASANA | POSTURA INVERTIDA SOBRE LAS MANOS

Acércate a la pared, o trabaja en el centro de la habitación. Mantén firmes los brazos y las piernas, y los cimientos enraizados. Relaja los órganos, el abdomen, la cara. Mantén estables las piernas y los brazos para que el resto del cuerpo pueda recibir la respiración.

*Las piernas son como*
rayos

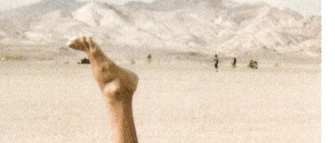
incorpórate/cambia

*Respira*
creando espacio
entre pensamiento
y pensamiento

### PARIVRITTA ANJANEYASANA | POSTURA DE LUNA CRECIENTE EN TORSIÓN

Desde perro boca abajo, sitúa el pie derecho pegado al exterior de la mano derecha. Una vez fijada la posición, levanta el brazo derecho. Manteniendo firme las piernas, llena de aire los pulmones; siente cómo te invade un estado de indulgencia. Extiende y eleva el tronco durante cinco respiraciones, expandiendo la energía desde las caderas y a través de los pies, sin tensar el cuerpo.

*Vuelve a perro boca abajo; cambia, adelanta el pie izquierdo y repite.*

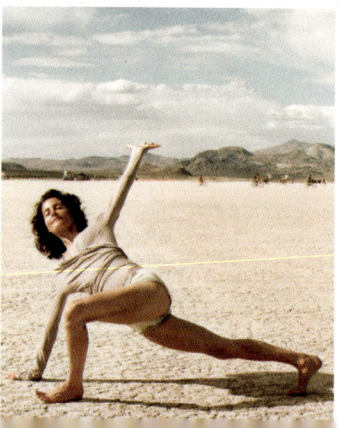

### BAKASANA | POSTURA DEL CUERVO

En posición de perro boca abajo mantén los pulmones abiertos y receptivos. Adelanta los pies hasta que las rodillas toquen con los antebrazos, y a continuación une ambos pies pero que solo se toquen los dedos gordos. Dirige la respiración a la parte posterior de los pulmones y presiona ligeramente las rodillas contra los antebrazos; exhala profundamente y dirige la mirada al frente. Inhala de nuevo, activa las rodillas y levanta los pies al tiempo que arqueas suavemente la espalda. Exhala para elevar más los pies y los glúteos, dirigiendo la mirada y el corazón hacia delante, e inhala y exhala profundamente dos veces más.

*Mantén un dulce vacío entre pensamiento y pensamiento*

mantén los órganos y la parte superior del cuerpo abiertos y atentos

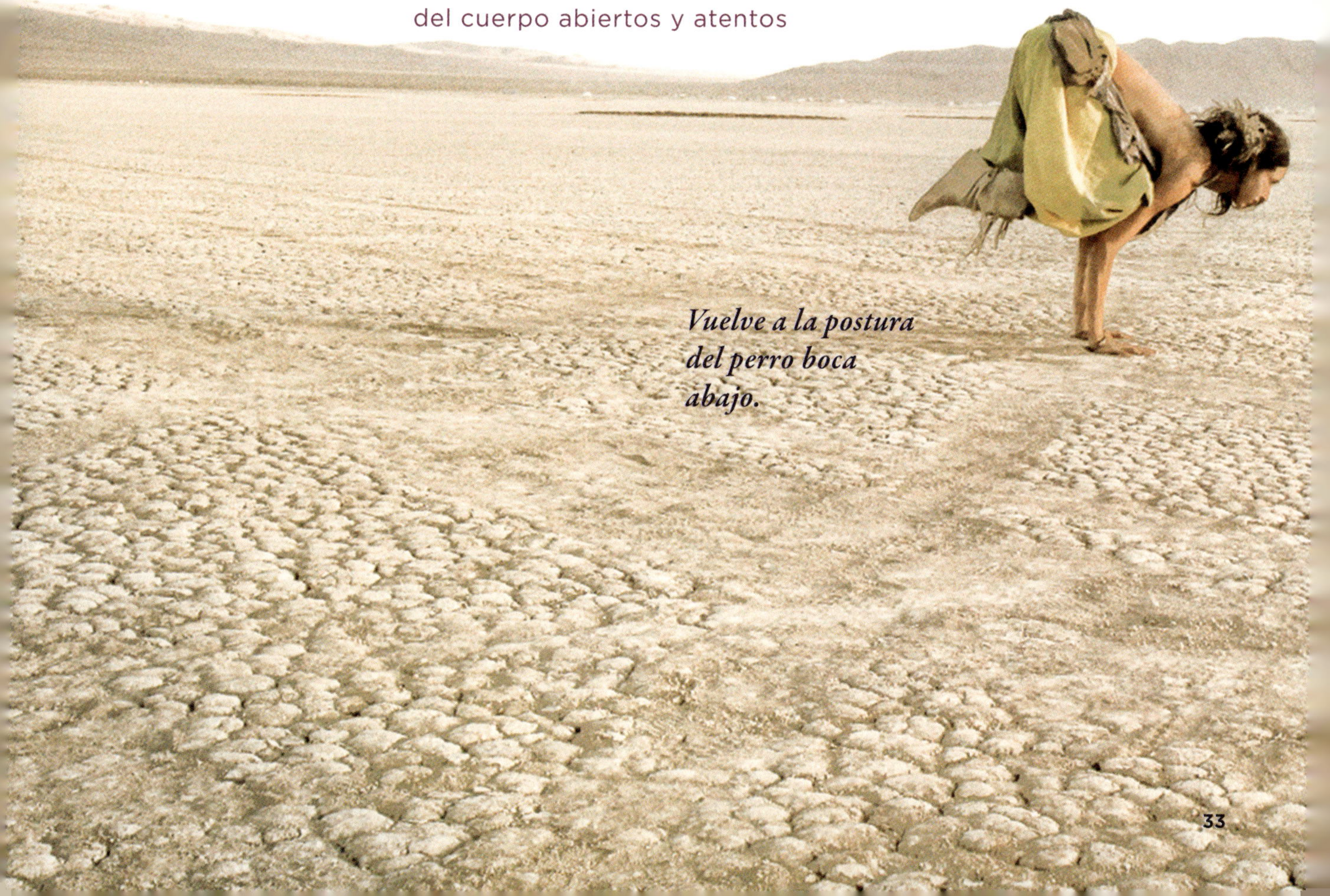

*Vuelve a la postura del perro boca abajo.*

**YOGA: EL ARTE DE LA ATENCIÓN** | REDUCE LA TENSIÓN Y ENCUENTRA EL PERDÓN

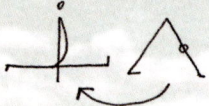

**SEGUNDA VEZ**

**HANUMANASANA** | POSTURA DEL MONO

Desde perro boca abajo, coloca un pie entre las manos. Observa la anticipación, la velocidad en la que discurren tus pensamientos. Ralentízalo todo en tu mente, deja espacio entre este pensamiento y el siguiente. Ve deslizando los pies en direcciones opuestas lenta y pacientemente; contrae y suelta –pies *en flex*, pies en punta, para elongar paulatinamente las piernas– vive y siente la paciencia a lo largo de todo el proceso. Ensancha el glúteo que ha quedado encima, contrae el que ha quedado más cercano al suelo –alarga el torso desde la parte inferior del abdomen hasta los pectorales– y exhala desde las caderas para estirar más las piernas. Siente cómo la paciencia invade todo tu cuerpo.

*Vuelve a la postura de perro boca abajo; cambia de lado.*

*Ralentízalo todo en tu mente*
crea espacio entre los pensamientos y las acciones

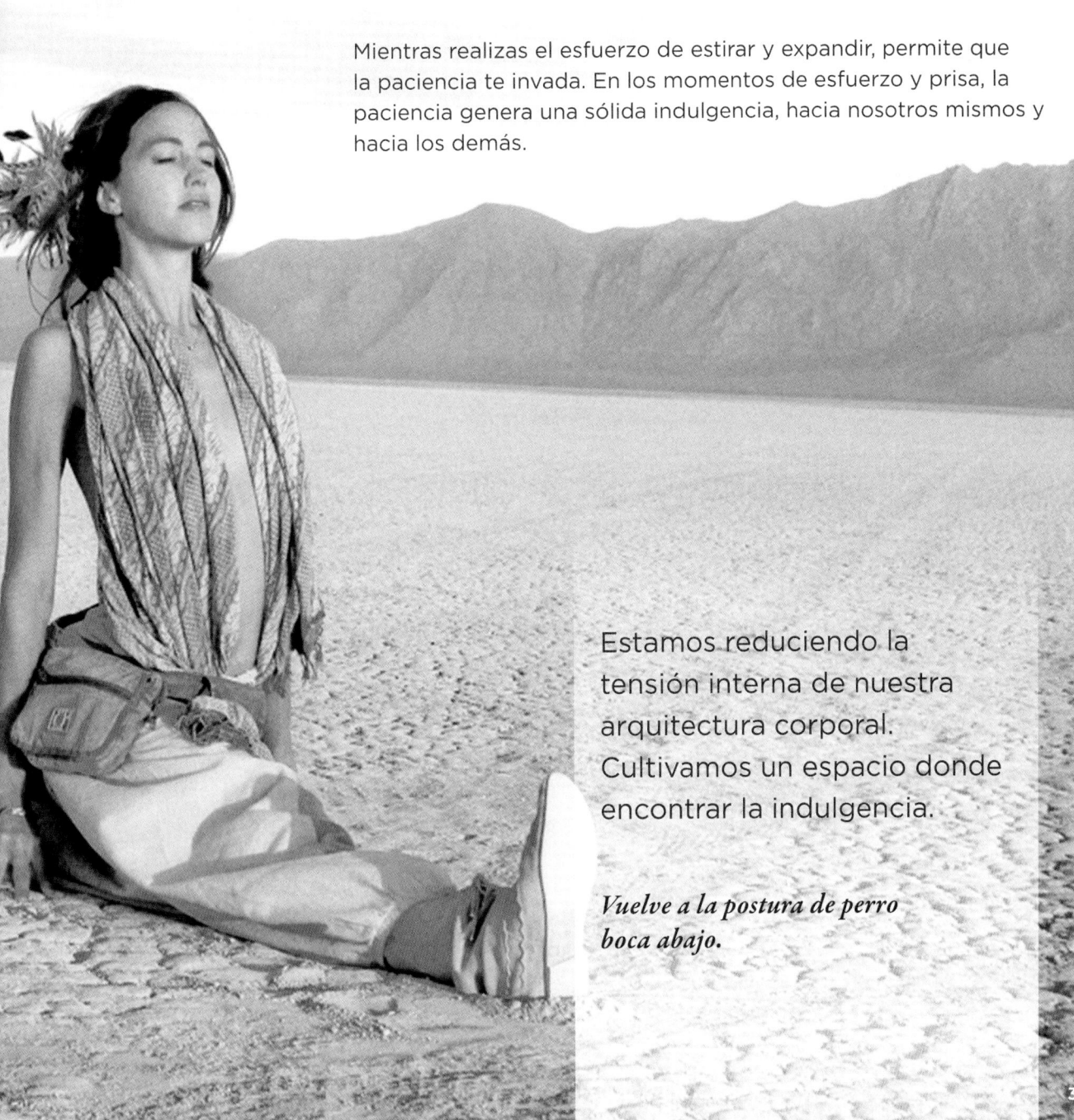

Mientras realizas el esfuerzo de estirar y expandir, permite que la paciencia te invada. En los momentos de esfuerzo y prisa, la paciencia genera una sólida indulgencia, hacia nosotros mismos y hacia los demás.

Estamos reduciendo la tensión interna de nuestra arquitectura corporal. Cultivamos un espacio donde encontrar la indulgencia.

*Vuelve a la postura de perro boca abajo.*

YOGA: EL ARTE DE LA ATENCIÓN | REDUCE LA TENSIÓN Y ENCUENTRA EL PERDÓN

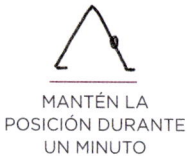

MANTÉN LA POSICIÓN DURANTE UN MINUTO

### ADHO MUKHA SVANASANA | POSTURA DEL PERRO BOCA ABAJO

Base firme; extremidades fuertes; tórax, abdomen y riñones sumamente relajados. Siente cómo todo tu ser se vuelve más permeable, más expansivo. Observa la calidad de la atención, de la aceptación, de la indulgencia que te brota en el corazón, y dirige esa luz a los brazos y las manos, y a las caderas, a través de las piernas y hasta los pies.

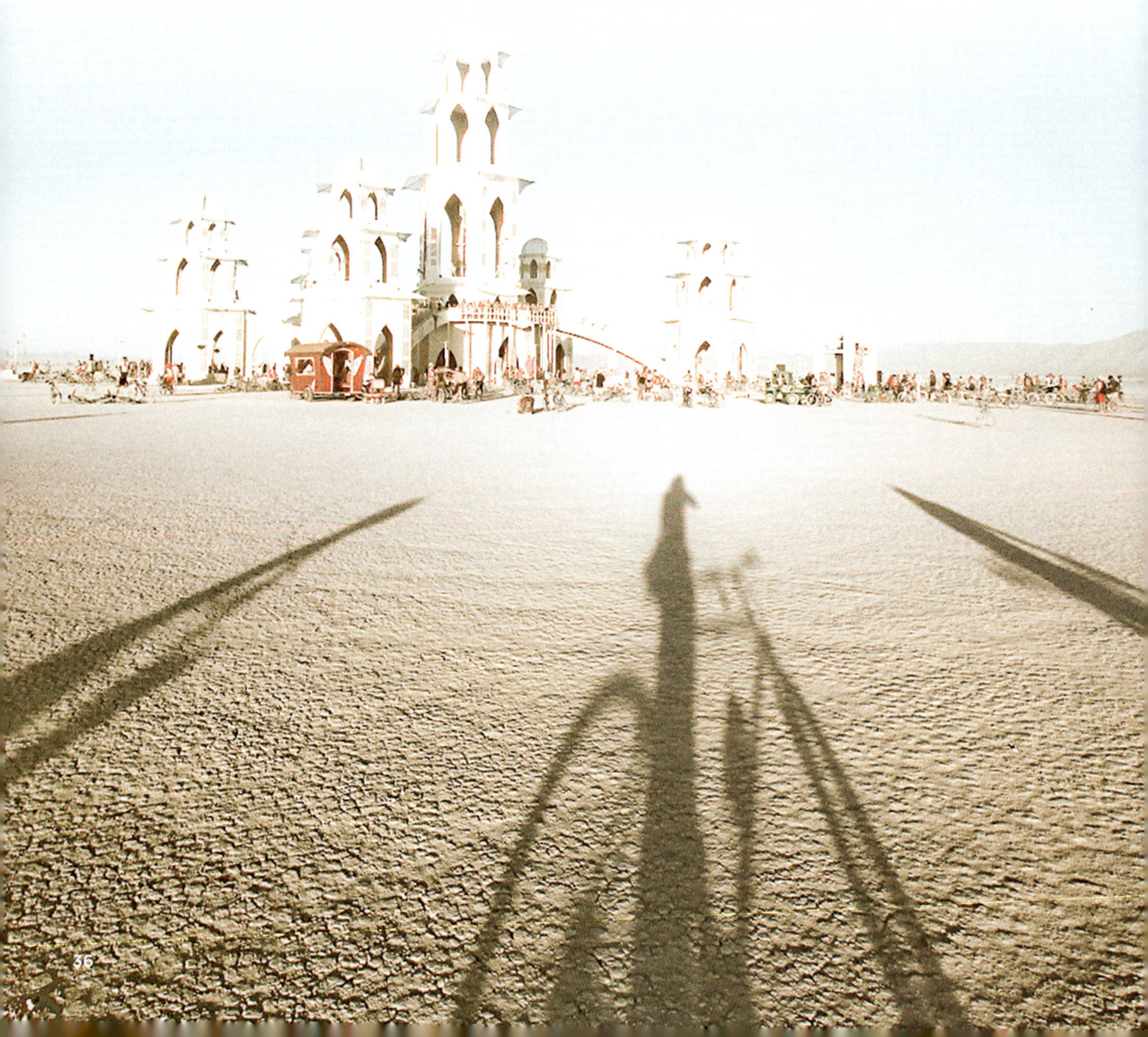

OLA TRES

*Practica la paciencia en la transición*

busca la indulgencia en todos los contextos

PERRO BOCA ABAJO > TABLA > PERRO BOCA ARRIBA > COBRA > LANGOSTA

Desde perro boca abajo, mantén los bazos rectos; deslízate hacia delante hasta perro boca arriba.

Dobla los codos para bajar las costillas hasta cobra, y a continuación baja el pecho hasta el suelo; levanta los antebrazos hasta cobra pequeña y expande el pecho hacia los lados.

Deja la parte superior del cuerpo exactamente como está, un poco levantada. Entrelaza las manos a la espalda para adoptar la posición de la langosta.

Ahora, desde el extremo superior de los muslos, justo donde estos se unen con las caderas, levanta las piernas del suelo y eleva las puntas de los pies.

*Siente el esfuerzo, la velocidad;*
respira, reduce cualquier tensión interior residual.

Une las rodillas y acerca los pies. Con el cuello estirado y los ojos relajados, levanta los antebrazos y la cabeza, aléjalos del suelo.

Alarga el coxis hacia los talones; relaja la zona renal para abrir toda la parte superior del cuerpo mientras la elevas.

Mantén la extensión del coxis y dirige la respiración a la zona lumbar; conecta contigo mismo con plena aceptación.

*Respira cinco veces*
con los ojos relajados.

Deshaz la postura con suavidad y descansa, con la cabeza apoyada sobre un lado.

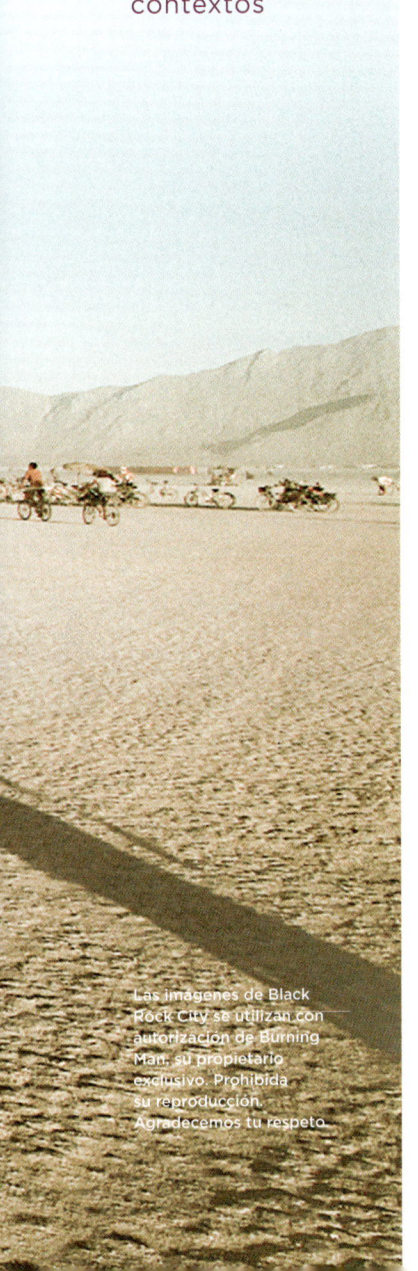

Las imágenes de Black Rock City se utilizan con autorización de Burning Man, su propietario exclusivo. Prohibida su reproducción. Agradecemos tu respeto.

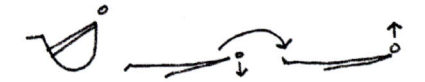

YOGA: EL ARTE DE LA ATENCIÓN | REDUCE LA TENSIÓN Y ENCUENTRA EL PERDÓN

### DHANURASANA | POSTURA DEL ARCO

Tumbado boca abajo con la frente apoyada en el suelo, dobla las rodillas; arquea la espalda hasta asir los pies. Une las rodillas. Dirige la respiración hacia el corazón, desde allí siente el aire ascendiendo en círculos hasta las clavículas y descendiendo hasta la zona inferior del abdomen. Levanta la parte superior de los muslos. Al mismo tiempo e idéntica velocidad, alarga el coxis hacia el extremo posterior de la esterilla; mantén las rodillas paralelas, para estirar al máximo las piernas, sin que pierdan fuerza.

Levanta cabeza, pecho y muslos formando un arco. Inhala y exhala cinco veces, después deshaz la postura y relájate boca abajo. Dirige la mirada a un lado, con las palmas de las manos hacia arriba, brazos pegados al cuerpo.

*Siente la cualidad de la paciente indulgencia que te recorre el cuerpo mientras descansas.*

LA CUALIDAD: siente en tu cuerpo el arraigo (la estabilidad) y la completa aceptación (la apertura/el estiramiento). En nuestras interacciones, nuestras relaciones, nuestra forma de comunicarnos con las personas más cercanas, podemos aplicar ambas cualidades. Hay algunos individuos frente a los que es fácil mantener nuestra estabilidad. Hay otros en nuestra vida a quienes tal vez seamos incapaces de escuchar; ante su presencia, todo nuestro interior se contrae y acelera: con ellos podemos ser más receptivos, y cultivar la cualidad de abrir, permitir, aceptar. En los dos casos, incluso cuando las cosas se magnifican o se precipitan, podemos reducir la tensión del cuerpo y generar profundas sanaciones.

Dirige tu atención allá donde sientas mayor resistencia. No ignores esos pequeños puntos de tensión: son tu mapa, te dicen dónde puedes permanecer más firme o dónde debes abrirte más a la escucha.

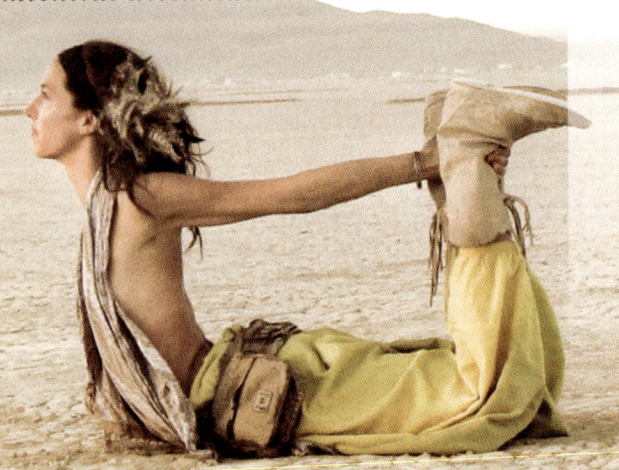

*Haz aquí cinco respiraciones*
túmbate y descansa

### SUPTA TADASANA
POSTURA DE LA MONTAÑA RECLINADA

Túmbate de espaldas. Con las piernas estiradas, los pies *en flex*. Siente los fémures enraizados, siéntete conectado con la tierra que te sostiene. Absorbe la energía que te brinda y expándela hacia muslos, rodillas, talones, caderas... Todo tu cuerpo permanece enraizado, abierto, receptivo. Mantén las piernas firmes, y siente cómo se va abriendo el resto de tu cuerpo. **RECEPTIVO. ESPACIOSO.**

*Mantén esta conciencia y dobla las rodillas para poner los pies en el suelo y prepararte para la postura de la rueda.*

### URDHVA DHANURASANA | POSTURA DE LA RUEDA

Pon las manos junto a las orejas y dobla las rodillas para apoyar los pies en el suelo. Siente cómo la energía sube desde tus talones a través de la parte interna de tus rodillas y muslos, siente tus pies enraizados y utiliza esa energía para arquearte. Con las piernas firmes, levántate hasta la postura de la rueda y con suavidad trata de situar el pecho sobre las muñecas. Estira las piernas; presiona los pies contra el suelo y relaja toda el área superior del cuerpo para recibir la respiración. Haz tres respiraciones profundas y amplias; desacelera tu cuerpo cuando sientas que todo se mueve demasiado deprisa en los niveles más profundos.

*Baja con suavidad. Túmbate manteniendo las rodillas flexionadas y juntas, los pies separados.*

Siempre que hacemos las posturas con propósito, sanamos multitud de apremios, miedos, tensiones y desconexiones. Es una cura auténtica, que se produce en este mismo instante, en nuestro cuerpo, mientras leemos y practicamos, y en nuestra mente, mientras consideramos las posibilidades. En honor a todas las personas que te precedieron, haz espacio para la paciencia, para la liberación, para la aceptación más profundamente sanadora.

**SEGUNDA VEZ:** apoya bien las manos para levantarte. Mantén la fuerza de las piernas y los brazos pero permanece libre de tensión; abre el corazón, sé receptivo y escucha.

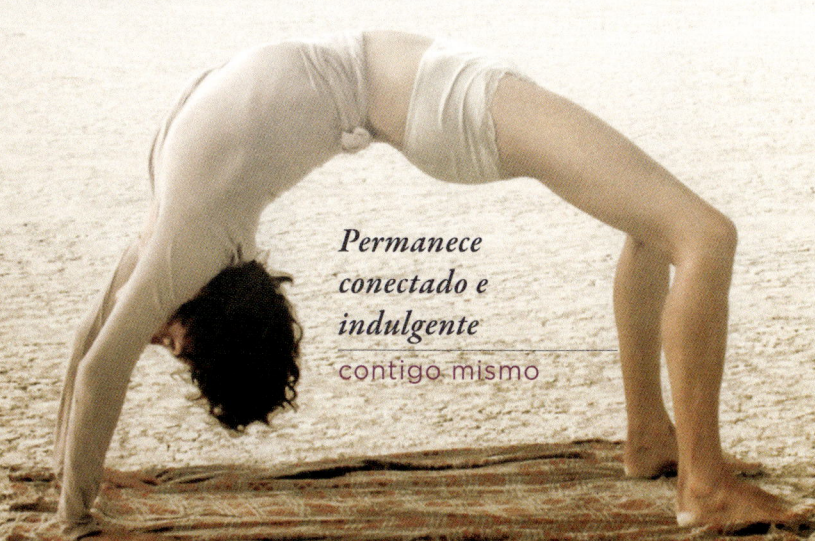

*Permanece conectado e indulgente* contigo mismo

YOGA: EL ARTE DE LA ATENCIÓN | REDUCE LA TENSIÓN Y ENCUENTRA EL PERDÓN

### SUPTA PADANGUSTHASANA
ESTIRAMIENTO DE PIERNAS RECOSTADO

Pon las piernas rectas sobre el suelo; flexiona los pies. Presiona un muslo con fuerza contra el suelo y lleva la rodilla opuesta al pecho. Entrelaza las manos en la corva de la pierna levantada, cerca de la ingle. Estira esta pierna hacia arriba. Dobla los codos para separar la espalda del suelo y lleva la nariz a la espinilla. Mantén la fuerza en las dos piernas y relaja la cara, el cuello y los hombros. Estírate desde la pelvis hasta ambos pies durante unas pocas respiraciones más; luego ve soltando poco a poco.

*Descansa y haz dos o tres respiraciones. Cuando te sientas preparado, cambia de lado.*

Estamos cultivando la ecuanimidad, de modo que, en cualquier circunstancia, mantienes la parte superior del cuerpo relajada y la base despejada, en estado de calma. Reduce la tensión y avanza hacia el perdón, sin que importe el contexto.

*Parte superior del cuerpo relajada*
base despejada

## SAVASANA
### POSTURA DEL CADÁVER

Túmbate en el suelo. Coloca las manos sobre el cuerpo como mejor te parezca; nosotras preferimos la izquierda en el corazón y la derecha en el vientre. Si sientes la mente acelerada, mantén la mano izquierda sobre el corazón y coloca la derecha sobre la coronilla, con el codo apoyado en el suelo, para respirar y abrir espacio entre pensamiento y pensamiento.

*Descansa.*

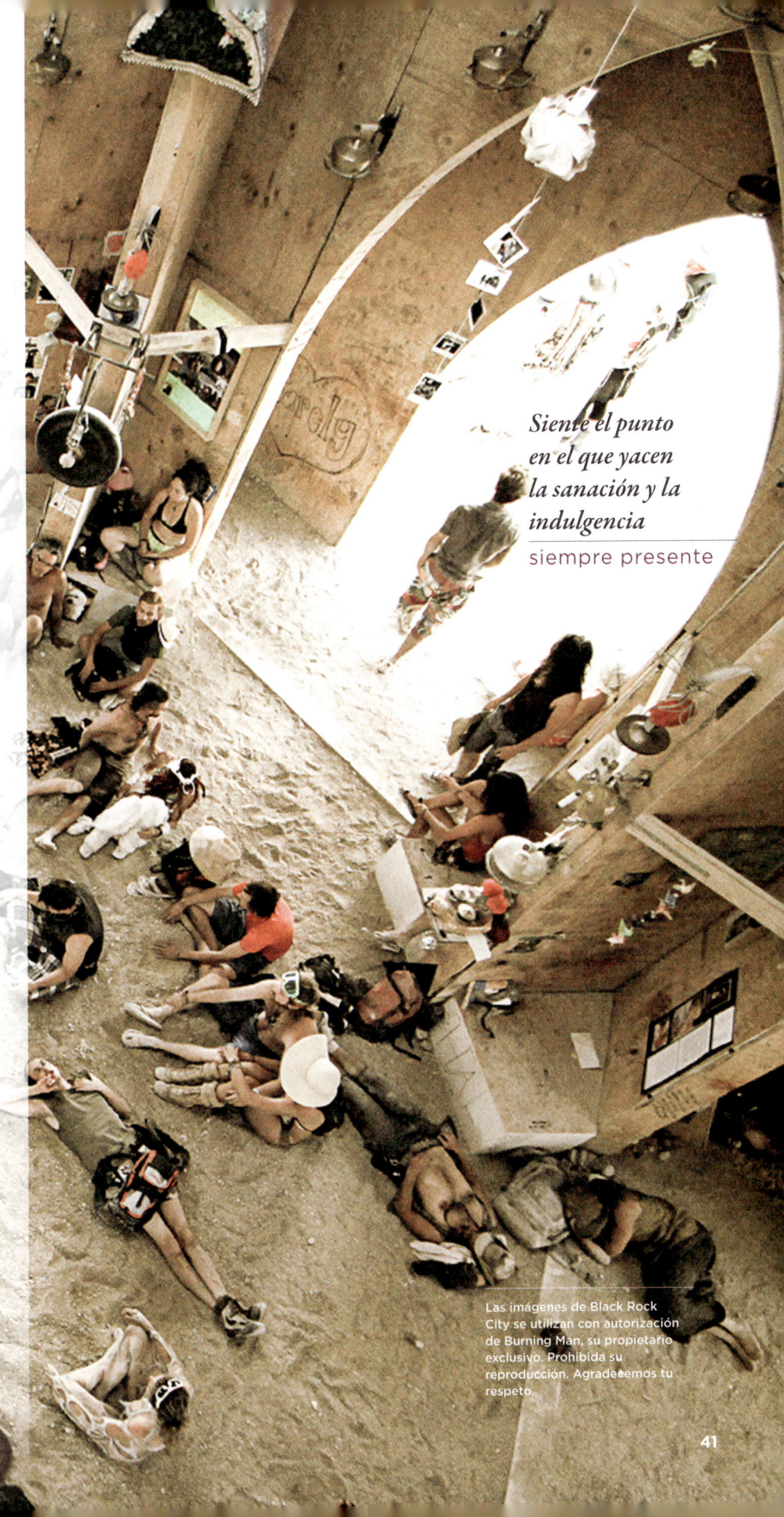

*Siente el punto en el que yacen la sanación y la indulgencia*

siempre presente

Las imágenes de Black Rock City se utilizan con autorización de Burning Man, su propietario exclusivo. Prohibida su reproducción. Agradecemos tu respeto.

YOGA: EL ARTE DE LA ATENCIÓN | REDUCE LA TENSIÓN Y ENCUENTRA EL PERDÓN

# DESPERTAR

Con mucha delicadeza, empieza a respirar más profundamente.

Lleva las rodillas al pecho, despacio.

Incorpórate por el lado derecho y siéntate.

Une las manos sobre el corazón, en posición de plegaria.

La capacidad de aumentar la velocidad al mismo tiempo que reducimos la tensión es un arte. Este ejercicio nos ayuda a crear en nuestro interior la amplitud de espacio que necesitamos para practicar ese arte, tanto en la prisa como en la calma, a lo largo de toda la vida.

*Practícalo*
en silencio dentro de tu corazón
di al menos dos veces:

*Perdono, curo y libero todo lo que consciente*
*o inconscientemente pueda retrasar o impedir*
*la total evolución de mi ser.*

—MARIO LIANI

A todos nuestros maestros, a nuestra familia y a todos los ámbitos y momentos de nuestra vida en los que podemos regalar paciencia e indulgencia.

**NAMASTE.**

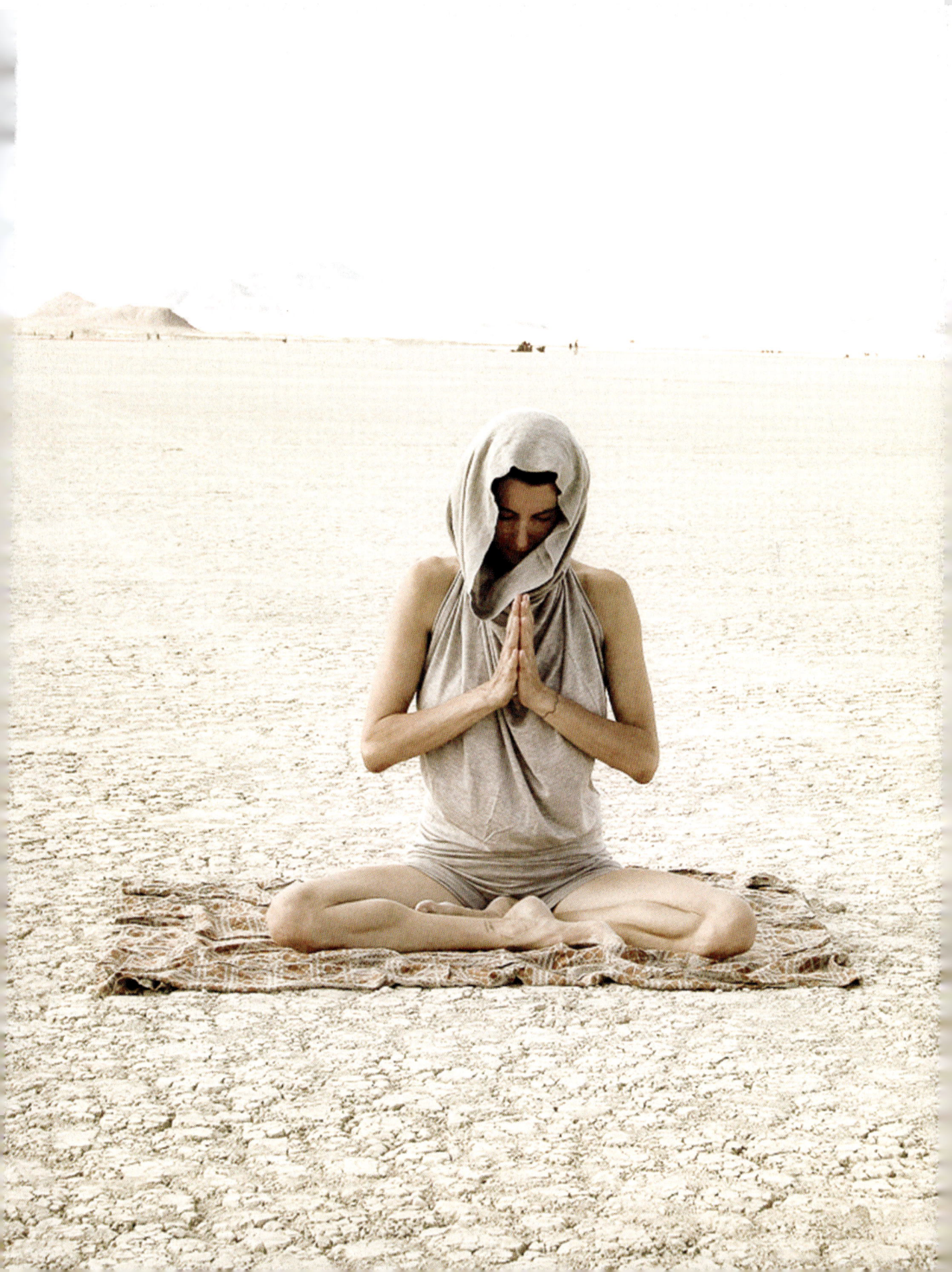

**YOGA: EL ARTE DE LA ATENCIÓN** | REDUCE LA TENSIÓN Y ENCUENTRA EL PERDÓN

*SANKALPA*

ESTOY FIRMEMENTE CONVENCIDO DE QUE QUIENES PIENSAN DESDE LA PERSPECTIVA DE LA NUEVA ARMONÍA SE DEBERÍAN CONOCER Y RECONOCER ENTRE ELLOS. SI ES POSIBLE, PERSONALMENTE. SU MUTUO RECONOCIMIENTO Y UN PLAN SUPERIOR MUY POR ENCIMA DE ELLOS MISMOS FORMAN UN CAMPO DE ENERGÍA POSITIVA EN EL QUE SON POSIBLES MUCHAS COSAS.

—RODNEY COLLIN

**ELENA BROWER** Y **ERICA JAGO**

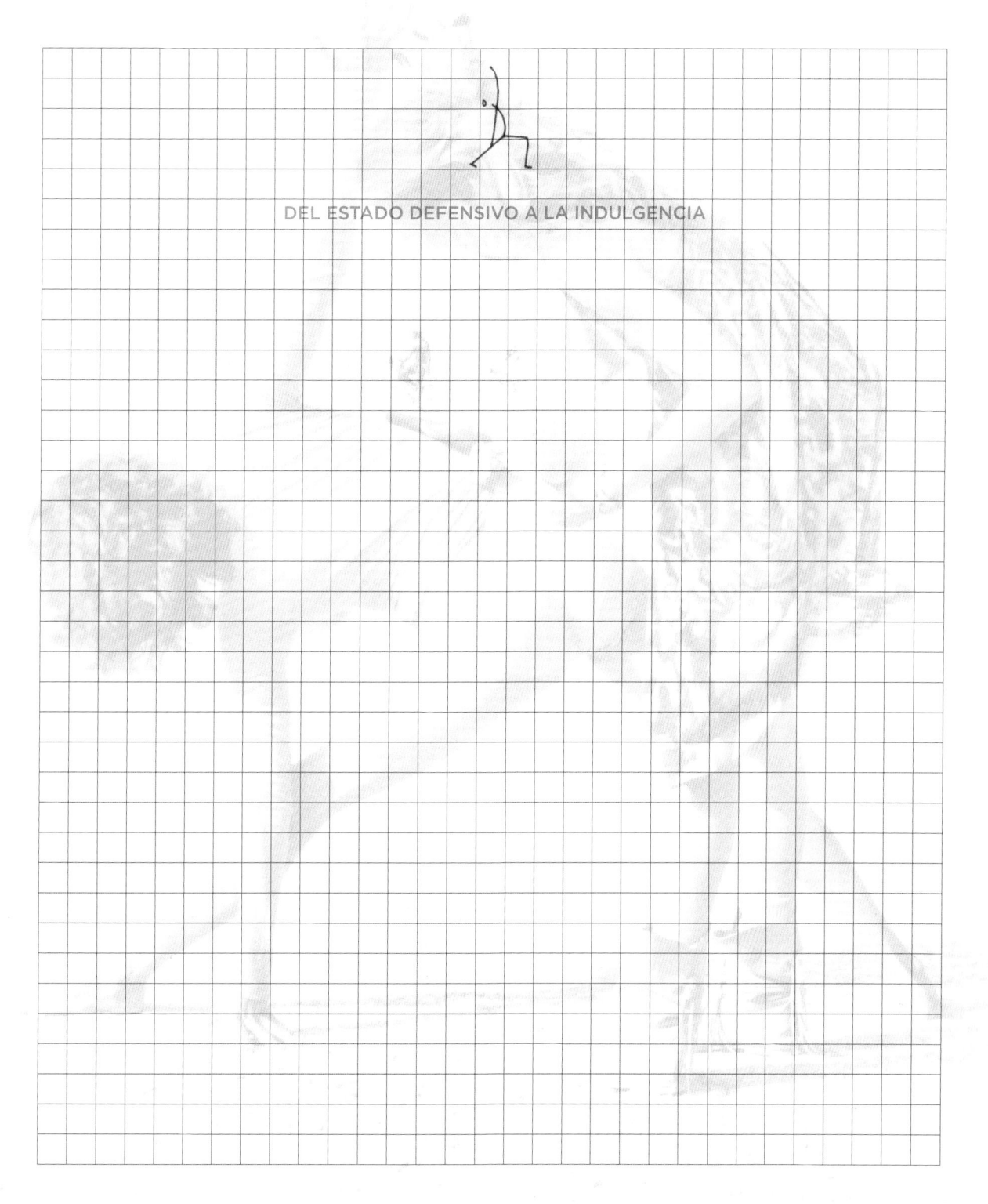

DEL ESTADO DEFENSIVO A LA INDULGENCIA

**YOGA: EL ARTE DE LA ATENCIÓN** | REDUCE LA TENSIÓN Y ENCUENTRA EL PERDÓN

## TEMAS DE CONVERSACIÓN

## MANTENTE CONECTADO CONTIGO MISMO

**ELENA BROWER** Y **ERICA JAGO**

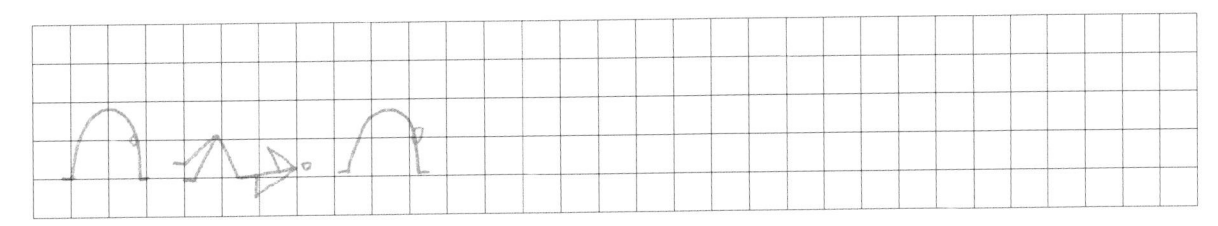

EL ESTADO REVERENCIAL ES UNA FORMA DE ESCUCHAR

**YOGA: EL ARTE DE LA ATENCIÓN** | REDUCE LA TENSIÓN Y ENCUENTRA EL PERDÓN

TEMAS DE CONVERSACIÓN

UTILIZA TU BELLEZA PARA SERVIR A LOS DEMÁS EN LA BÚSQUEDA DE SU PROPIA BELLEZA

**ELENA BROWER** Y **ERICA JAGO**

OBJETIVO: _____

OLA UNO _____

OLA DOS _____

OLA TRES _____

**YOGA: EL ARTE DE LA ATENCIÓN** | REDUCE LA TENSIÓN Y ENCUENTRA EL PERDÓN

## DESPERTAR

> LA LEY DEL MANTENIMIENTO:
> LO QUE NO SE NUTRE SE DEBILITA,
> LO QUE ALIMENTAS CRECE CON
> MÁS FUERZA.
>
> —RED HAWK

**ELENA BROWER** y **ERICA JAGO**

# PREFACIO
*de*

# GABRIELLE BERNSTEIN

COMO ALUMNA Y MAESTRA ESPIRITUAL HE LLEGADO AL CONVENCIMIENTO DE QUE LA AUTOINDULGENCIA Y EL PERDÓN SON MIS MAYORES VIRTUDES. Si queremos crecer espiritualmente, debemos hacerlo desde un punto exento de enjuiciamiento y abandonar la culpa dirigida a los demás y a nosotros mismos.

La práctica empieza con nosotros mismos. Culpar y juzgar son artimañas del ego para mantenernos atados al mundo ilusorio del miedo. Es fácil quedar atrapado en el pasado, deseando haber hecho las cosas de otra forma, queriendo haber sido diferentes. Pero tenemos que aceptar que el pasado ya no existe y que el presente es una oportunidad para el crecimiento y la sanación espirituales. Abandonar la culpa es el primer paso para establecer un compromiso serio con el amor hacia uno mismo. Inmediatamente nos libera del pasado y nos centra en el presente.

*La práctica*
empieza con nosotros mismos

Como seres espirituales, debemos ir más allá de las creencias que nos limitan y despertar al puro amor que habita en nuestros momentos más serenos y silenciosos. Tenemos que centrarnos en nuestra conciencia para superar la culpa y avanzar.

Cuando vemos nuestro miedo a través del cristal del amor, hemos de ser testigos imparciales de las trampas de nuestro ego. La conciencia sencilla es todo lo que necesitamos para mirar y liberar. Como maestros, utilizamos el miedo como herramienta de aprendizaje de la conciencia, del amor a uno mismo y de grandes lecciones nuevas para compartir con nuestros alumnos.

**ELENA BROWER** Y **ERICA JAGO**

TE INVITAMOS A SOLTAR LA CULPA Y TRANSFORMAR LA TENSIÓN EN PERDÓN

*El arte de la atención invoca la presencia de la paz, la calma y la plena aceptación de uno mismo*
esto es lo que este libro nos enseña

Deja que la práctica que sigue a estas páginas te ayude a fluir y superar cualquier culpa enquistada. Enfócate en tu inocencia, perdónate y despierta tu amorosa verdad. Para enseñar a amar, debes habitar en un espacio de amor.

**CAPÍTULO DOS**

# LIBÉRATE DE LA CULPA

*fotografía de* **CHLOE CRESPI**

El objetivo de esta secuencia reconfortante es liberar de toda culpa tu cuerpo y tu vida, y así recuperar la fuerza interior innata que te permite verte a ti mismo con claridad y cohesionar en armonía todo tu ser. A partir de cuatro posturas de pie, pasarás a una ronda de posturas de reposo; una secuencia que te guiará hacia el hogar que es tu corazón.

*Hoy, el sentido de mi vida es estar plenamente a disposición de la Presencia inmaterial que hay en mí a través de un estado de completa pasividad pero siempre muy despierta. Para ello es necesario el equilibrio entre la intensidad de la presencia y una relajación cada vez mayor y mayor.*

—*LA REALIDAD DEL SER: EL CUARTO CAMINO DE GURDJIEFF,* de MADAME JEANNE DE SALZMANN

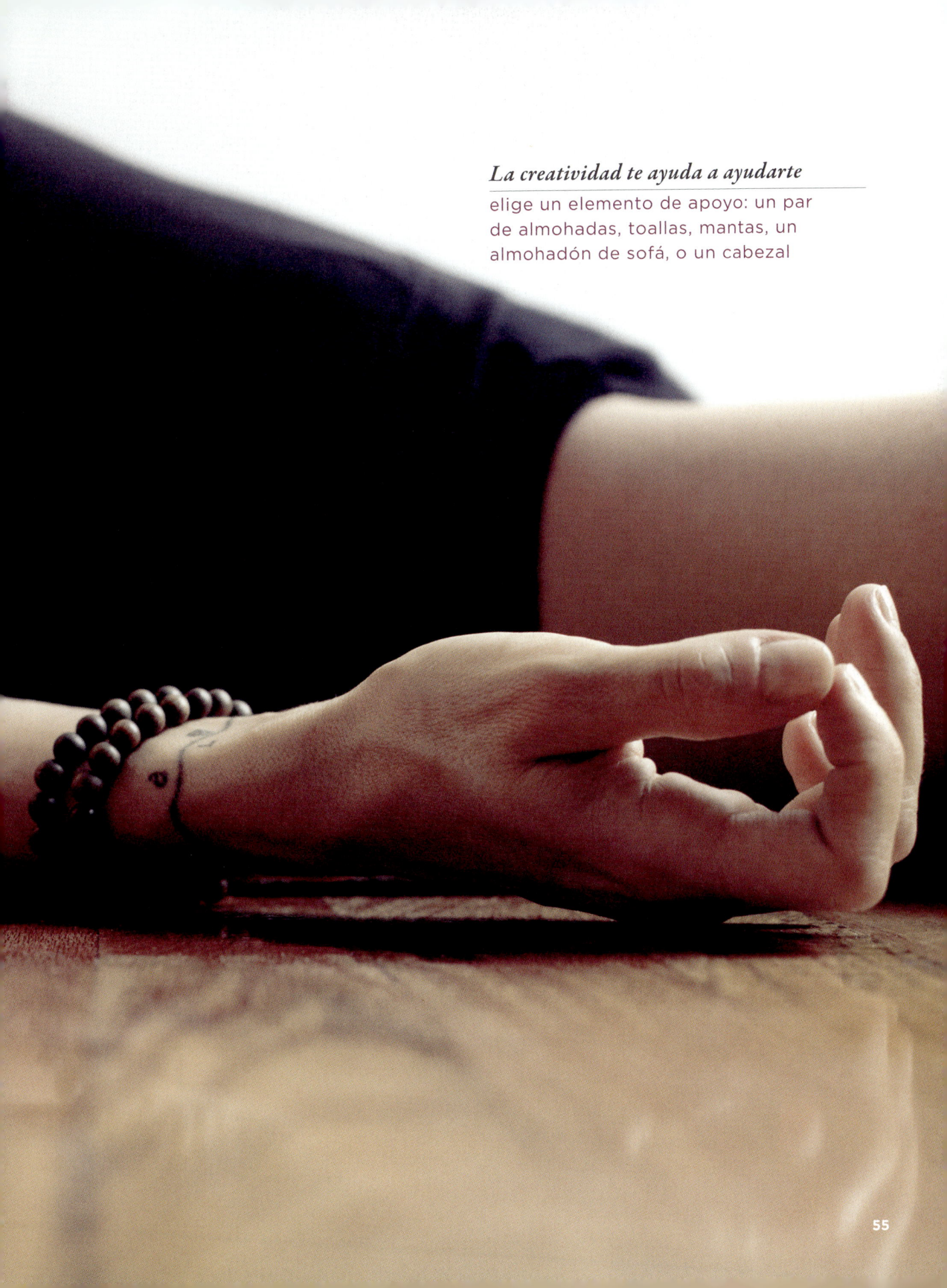

*La creatividad te ayuda a ayudarte*
elige un elemento de apoyo: un par de almohadas, toallas, mantas, un almohadón de sofá, o un cabezal

YOGA: EL ARTE DE LA ATENCIÓN | LIBÉRATE DE LA CULPA

# SANKALPA

**BIENVENIDO. SIÉNTATE Y PONTE CÓMODO.**

Deja las manos sobre los muslos y cierra los ojos. Invita a tu atención a que abandone toda culpa. Siéntate, ponte cómodo, equilibra el peso sobre los isquiones y, desde la estabilidad de esta posición, levántate.

Respira cada vez más profundamente. Mira todo lo que te rodea; toma una *instantánea* panorámica de todo lo que en este preciso momento se refiere a ti y a tu circunstancia.

Uno de mis libros favoritos es *La realidad del ser: el cuarto camino de Gurdjieff*, de Jeanne de Salzmann. Madame de Salzmann fue discípula de Gurdjieff. En su obra, se preguntaba constantemente: «¿Puedo ser más activa, estar más presente, más atenta a lo que realmente ocurre, y no a mis recuerdos o proyecciones?».

DICE DE SALZMANN:

> *Este pensamiento se imponía ante un hecho, sensible y receptivo, sin hacer ningún juicio ni sugerencia, sin reflexión alguna. Se imponía simplemente como una urgencia por conocer la verdad. Este pensamiento era como una luz.*

ELENA BROWER Y ERICA JAGO

¿Puedes tomar una «fotografía», de donde te encuentras en este preciso momento? ¿Puedes situar el foco de tu atención «justo enfrente» de lo que ocurre ahora mismo, para tomar esa instantánea mental, en lugar de situarlo enfrente de lo que ya ha sucedido?

Junta las manos en posición de plegaria delante del corazón, y respira pausada y profundamente hasta sentir tu presencia en un estado de atención y plena conciencia.

Exhala. La instantánea que debes tomar en este estado durante esta clase, o en cualquier momento, no es tan fija como una fotografía. Cada vez que te observes y descubras qué es lo que te vivifica e inspira, irás ganando más y más magnetismo, poder, fuerza, maestría. *No tiene nada que ver con el poder sobre otras personas. Se refiere a ser extremadamente consciente de ti mismo, de quién eres y cómo eres.* A lo largo de la clase, toma estas **INSTANTÁNEAS** de quién y cómo eres. Imponte a tus recuerdos: no dejes que te dominen. Creas una imagen completamente nueva, en cada momento. Esta es la magia del ser humano.

*Inhala profundamente.*
ॐ

*Deja que este sonido*
resuene en tu corazón

YOGA: EL ARTE DE LA ATENCIÓN | LIBÉRATE DE LA CULPA

# LIBÉRATE DE LA CULPA

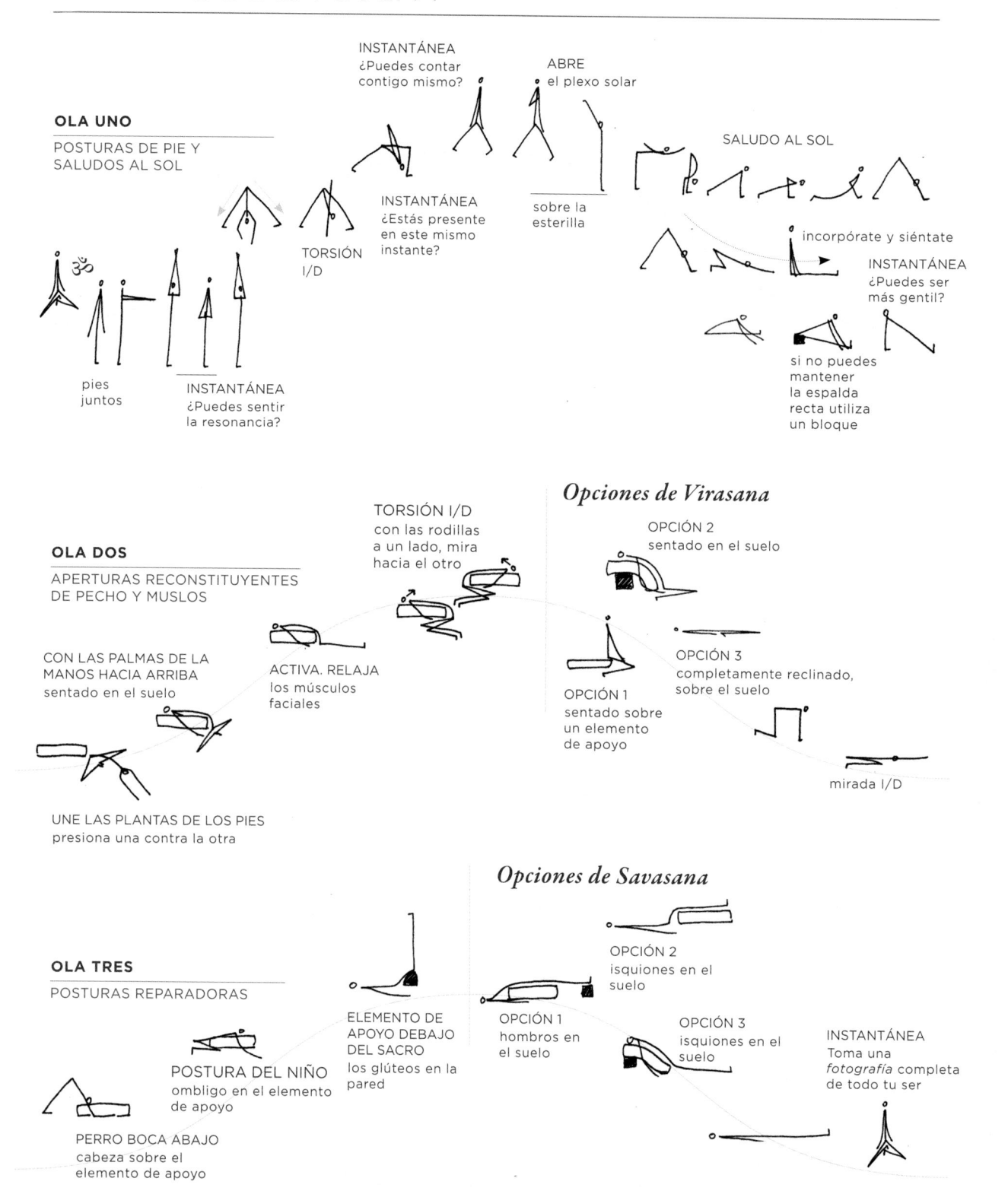

### OLA UNO
POSTURAS DE PIE Y SALUDOS AL SOL

pies juntos

INSTANTÁNEA
¿Puedes sentir la resonancia?

TORSIÓN I/D

INSTANTÁNEA
¿Estás presente en este mismo instante?

INSTANTÁNEA
¿Puedes contar contigo mismo?

ABRE el plexo solar

sobre la esterilla

SALUDO AL SOL

incorpórate y siéntate

INSTANTÁNEA
¿Puedes ser más gentil?

si no puedes mantener la espalda recta utiliza un bloque

### OLA DOS
APERTURAS RECONSTITUYENTES DE PECHO Y MUSLOS

CON LAS PALMAS DE LA MANOS HACIA ARRIBA
sentado en el suelo

UNE LAS PLANTAS DE LOS PIES
presiona una contra la otra

ACTIVA. RELAJA
los músculos faciales

TORSIÓN I/D
con las rodillas a un lado, mira hacia el otro

### *Opciones de Virasana*

OPCIÓN 2
sentado en el suelo

OPCIÓN 1
sentado sobre un elemento de apoyo

OPCIÓN 3
completamente reclinado, sobre el suelo

mirada I/D

### *Opciones de Savasana*

OPCIÓN 2
isquiones en el suelo

OPCIÓN 1
hombros en el suelo

OPCIÓN 3
isquiones en el suelo

INSTANTÁNEA
Toma una *fotografía* completa de todo tu ser

### OLA TRES
POSTURAS REPARADORAS

PERRO BOCA ABAJO
cabeza sobre el elemento de apoyo

POSTURA DEL NIÑO
ombligo en el elemento de apoyo

ELEMENTO DE APOYO DEBAJO DEL SACRO
los glúteos en la pared

## URDHVA BADDHA HASTASANA
POSTURA DE LA PALMERA

Ponte en la parte delantera de la esterilla, con las palmas de las manos hacia delante y los pies juntos. En la inhalación alarga y aleja del suelo los laterales de la cintura y la zona dorsal superior; estira los brazos hacia el cielo. Respira, entrelaza las manos sobre la cabeza; estira y exhala. Siente el interior de tu cuerpo al tomar esta **INSTANTÁNEA** de donde estás aquí y ahora. Localiza todos los espacios de tu cuerpo que sientas cerrados y dirige a ellos la respiración –la luz de tu atención.

*Coloca las manos en posición de plegaria y cierra los ojos. Siente la resonancia de este estiramiento en los hombros, los antebrazos y el pecho.*

**INSTANTÁNEA**

## ¿Puedes sentir la resonancia?

Después de un par de respiraciones, entrelaza los dedos de ambas manos; súbelas por encima de la cabeza y dales la vuelta, con las palmas hacia al cielo manteniendo los dedos entrelazados.

Enraiza los pies en el suelo con firmeza. Siente la conexión de tus dos lados. Debería ser una sensación de gran estabilidad.

Baja los brazos, coloca las manos en posición de plegaria a la altura del pecho y cierra los ojos. Bastan unos segundos para adentrarnos en el corazón y sentir más resonancia y conexión con nosotros mismos. Toma de nuevo una **INSTANTÁNEA** de tu espacio interior: ¿cómo te sientes?

*Suavemente, baja las manos.*

YOGA: EL ARTE DE LA ATENCIÓN | LIBÉRATE DE LA CULPA

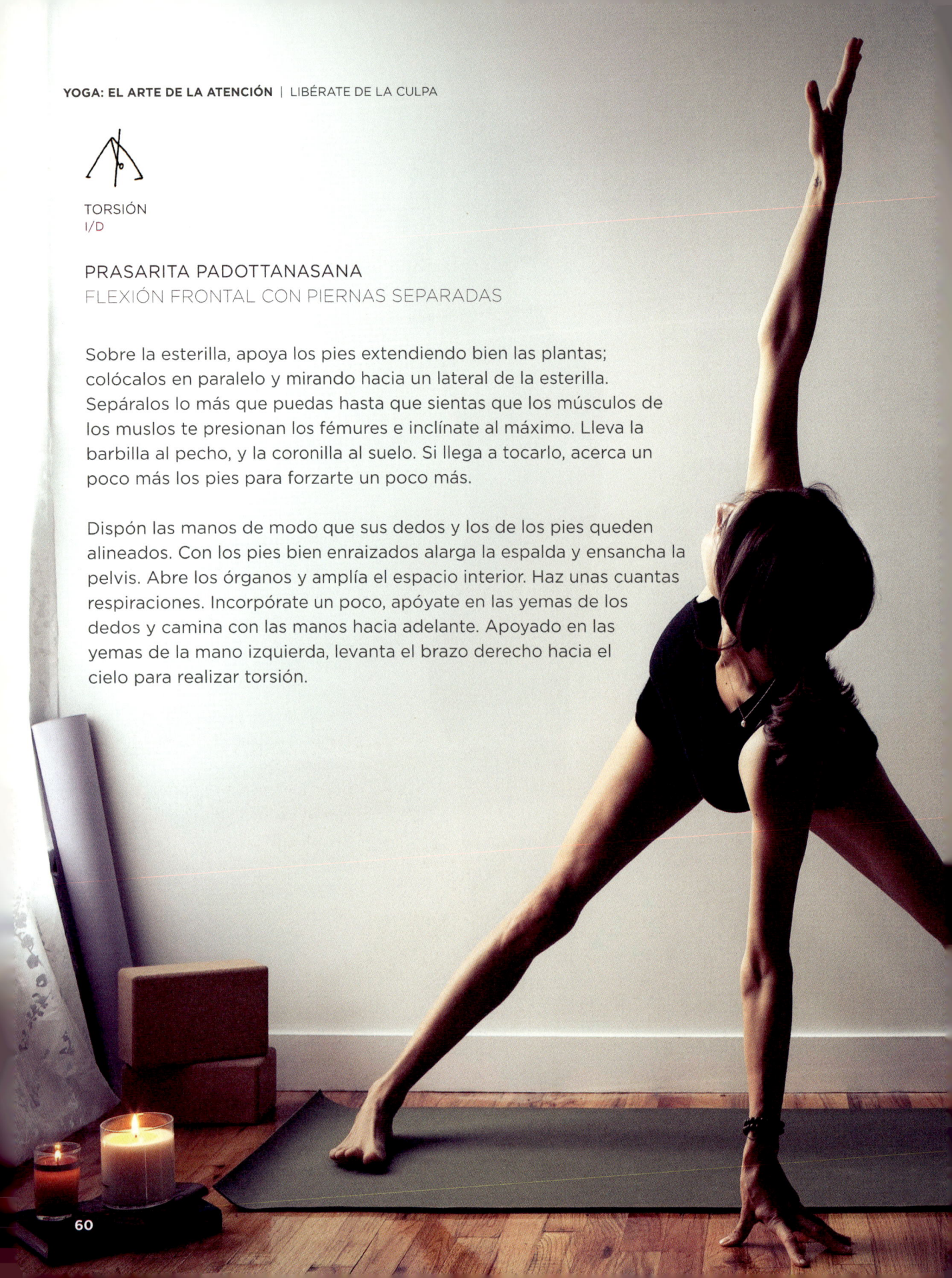

**TORSIÓN**
I/D

### PRASARITA PADOTTANASANA
FLEXIÓN FRONTAL CON PIERNAS SEPARADAS

Sobre la esterilla, apoya los pies extendiendo bien las plantas; colócalos en paralelo y mirando hacia un lateral de la esterilla. Sepáralos lo más que puedas hasta que sientas que los músculos de los muslos te presionan los fémures e inclínate al máximo. Lleva la barbilla al pecho, y la coronilla al suelo. Si llega a tocarlo, acerca un poco más los pies para forzarte un poco más.

Dispón las manos de modo que sus dedos y los de los pies queden alineados. Con los pies bien enraizados alarga la espalda y ensancha la pelvis. Abre los órganos y amplía el espacio interior. Haz unas cuantas respiraciones. Incorpórate un poco, apóyate en las yemas de los dedos y camina con las manos hacia adelante. Apoyado en las yemas de la mano izquierda, levanta el brazo derecho hacia el cielo para realizar torsión.

**INSTANTÁNEA**

Respira y alarga el coxis; toma una **INSTANTÁNEA**: ¿estás *con* tu respiración? ¿Estás presente? ¿Estás aquí?

*Baja la mano derecha al suelo.*

¿Estás presente, aquí, de verdad? Apóyate en las yemas de los dedos de la mano derecha; inhala y levanta la izquierda hacia el cielo. Apóyate bien en los pies; haz una respiración profunda y relajante, y permanece aquí contigo como desearías que lo hiciera tu mejor amigo.

*Estás en tu casa.*

Baja suavemente la mano izquierda y entrelaza las manos a la espalda. Con las manos así entrelazadas levanta los brazos hasta que alcancen la vertical. Mantén las piernas firmes y los pies separados. Incorpora el tronco sin soltar las manos

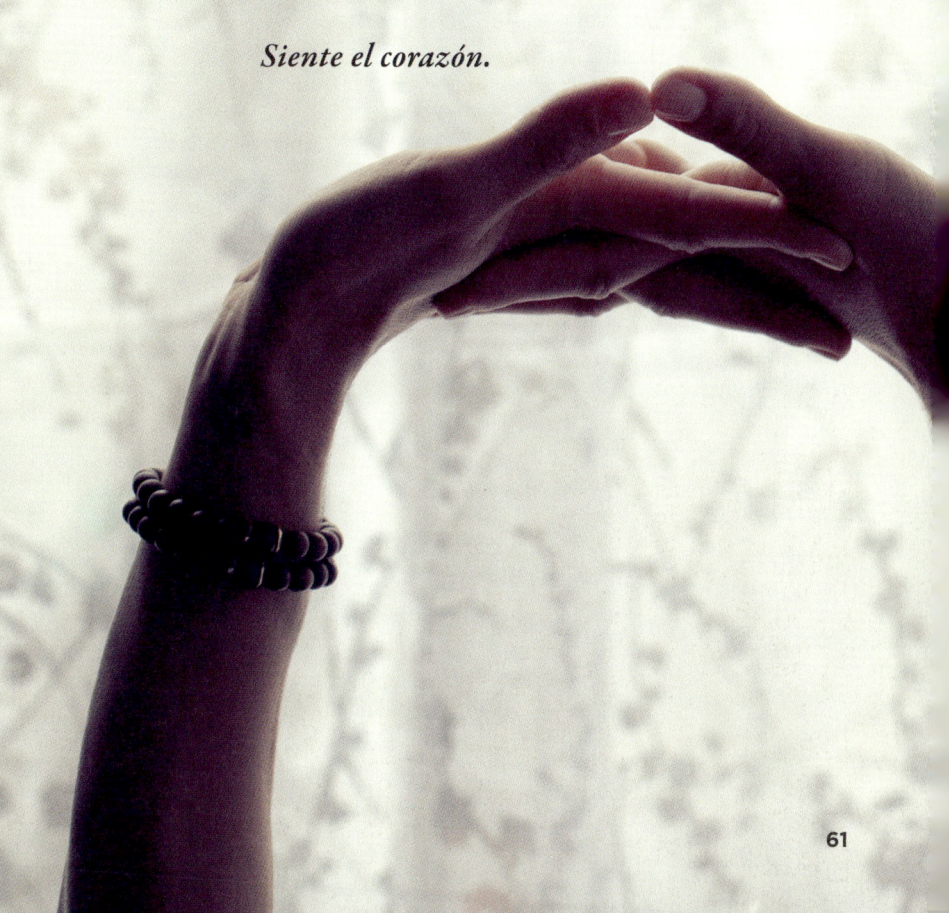

*Siente el corazón.*

61

YOGA: EL ARTE DE LA ATENCIÓN | LIBÉRATE DE LA CULPA

**GUERRERO HUMILDE**
I/D

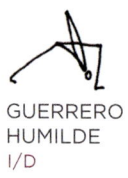

## BADDHA VIRABHADRASANA
POSTURA DEL GUERRERO HUMILDE

Gírate hacia el pie izquierdo. Rota este de modo que mire hacia delante y coloca el talón derecho detrás de ti; dobla a fondo la rodilla delantera. Ahora estás en la postura del guerrero I, con las manos aún entrelazadas a tu espalda.

Para abrir las caderas, lleva el hombro izquierdo al interior de la rodilla izquierda y doblando el tronco hacia adelante sin curvar la espalda; levanta las manos por encima de la cabeza. Mantén el pie firme en el suelo, con la pierna derecha estirada. Dobla con fuerza la rodilla izquierda. Incorpórate desde el interior de las rodillas hasta el interior de las ingles. Alarga el coxis hacia el suelo y siéntete enraizado ejerciendo presión sobre la tierra desde el interior de las rodillas y los talones. Inhala hasta ponerte completamente de pie, endereza la pierna delantera.

*Cambia y gira hacia la pierna derecha.*

Esta es la postura más fuerte de esta secuencia. Dobla a fondo la rodilla derecha. Lleva el hombro derecho al interior de la rodilla derecha; baja la coronilla hacia el suelo, junto a la cara interior del pie derecho. Dobla un poco más la rodilla delantera. Inhala, incorpórate desde el interior de las ingles. Mantén talones y rodillas enraizados. Alarga el coxis hacia el suelo. Con las manos por encima de la cabeza, respira profundamente. Toma una **INSTANTÁNEA**: ¿Cómo estás contigo mismo aquí y ahora? ¿Estás presente y disponible para ti como un buen amigo? Flexiona todavía un poco más la rodilla, respirando.

*Piernas firmes, pies firmes, inhala hasta ponerte de pie.*

**INSTANTÁNEA**

¿Estás aquí, presente y disponible para ti mismo?

YOGA: EL ARTE DE LA ATENCIÓN | LIBÉRATE DE LA CULPA

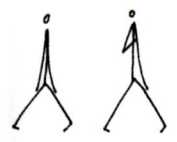

## PLEXO SOLAR

Coloca los pies en paralelo. Suelta las manos y deja que los brazos se balanceen un momento. Cierra los ojos y respira. Siente el espacio que has creado en los hombros y la nuca.

Presiona el dedo índice sobre el plexo solar y siente ahí la apertura, hazlo siempre que te enojes contigo mismo. Respirar y abrir este espacio donde se unen las costillas es reconfortante. Mantén la atención en ese espacio; deja caer las manos y respira durante un momento.

Si no consigues abrir bien el plexo solar y dirigir la respiración hacia él, apoya el peso sobre la parte posterior de los talones y arquea ligeramente la espalda hacia atrás. Alarga la zona media y superior de la columna, mantente erguido y dobla el cuello a un lado y a otro. Mantén los fémures atrás, inclina un poco más la espalda hacia atrás y relaja la cara. Haz unas cuantas respiraciones y poco a poco endereza la espalda hasta quedar completamente erguido. Descansa para sentir la liberación interior y la apertura de la parte superior del cuerpo.

*Une los pies de un salto y sitúate en el extremo delantero de la esterilla.*

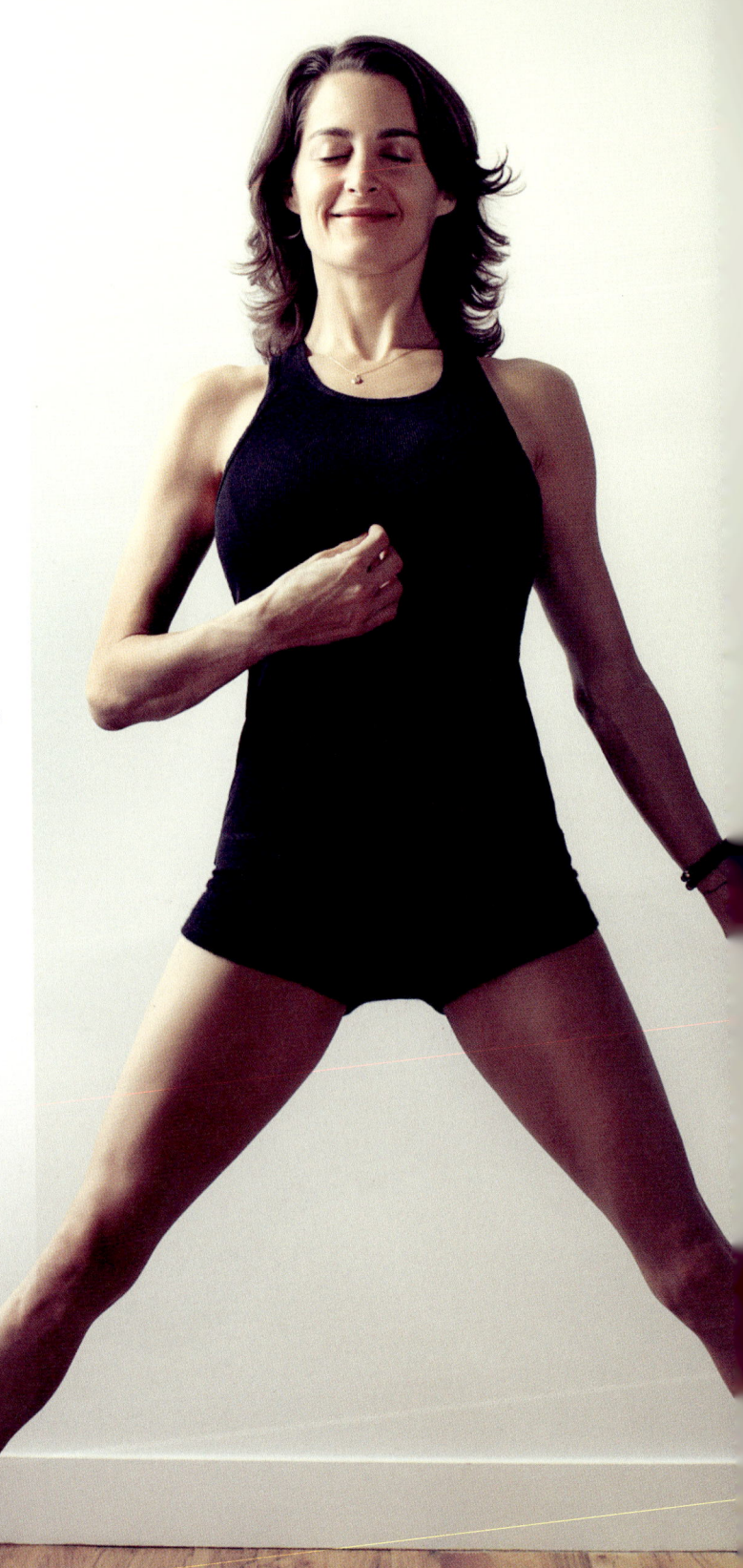

siéntate de
un salto

en el extremo de la
esterilla la esterilla

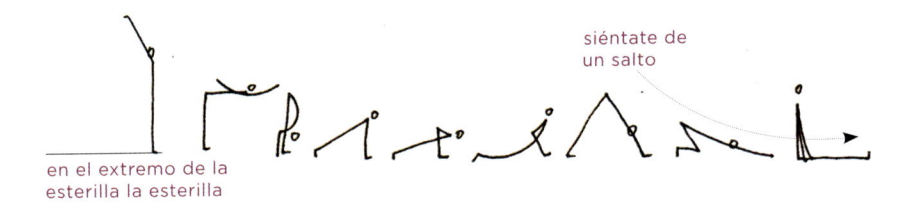

### SURYA NAMASKARA A | SALUDO AL SOL

Inhala, incorpórate; exhala, inclínate. Al inhalar dirige el aire al pecho; exhala y ve a Chaturanga Dandasana, la postura de la tabla. Inhala y ve a perro boca arriba; exhala y ve a perro boca abajo.

Mantente un momento en perro boca abajo. A través de las manos y los pies, absorbe fuerza de la tierra y llévala al corazón. Dirige hacia él la respiración. Con los brazos firmes, desliza el pecho hacia abajo y apóyalo entre las manos. Apoya empeines.

Dobla despacio las rodillas; fija la mirada en algún punto entre las manos y de un salto pasa a posición sentada.

*Extiende las piernas.*

**INSTANTÁNEA**

## ¿Puedes contar contigo mismo?

YOGA: EL ARTE DE LA ATENCIÓN | LIBÉRATE DE LA CULPA

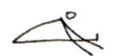

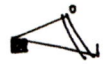

si no puedes mantener la
espalda recta, utiliza un bloque

### PASCHIMOTTANASANA
POSTURA DE LA PINZA SENTADA

A partir de Dandasana, sentado y con la espalda recta, utiliza las manos para anclar bien el interior de las piernas en el suelo. A continuación haz lo mismo con la parte exterior. Lleva una mano a cada lado, a la altura de las espinillas. Echa los isquiones hacia atrás, ábrelos todo lo posible.

Si en este punto no puedes mantener recta la espalda, coloca una manta, una toalla doblada o una almohada debajo de los glúteos para levantar las caderas. Una mayor circulación en la zona lumbar nutre las glándulas suprarrenales y los riñones.

*Con suavidad, estira la parte superior del cuerpo a lo largo de las piernas, sin separar estas del suelo y con los pies flexionados.*

El objetivo de un ejercicio restaurador es, literalmente, alimentar nuestros órganos con la paciencia y sosiego que normalmente no podemos darle al cuerpo. Aunque no seas muy flexible, mantén las manos en el suelo. Se trata de enraizarse en la tierra a través de las piernas, para poder estar plenamente presentes, antes de estirar hacia delante.

Madame de Salzmann compara las *instantáneas* que tomamos en cada momento con los alimentos que ingerimos. Cada una de ellas, ya sea que tomemos una **INSTANTÁNEA** de nosotros mismos o que observemos cualquier experiencia, nos aporta una nueva energía que hemos de recibir.

*Haz aquí unas cuantas respiraciones, mantén unos minutos y a continuación incorpórate lentamente.*

Esta acción de regresar al presente crea en nuestro interior una fuerza magnética, auténtica y palpable. Tener esta íntima comunicación con nosotros mismos es un regalo que hacemos al mundo.

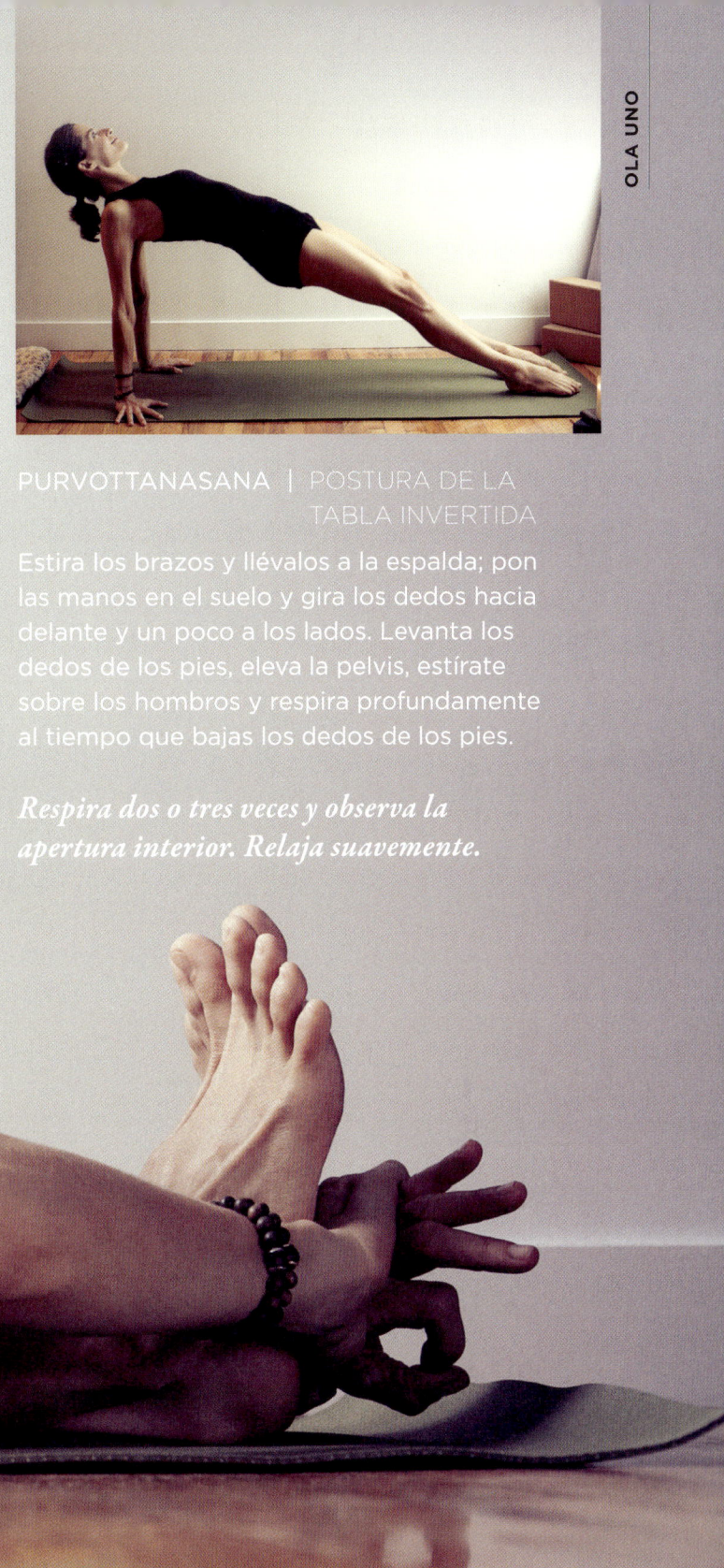

**INSTANTÁNEA**

¿Cómo eres aquí contigo mismo? Sé paciente, amoroso, atento y complaciente.

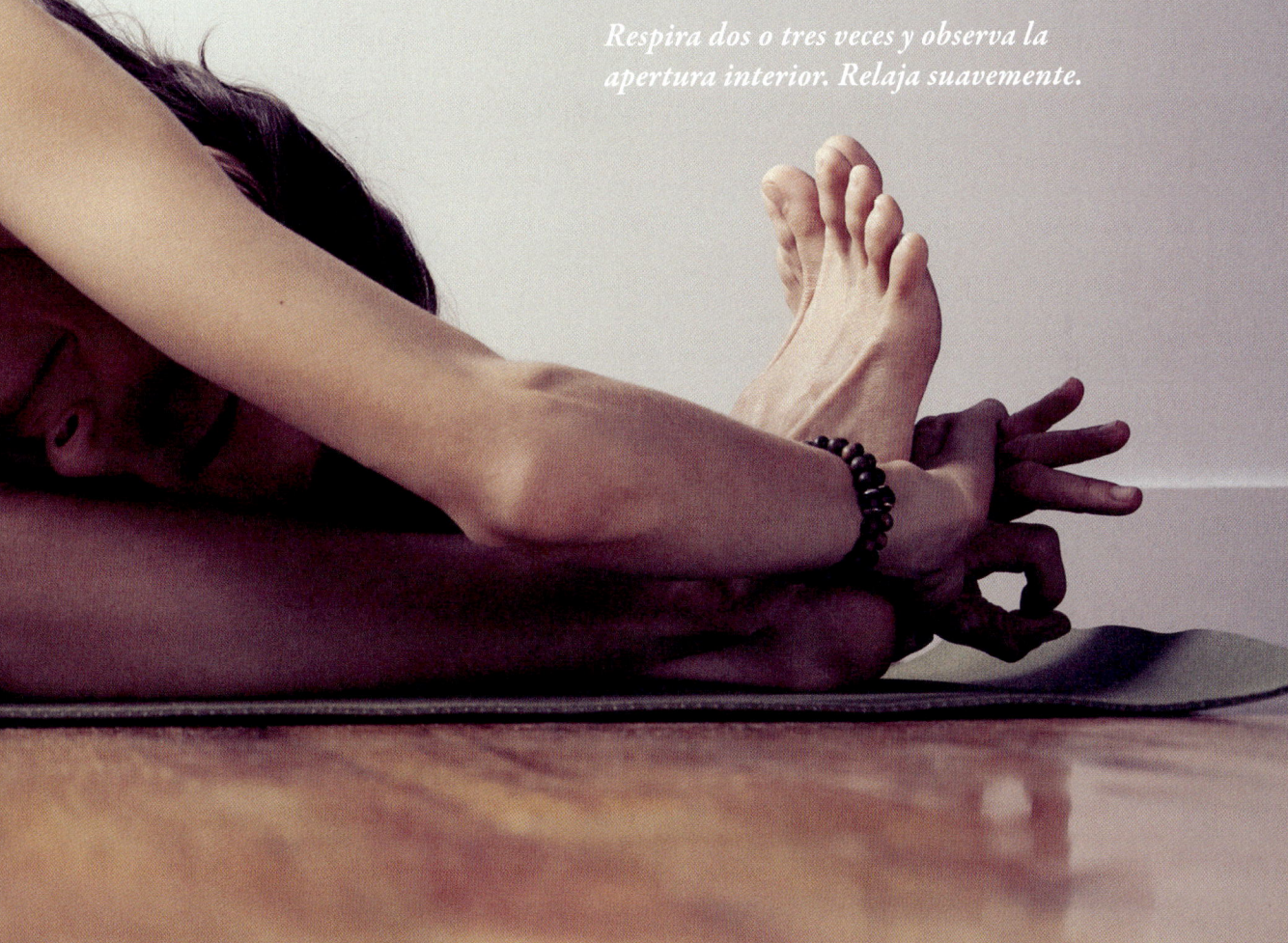

**PURVOTTANASANA** | POSTURA DE LA TABLA INVERTIDA

Estira los brazos y llévalos a la espalda; pon las manos en el suelo y gira los dedos hacia delante y un poco a los lados. Levanta los dedos de los pies, eleva la pelvis, estírate sobre los hombros y respira profundamente al tiempo que bajas los dedos de los pies.

*Respira dos o tres veces y observa la apertura interior. Relaja suavemente.*

YOGA: EL ARTE DE LA ATENCIÓN  |  LIBÉRATE DE LA CULPA

**UNE**
las plantas de
los pies

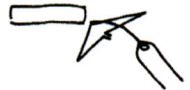

### BADDHA KONASANA  |  POSTURA DEL ZAPATERO

Une las plantas de los pies en la postura del zapatero. Coloca el cabezal, las mantas dobladas, un almohadon de sofá o dos almohadas duras detrás de los glúteos, en sentido horizontal. Presiona los pies uno contra otro, abre los glúteos y, poco a poco, reclínate por completo hacia delante. Sé honesto contigo mismo, respira y siente tus limitaciones, sin intentar cambiar nada.

Cuando empezamos a tratar de arreglar las cosas –una decisión humana muy habitual–, perdemos contacto con la realidad. Sea lo que sea a lo que te estés enfrentando hoy, obsérvalo, acéptalo: todas sus facetas, todos sus aspectos, todo lo que tenga de extraño y todo lo que tenga de maravilloso.

El momento en que lo ves sin intentar arreglarlo, ESTO es la conciencia. Y en ese momento, en tu mirar anida una solución.

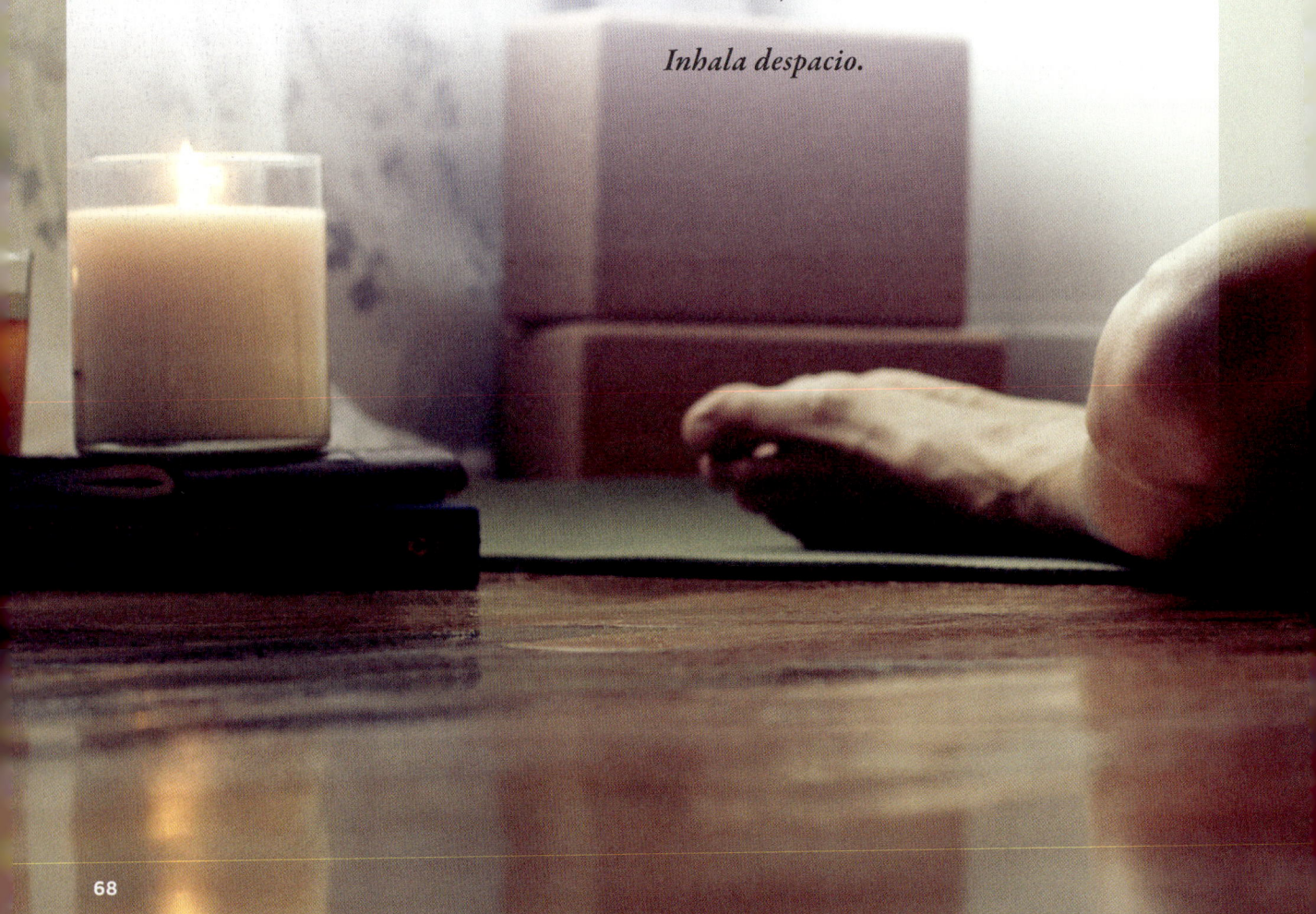

*Inhala despacio.*

SENTADO EN EL SUELO
con las palmas de las manos hacia arriba

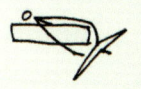

### SUPTA BADDHA KONASANA | POSTURA DE LA DIOSA RECLINADA

Con los pies en Baddha Konasana, ve tumbándote hacia atrás sobre el cabezal. Estás sentado en el suelo, pero tu espalda descansa sobre el cabezal. El apoyo es firme: sientes seguridad y sosiego.

*Date la bienvenida.*

Siempre que te sientas disociado, que no formas una unidad, que no puedes mantener un estado de plena conciencia porque existe alguna distracción, recuerda el poder y la magia de ser humano: en todo momento puedes decidir ser plenamente consciente del lugar en el que estás y de cómo son exactamente las cosas y qué puedes hacer en concreto para abrir espacio en tu interior para poder afrontar y manejar la realidad actual.

*En ese espacio se hallan todas las soluciones.*

*Se trata de observar*
no de arreglar

En este punto, descansa al menos dos minutos y respira profundamente.

**YOGA: EL ARTE DE LA ATENCIÓN** | LIBÉRATE DE LA CULPA

**ACTIVA;
RELAJA**
los músculos faciales

Continúa recostado sobre el cabezal y estira las piernas. Con los ojos cerrados, relaja y expande los músculos faciales. Sigue con los ojos cerrados y abre y cierra la boca. Abre y estira la cara y la mandíbula todo lo que puedas. No temas exagerar, sobre todo si lo habitual es que no seas muy expresivo. Estira estos músculos al máximo y luego relájalos completamente.

*Activa; relaja.*

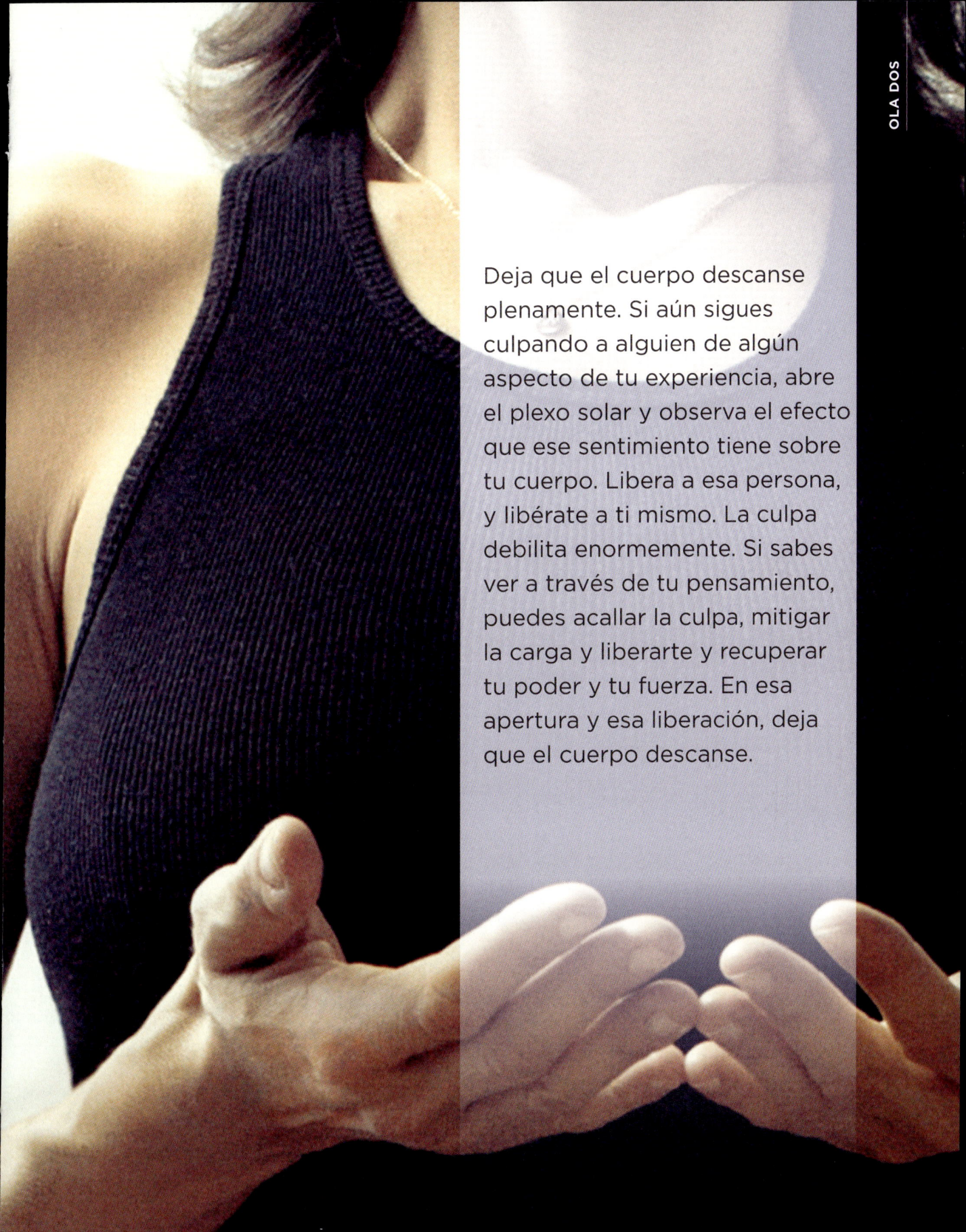

Deja que el cuerpo descanse plenamente. Si aún sigues culpando a alguien de algún aspecto de tu experiencia, abre el plexo solar y observa el efecto que ese sentimiento tiene sobre tu cuerpo. Libera a esa persona, y libérate a ti mismo. La culpa debilita enormemente. Si sabes ver a través de tu pensamiento, puedes acallar la culpa, mitigar la carga y liberarte y recuperar tu poder y tu fuerza. En esa apertura y esa liberación, deja que el cuerpo descanse.

**YOGA: EL ARTE DE LA ATENCIÓN** | LIBÉRATE DE LA CULPA

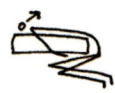

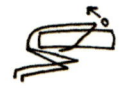

TORSIÓN I/D
con las rodillas a un lado, mira hacia el otro

## JATHARA PARIVARTANASANA
TORSIÓN RECLINADA DE LA COLUMNA

Con la espalda sobre el cabezal, dobla las rodillas y coloca los pies en el suelo. Lleva las rodillas hacia la izquierda realizando una leve torsión con los brazos fuera del cabezal, pero cerca del cuerpo.

*Observa tu respiración.*

Sigue sobre el cabezal, lleva las rodillas hacia el centro, gira los glúteos un poco hacia la izquierda y deja que las rodillas bajen hacia la derecha.

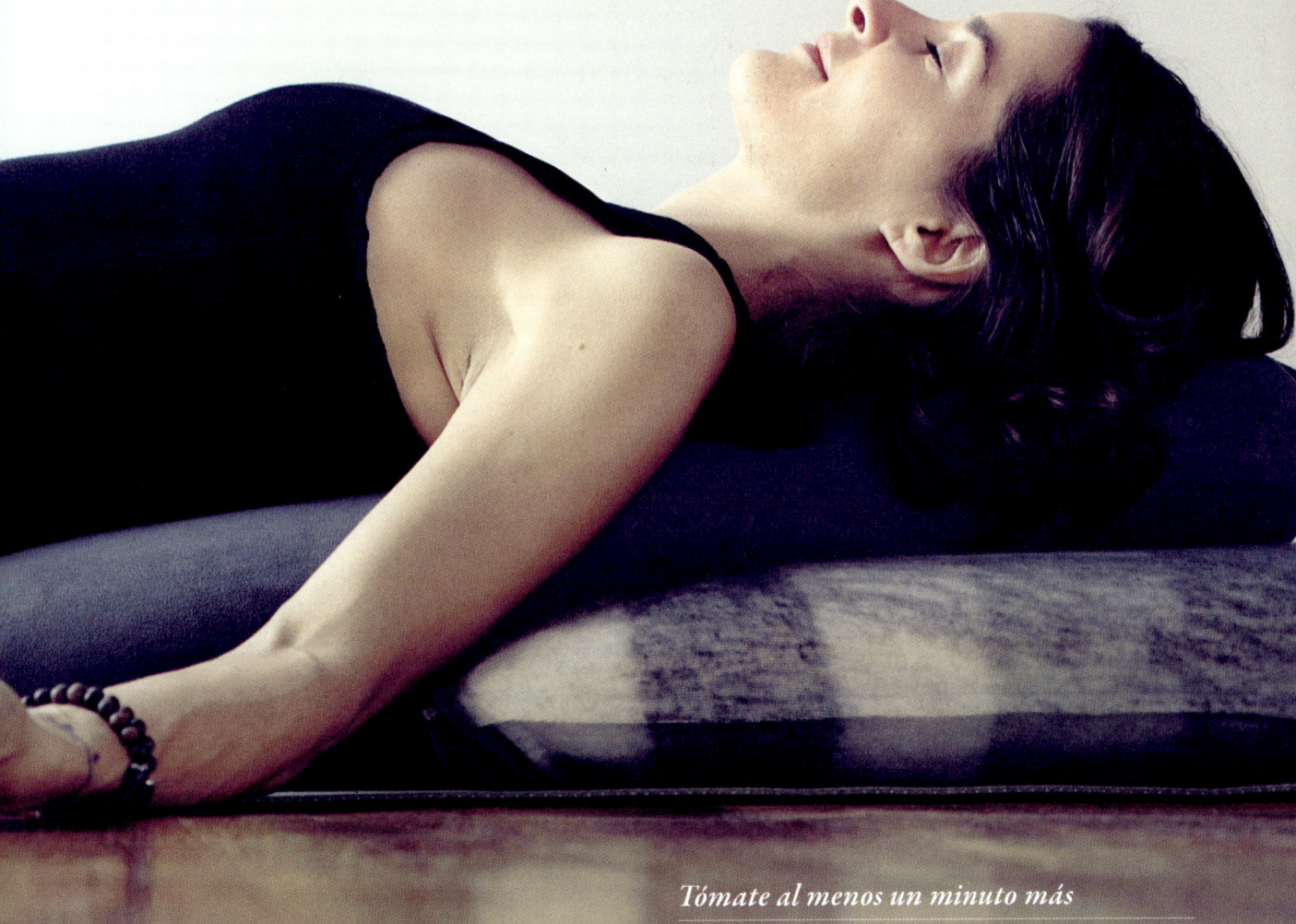

*Tómate al menos un minuto más*
para sentir plenamente esta apertura sanadora

OLA DOS

YOGA: EL ARTE DE LA ATENCIÓN | LIBÉRATE DE LA CULPA

**OPCIÓN 1**
sentado sobre el elemento de apoyo

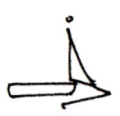

**OPCIÓN 2**
sentado en el suelo

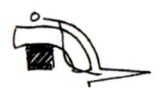

**OPCIÓN 3**
tumbado en el suelo, completamente reclinado

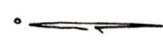

## VIRASANA | POSTURA DEL HÉROE

Lleva despacio los pies hacia atrás y poco a poco levántate hasta quedar sentado. Luego pasa a apoyarte sobre manos y rodillas para prepararte para la postura del héroe. Siéntate despacio entre los pies. Si no estás familiarizado con esta postura, siéntate en el extremo del cabezal con los pies a ambos lados de este **(OPCIÓN 1)**. Si lo prefieres, siéntate delante del cabezal **(OPCIÓN 2)** y túmbate lentamente hacia atrás hasta la postura de la montaña reclinada para estirar un poco más.

Dedica el tiempo necesario a corregir la postura; ancla por igual ambos lados y alarga el coxis hacia las rodillas. Presiona con fuerza los empeines contra el suelo.

También puedes quitar el cabezal y reclinarte del todo, respirando profundamente **(OPCIÓN 3)**. Si estás sentado en Virasana, descansa las manos sobre los muslos con las palmas hacia abajo. Relaja los músculos de la cara y el cuello. Ancla por igual el interior y el exterior de los muslos; desde las fosas de la cadera, mantén los muslos paralelos y extiende directamente hacia las rodillas.

Al sentarte, dirige la respiración a los lados y deja que estos músculos se relajen y abran. Permanece muy presente durante las siguientes respiraciones. Mantén los empeines apoyados firme pero suavemente, y dirige la respiración a los cuádriceps para buscar más espacio en todo tu cuerpo.

*Otro minuto completo. Si estás tumbado, incorpórate despacio.*

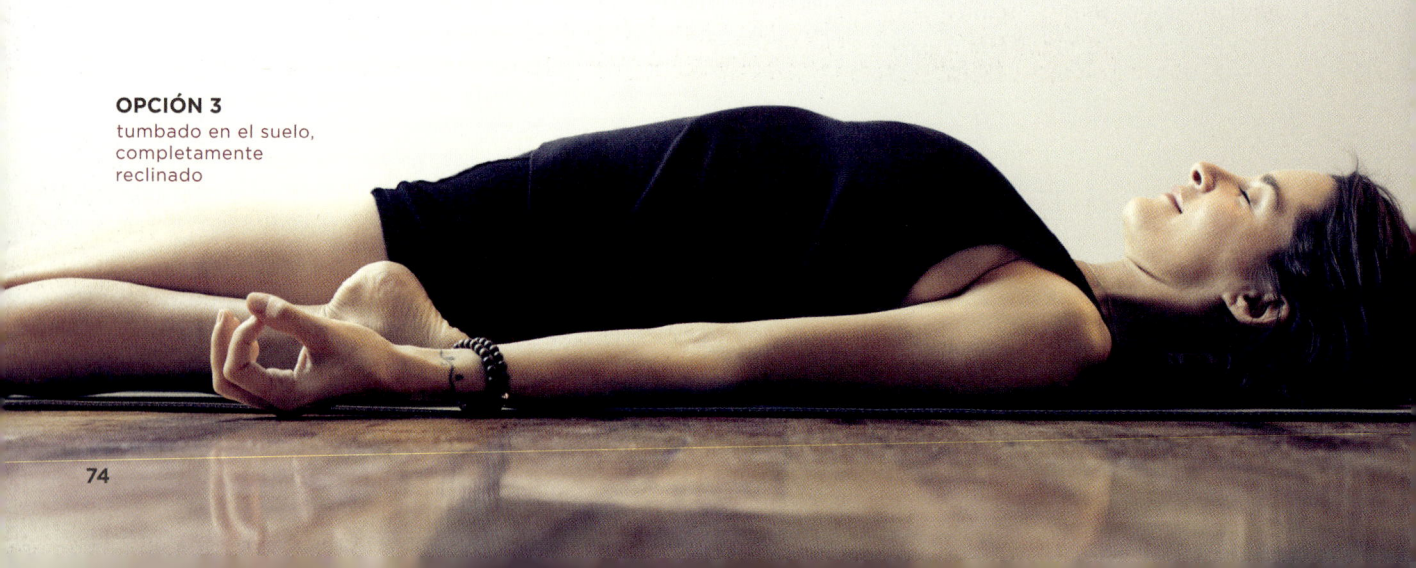

**OPCIÓN 3**
tumbado en el suelo, completamente reclinado

**OPCIÓN 1**
sentado sobre el elemento de apoyo

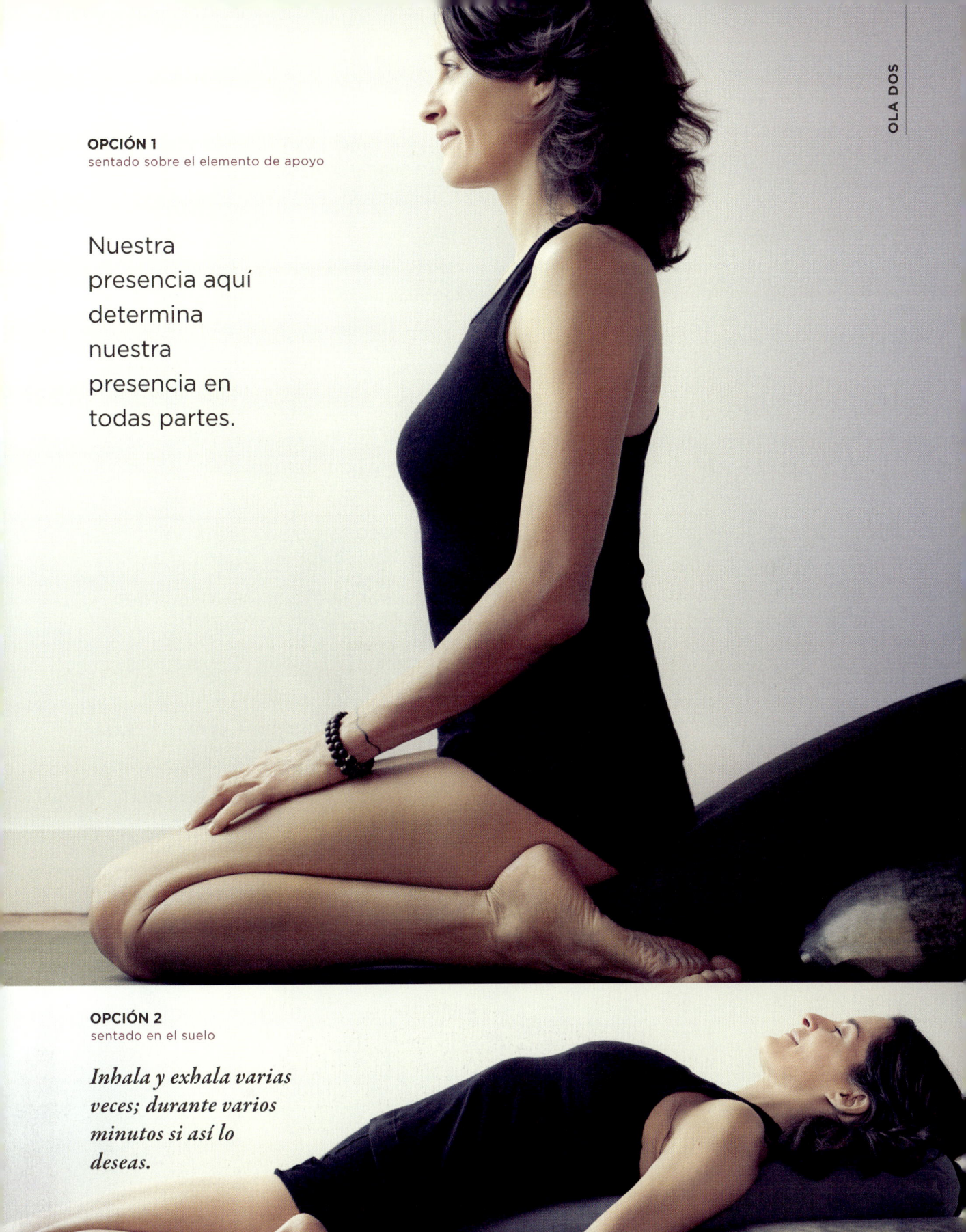

Nuestra presencia aquí determina nuestra presencia en todas partes.

OLA DOS

**OPCIÓN 2**
sentado en el suelo

*Inhala y exhala varias veces; durante varios minutos si así lo deseas.*

YOGA: EL ARTE DE LA ATENCIÓN | LIBÉRATE DE LA CULPA

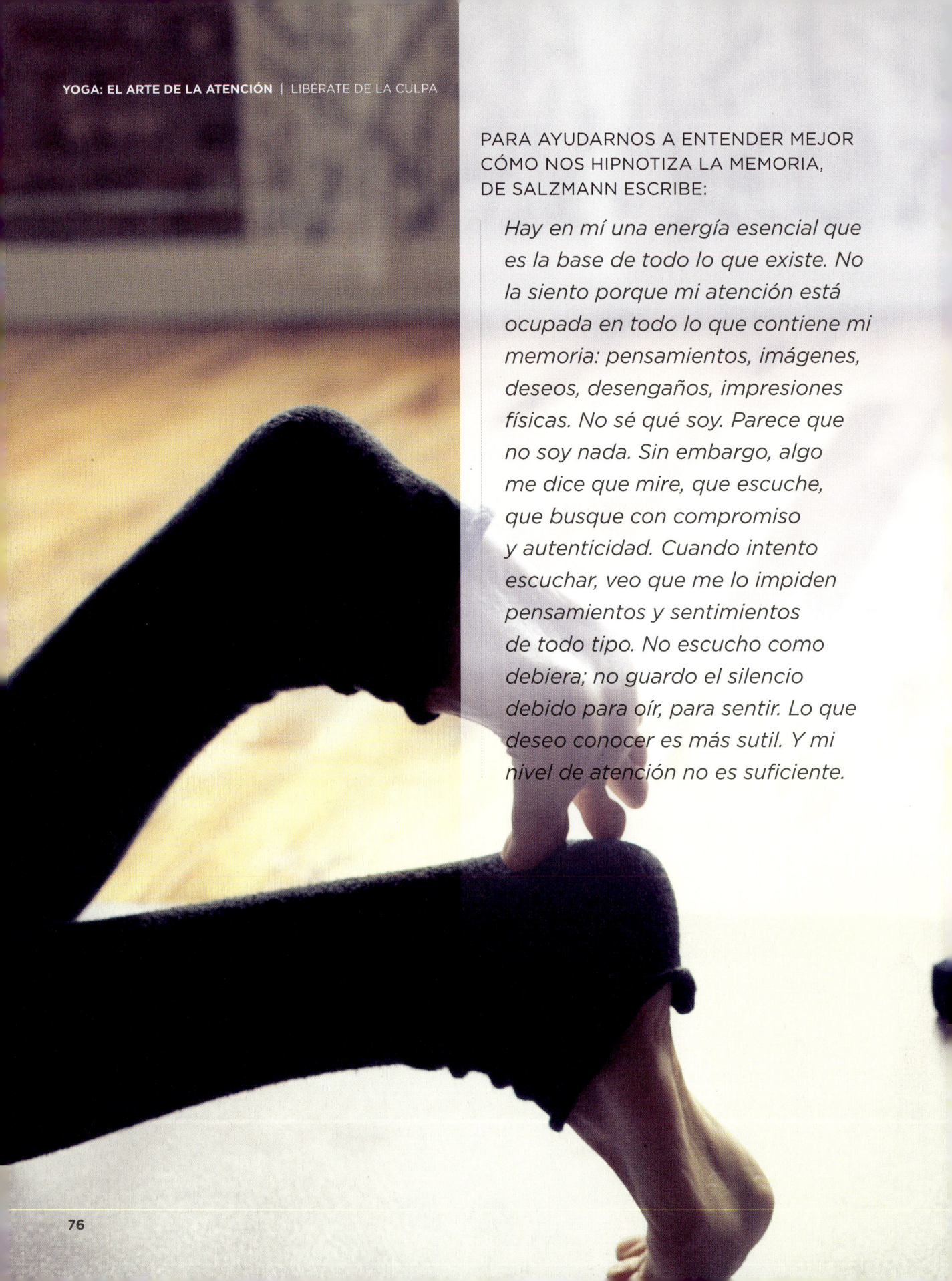

**PARA AYUDARNOS A ENTENDER MEJOR CÓMO NOS HIPNOTIZA LA MEMORIA, DE SALZMANN ESCRIBE:**

*Hay en mí una energía esencial que es la base de todo lo que existe. No la siento porque mi atención está ocupada en todo lo que contiene mi memoria: pensamientos, imágenes, deseos, desengaños, impresiones físicas. No sé qué soy. Parece que no soy nada. Sin embargo, algo me dice que mire, que escuche, que busque con compromiso y autenticidad. Cuando intento escuchar, veo que me lo impiden pensamientos y sentimientos de todo tipo. No escucho como debiera; no guardo el silencio debido para oír, para sentir. Lo que deseo conocer es más sutil. Y mi nivel de atención no es suficiente.*

### MANOS Y RODILLAS

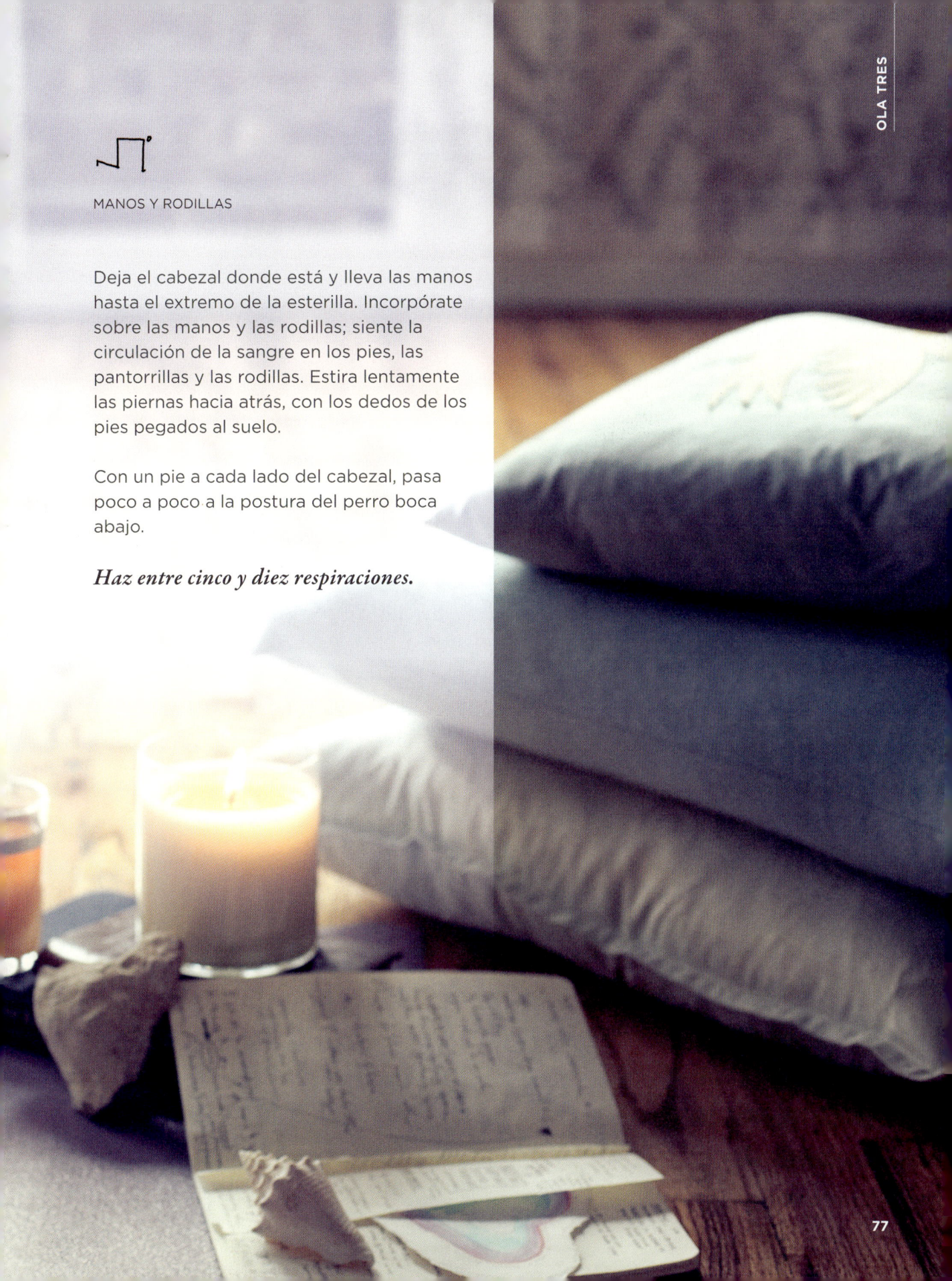

Deja el cabezal donde está y lleva las manos hasta el extremo de la esterilla. Incorpórate sobre las manos y las rodillas; siente la circulación de la sangre en los pies, las pantorrillas y las rodillas. Estira lentamente las piernas hacia atrás, con los dedos de los pies pegados al suelo.

Con un pie a cada lado del cabezal, pasa poco a poco a la postura del perro boca abajo.

*Haz entre cinco y diez respiraciones.*

YOGA: EL ARTE DE LA ATENCIÓN | LIBÉRATE DE LA CULPA

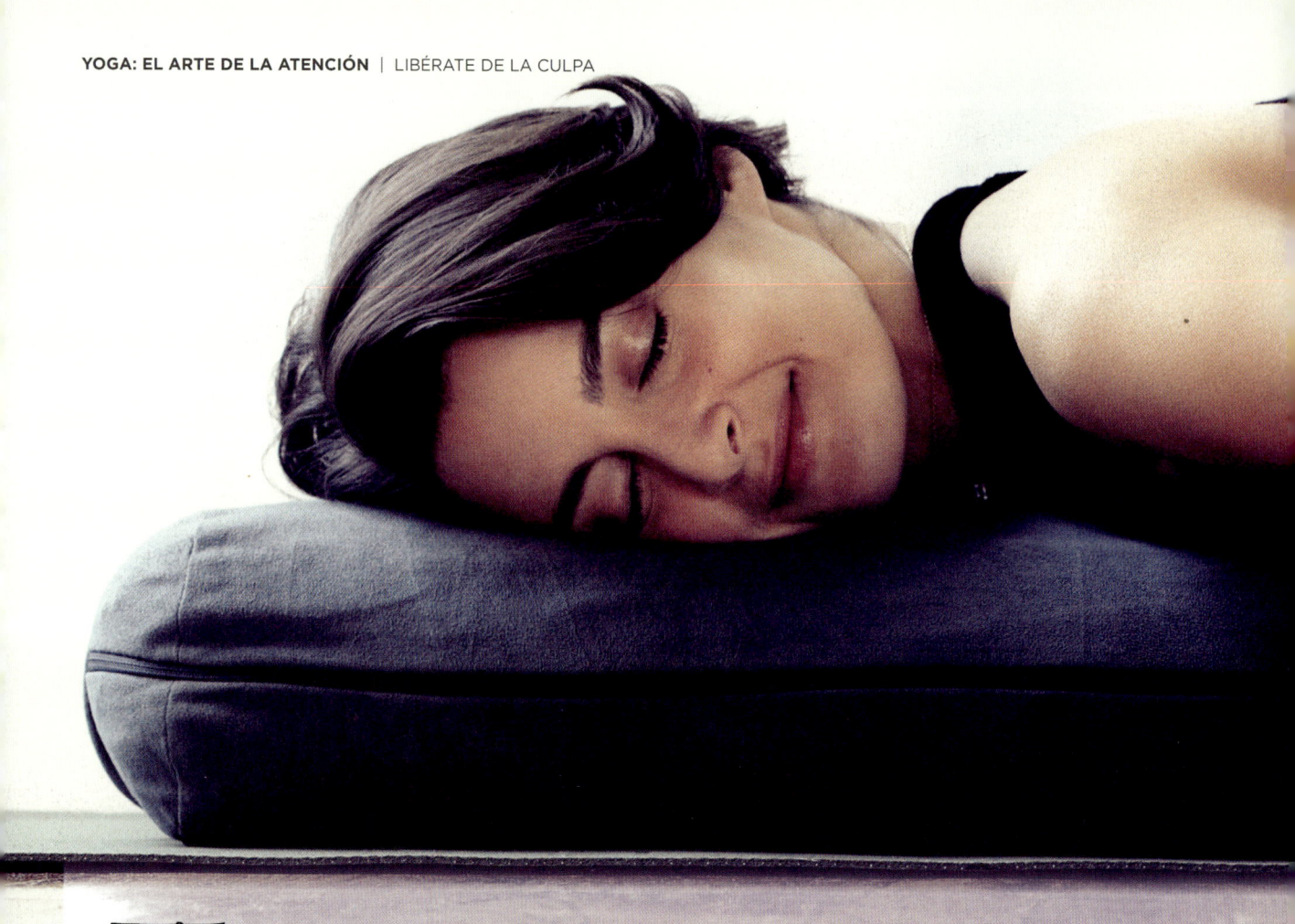

mirada I/D

## BALASANA | POSTURA DEL NIÑO

Desde la postura del perro boca abajo, lleva las rodillas al suelo. Deja a un lado el cabezal y extiende los brazos hacia delante sobre el suelo; apoya la cabeza, girada a la derecha o sobre la frente.

Dedica este momento a inclinarte ante aquellos a quienes has estado culpando. Hazlo con gratitud y devoción: ellos te han proporcionado el mapa que te conduce a la más elevada forma de ver. Si los has estado viendo a través de la lente de la culpa, tu deber es escoger otra visión posible: es tu responsabilidad y tu privilegio.

Gira la cabeza y siente esta pasiva indulgencia en la que puedes ver claramente, sin juicios. Es hora de dejar atrás la perspectiva de la culpa y usar este saber para aprender tanto a aceptar como a asumir.

Vuelve muy lentamente al centro y levanta la cabeza. Mantén los brazos delante de ti, lleva el cabezal a la esterilla para poder apoyar la cabeza en él al adoptar de nuevo la postura del perro boca abajo.

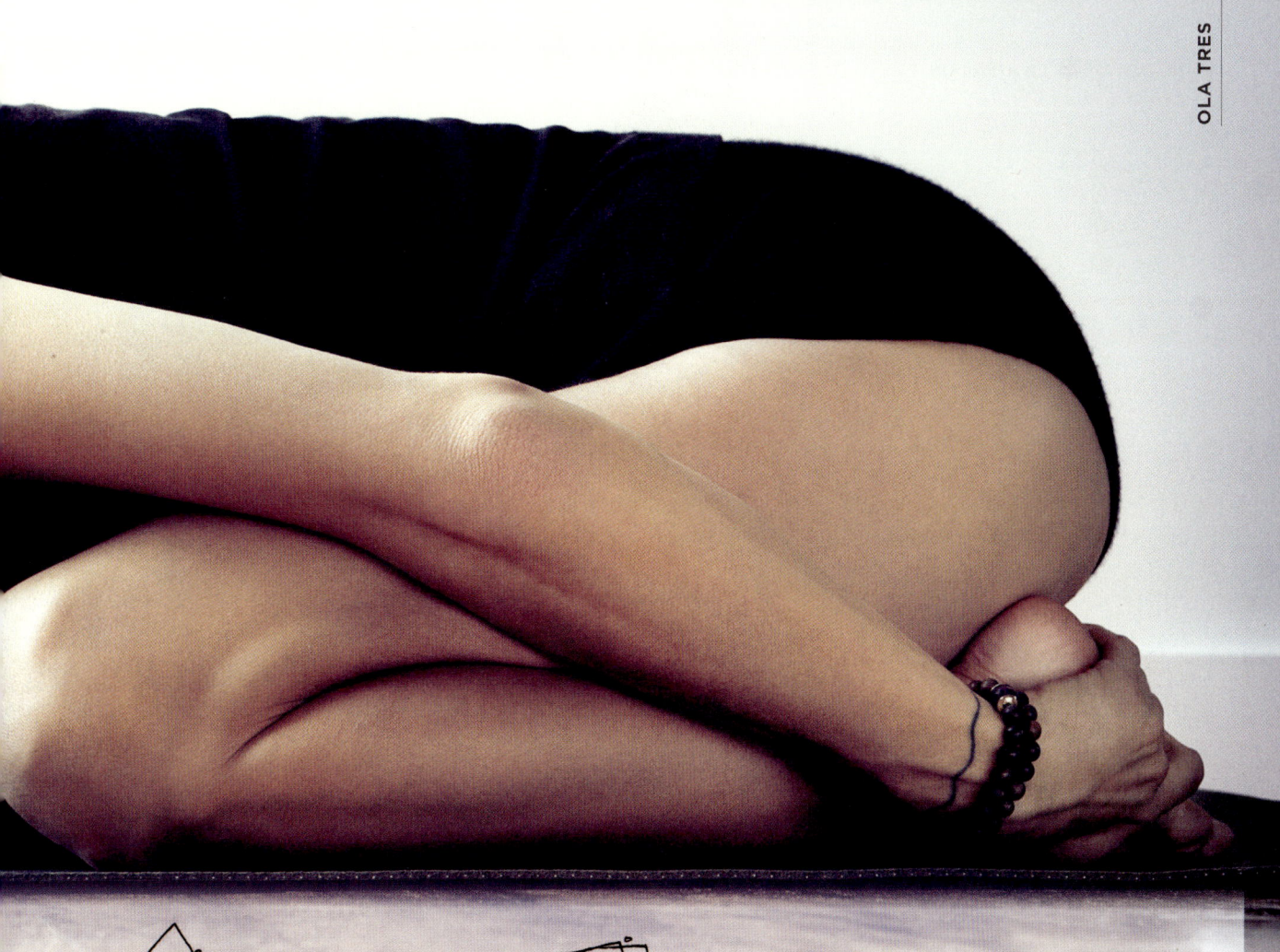

**CABEZA EN EL
ELEMENTO DE APOYO**

**POSTURA DEL NIÑO**
ombligo en el elemento
de apoyo

### ADHO MUKHA SVANASANA  |  POSTURA DEL PERRO BOCA ABAJO

Levanta los glúteos hasta la postura del perro boca abajo y si puedes, deja la cabeza descansando sobre el cabezal. Acerca los omóplatos y, desde ese punto, extiéndete a través de los brazos para presionar sobre las palmas de las manos y las yemas de los dedos.

Ajusta la colocación de la cabeza para liberar la tensión del tronco.

Baja una rodilla a cada lado del cabezal, vuelve a la postura del niño; acércate más el cabezal si lo necesitas, apóyate en él, respira varias veces y descansa. Puedes girar la cabeza hacia el lado que te sea más cómodo.

*Lentamente, pasa a sentarte sobre los talones*

y dirígete a la pared para la postura Viparita Karani

YOGA: **EL ARTE DE LA ATENCIÓN** | LIBÉRATE DE LA CULPA

APOYADO EN EL SACRO
tumbado contra la pared

## VIPARITA KARANI | PIERNAS LEVANTADAS PEGADAS A LA PARED

Coloca el cabezal pegado a la pared y acerca los isquiones a esta todo lo que puedas. Estira las piernas sin separarlas de la pared, con el sacro sobre el cabezal; apoya la cabeza y los hombros en el suelo.

Con las piernas así estiradas, relaja el cuerpo y permítete estar. Es una postura muy sanadora, en especial si pasas mucho tiempo de pie o sentado. Deja que los brazos reposen a los lados y siente cómo la sangre, nutritiva y balsámica, circula desde los pies hasta todos los órganos. Estamos creando las condiciones idóneas para abrir y aliviar todos los sistemas corporales (nervioso, linfático, circulatorio, respiratorio, digestivo).

Ábrete a la sanación

**relaja las manos y todos los músculos de la cara**

MADAME DE SALZMANN DICE SOBRE LA **UNIDAD:**

*Existe un deseo de traspasar los límites de mi «yo» habitual, para conocerme a mí misma animada por la fuerza vital que hay en mí. Para ello, todos mis centros de energía no deben tener más fin que convertirse en un único todo, unido a esta corriente que llega de los centros superiores. Toda la energía que hay en mí está contenida en un circuito cerrado, no por un esfuerzo de constricción, sino mediante la relación de mis diferentes partes. En primer lugar necesito convertirme en vasija, y después conocer los canales a través de los cuales la vida se vierte en mí.*

Mi experiencia de **unidad:**
En primer lugar necesito ver que no soy vasija,
para poder convertirme en tal, una y otra vez.

*Haz diez respiraciones o respira durante diez minutos.*

Para separarte de la pared, dobla suavemente las rodillas y coloca la planta de los pies en ella. Presiónala para poder girar cómodamente hacia la derecha, quedar en posición fetal y descansar un momento.

*Deslízate desde el cabezal y apóyate en el suelo.*

YOGA: EL ARTE DE LA ATENCIÓN  |  LIBÉRATE DE LA CULPA

**OPCIÓN 1**
hombros en el suelo

**OPCIÓN 2**
isquiones en el suelo

**OPCIÓN 3**
isquiones en el suelo, cabeza levantada

**SAVASANA**
Descanso

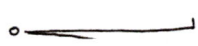

## SAVASANA  |  POSTURA DEL CADÁVER

Vuelve a la esterilla y colócate un cabezal en el centro de la espalda, o un par de mantas, almohadas, toallas o cualquier cojín. Sea cual sea el elemento de apoyo, debe llegarte hasta la mitad de los muslos. Apoya los pies sobre un bloque o un montón de libros.

*Tómate el tiempo necesario para elegir opción, organizar las posturas y crear las condiciones para el descanso.*

Para la **OPCIÓN 1**, el lado superior del cabezal debe estar justo debajo de los omóplatos y entre uno y otro, para una buena apertura pasiva del corazón.

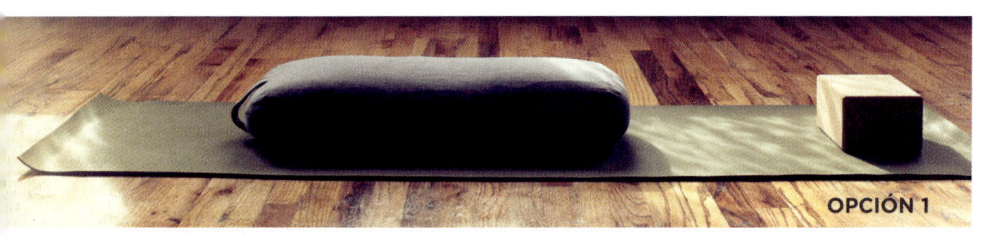

*Deja que el cuerpo reciba*

con gratitud y dulzura

OPCIÓN 1

Para la **OPCIÓN 2**, apoya las piernas en el cabezal y deja el cuerpo tumbado en el suelo.

*El sentido de mi vida hoy es estar a total disposición de la presencia que hay en mí, a través de un estado en que me encuentre completamente pasiva y, sin embargo, muy despierta.*

—MADAME DE SALZMANN

El objetivo de esta práctica es entrar en un estimulante estado de escucha activa y de plena consciencia.

*Puedes optar por seguir en esta postura o pasar a Savasana.*

Para la **OPCIÓN 3**, lleva los glúteos al suelo y vuelve a la postura del cadáver apoyado. Otra opción es colocar el bloque debajo de las mantas o el cabezal y tumbarte sobre ellos.

**OPCIÓN 1**
hombros en el suelo

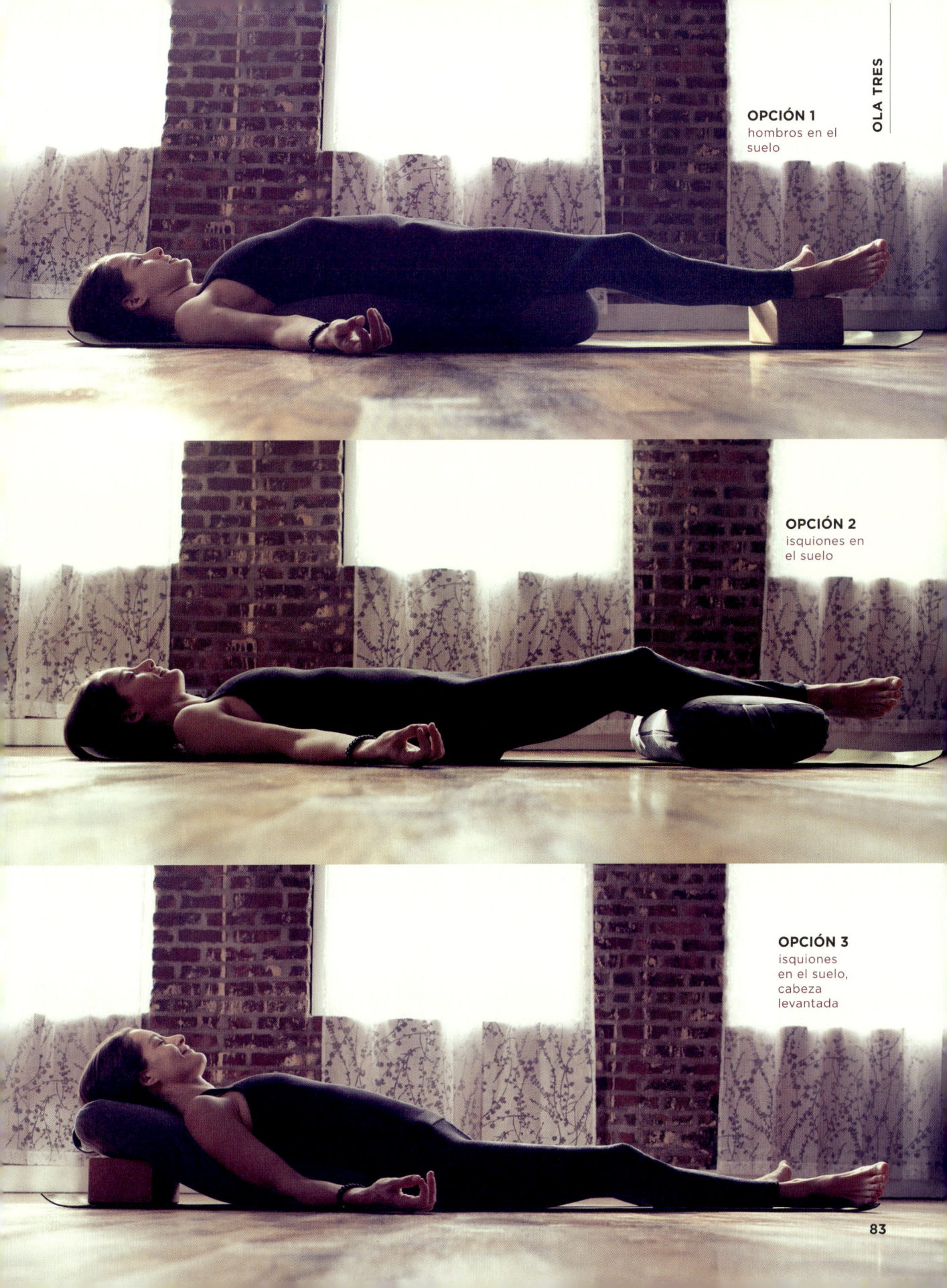

OLA TRES

**OPCIÓN 2**
isquiones en el suelo

**OPCIÓN 3**
isquiones en el suelo, cabeza levantada

YOGA: EL ARTE DE LA ATENCIÓN | LIBÉRATE DE LA CULPA

# DESPERTAR

Permanece pasivo, despierto y escuchando; poco a poco, empieza a respirar más profundamente. Lleva con delicadeza los pies al suelo con las rodillas dobladas. Deja que las rodillas se toquen y separa los pies casi hasta los extremos de la esterilla, un poco más allá de las caderas. Haz unas cuantas respiraciones, profundas y revitalizadoras. Con mucha suavidad, gírate hacia la derecha y ponte en posición fetal, sobre la esterilla o sobre el elemento de apoyo, como prefieras. Incorpórate poco a poco hasta quedar sentado. Deja las manos sobre los muslos y cierra los ojos. Fíjate ahora en tu estado, con los ojos cerrados.

**INSTANTÁNEA**

Toma una instantánea completa de todo tu ser. En actitud de escucha silenciosa, receptiva y sanadora.

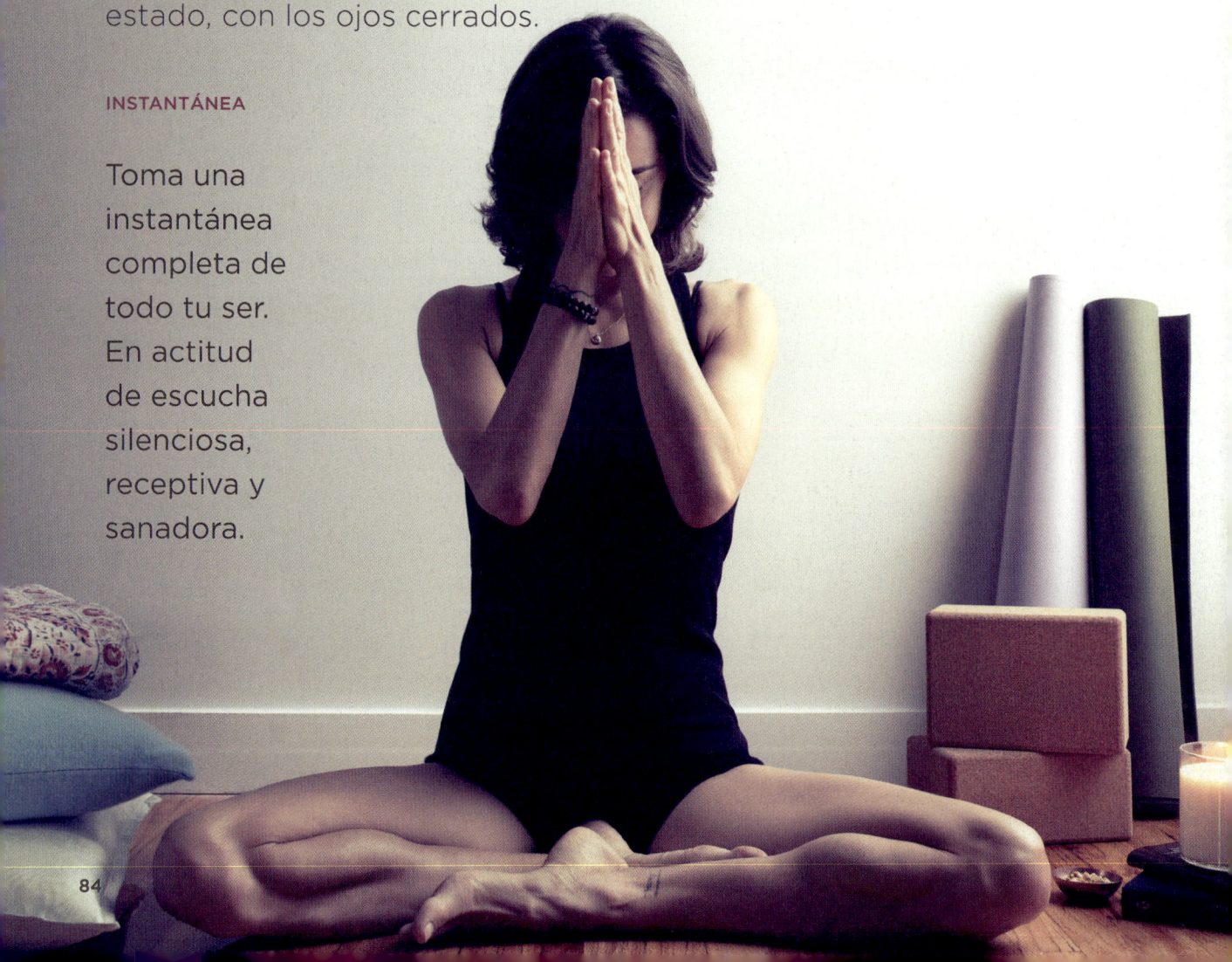

*Une las manos delante del corazón en posición de plegaria.*

Permanecer completamente pasivo –en silencio, escuchando– es realmente un estado activo.

*Lleva la barbilla al pecho.*

A las maneras en que utilizamos este ejercicio como forma de curación, llevándonos a un estado de unidad que revela en nuestro interior una corriente de pureza y luz.

A todos nuestros maestros, pasados, presentes y futuros, y a tu propio corazón.

**NAMASTE.**

**YOGA: EL ARTE DE LA ATENCIÓN** | LIBÉRATE DE LA CULPA

*SANKALPA*

NO HAY NADIE A QUIEN
# CULPAR.
NADA QUE TEMER.
NINGÚN LUGAR DONDE ESCONDERSE.
NINGÚN SECRETO QUE GUARDAR.

HAY UN
# AMOR.
UNA LUZ.
UN CORAZÓN.
UN CUERPO.
UN PRIVILEGIO.
UNA FUENTE.
UNA FAMILIA.

**ELENA BROWER** Y **ERICA JAGO**

NO QUIERAS ARREGLAR: OBSERVA.

**YOGA: EL ARTE DE LA ATENCIÓN** | LIBÉRATE DE LA CULPA

**ELENA BROWER** Y **ERICA JAGO**

LA FUENTE DE NUESTRA INSPIRACIÓN
NACE EN UN LUGAR DONDE NO EXISTE
LA RELIGIÓN, SOLO LA VERDAD.
—RODNEY COLLIN

## YOGA: EL ARTE DE LA ATENCIÓN

### TEMAS DE CONVERSACIÓN

> ASÍ PUES, DEJEMOS DE CULPAR A LOS DEMÁS DE LA MALDAD DEL MUNDO. COMENCEMOS A RECONOCER QUE LA MALDAD DEL MUNDO ESTÁ, FUNDAMENTALMENTE, EN NUESTRA PROPIA MENTE; QUE FUERA EN REALIDAD VIVIMOS EN UN UNIVERSO QUE SE DESPLIEGA CON JUSTICIA, UN LUGAR EN QUE LAS ALMAS HUMANAS Y OTRAS FORMAS DE VIDA APRENDEN POR EXPERIENCIA A BIEN VIVIR.
>
> —MANLY HALL

## UNA ESCUCHA SILENCIOSA, SANADORA, RECEPTIVA

**ELENA BROWER** Y **ERICA JAGO**

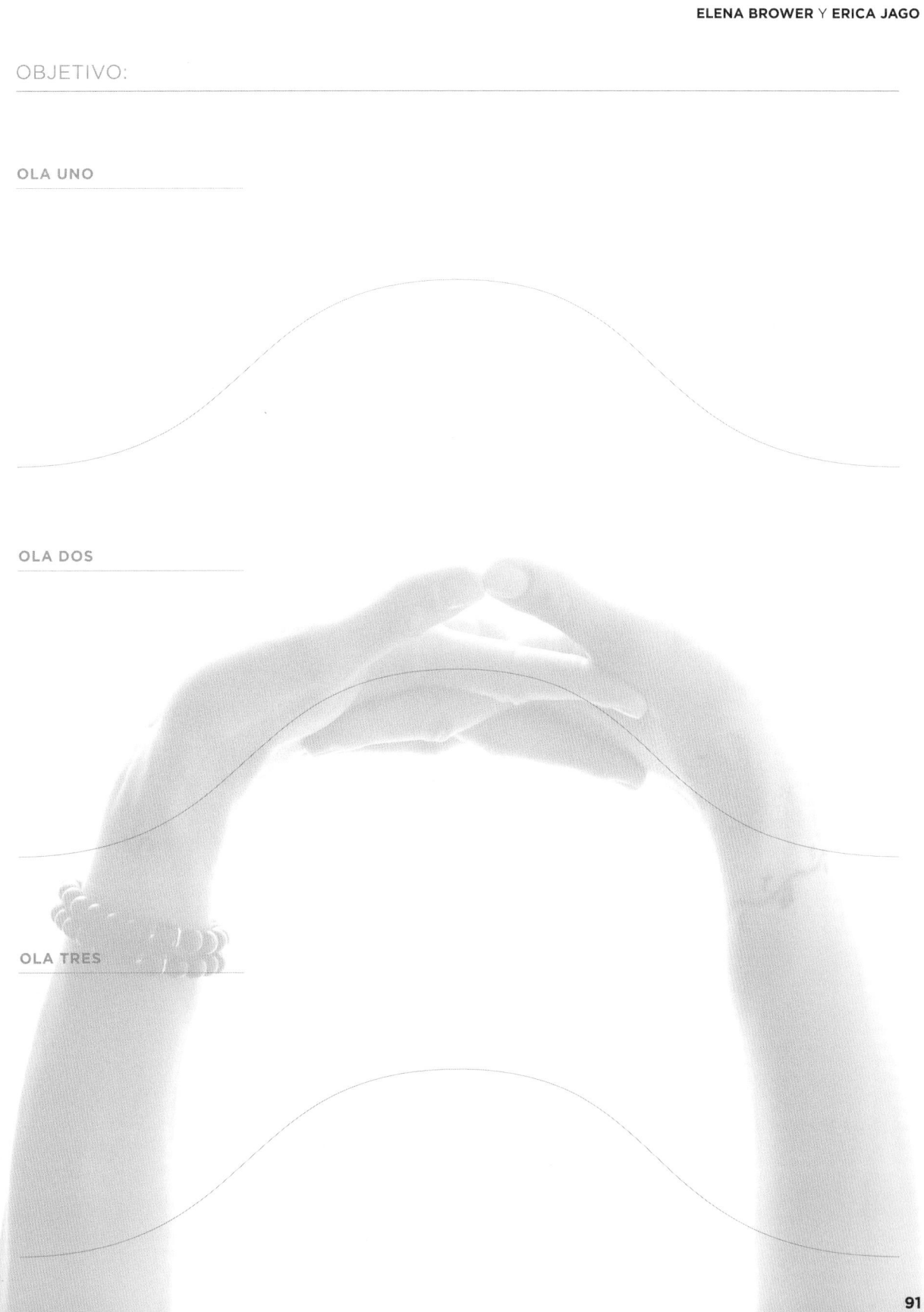

OBJETIVO:

OLA UNO

OLA DOS

OLA TRES

91

**YOGA: EL ARTE DE LA ATENCIÓN**

DESPERTAR

**ELENA BROWER** Y **ERICA JAGO**

## UNA DEFINICIÓN DE
# UNIDAD:

EN PRIMER LUGAR NECESITO VER QUE NO SOY VASIJA, PARA PARA PODER CONVERTIRME EN TAL, UNA Y OTRA VEZ.

**PREFACIO**
*de*

# DONNA KARAN

RESPIRAR Y ENCONTRAR LA CALMA. ¡QUÉ EMPEÑO MÁS SIMPLE Y QUÉ PROFUNDAMENTE COMPLEJO!

Vivimos hoy en un mundo que está en movimiento constante, abrumados por multitud de multitareas.

Mi vida en realidad es DKNY: estoy permanentemente metida en el ajetreo de Nueva York, una ciudad que para mí ha sido a la vez fuente ilimitada de inspiración y reto continuo. Una ciudad eléctrica y magnética, en perpetuo movimiento. Me encanta. Pero, pese a ello, ansío encontrar ese sosiego, centrarme mediante la respiración, crear la calma en medio del caos. Para mí, la clave es el yoga. Empecé a practicarlo de joven, con dieciocho años, y desde entonces me ha tenido enamorada. Con el yoga hallé por primera vez esa calma en medio del caos: una idea que hoy se ha convertido en una filosofía de vida que impregna mi marca *Urban Zen*.

Creo que la belleza del yoga está en que te permite abandonar el ego del «yo» para así poder pensar en el «nosotros». Es algo que Elena ha logrado alcanzar mediante su enseñanza. Es una mujer que encarna el Urban Zen, sea dirigiendo a miles de alumnos en la Gran Explanada de Central Park, impartiendo clases conmovedoras en el Urban Zen Center o acompañándome en mis ejercicios de sanación y conocimiento en Parrot Cay.

*La belleza del yoga está en que te permite abandonar el ego del «yo»* para así poder pensar en el «nosotros»

Mi sueño para Parrot Cay es que se utilice como espacio de reunión en el que hallar la calma que todos buscamos; un lugar donde se respire paz. Me entusiasma que Elena lo haya entendido así. Parrot Cay es donde reconecto con las personas que amo y conmigo misma.

La conexión es la base de todo, y la respiración consciente es la llave que nos permite entrar en nosotros mismos, reenfocarnos y sentirnos conectados de nuevo.

Así pues, sí, relájate, respira y encuentra la calma dentro del caos.

ELENA BROWER Y ERICA JAGO

TE INVITAMOS A RECONECTAR CONTIGO MISMO MEDIANTE EL SOSIEGO

**CAPÍTULO TRES**

# RESPIRA Y ENCUENTRA EL SOSIEGO

*fotografía de* ALICE MARSHALL   *mandala de* SOFÍA ESCOBAR

Ciertos aspectos de nosotros mismos que parecen tendencias profundas e inmutables en realidad solo son impulsos, residuos que llevamos a las espaldas; no son realmente «nosotros».

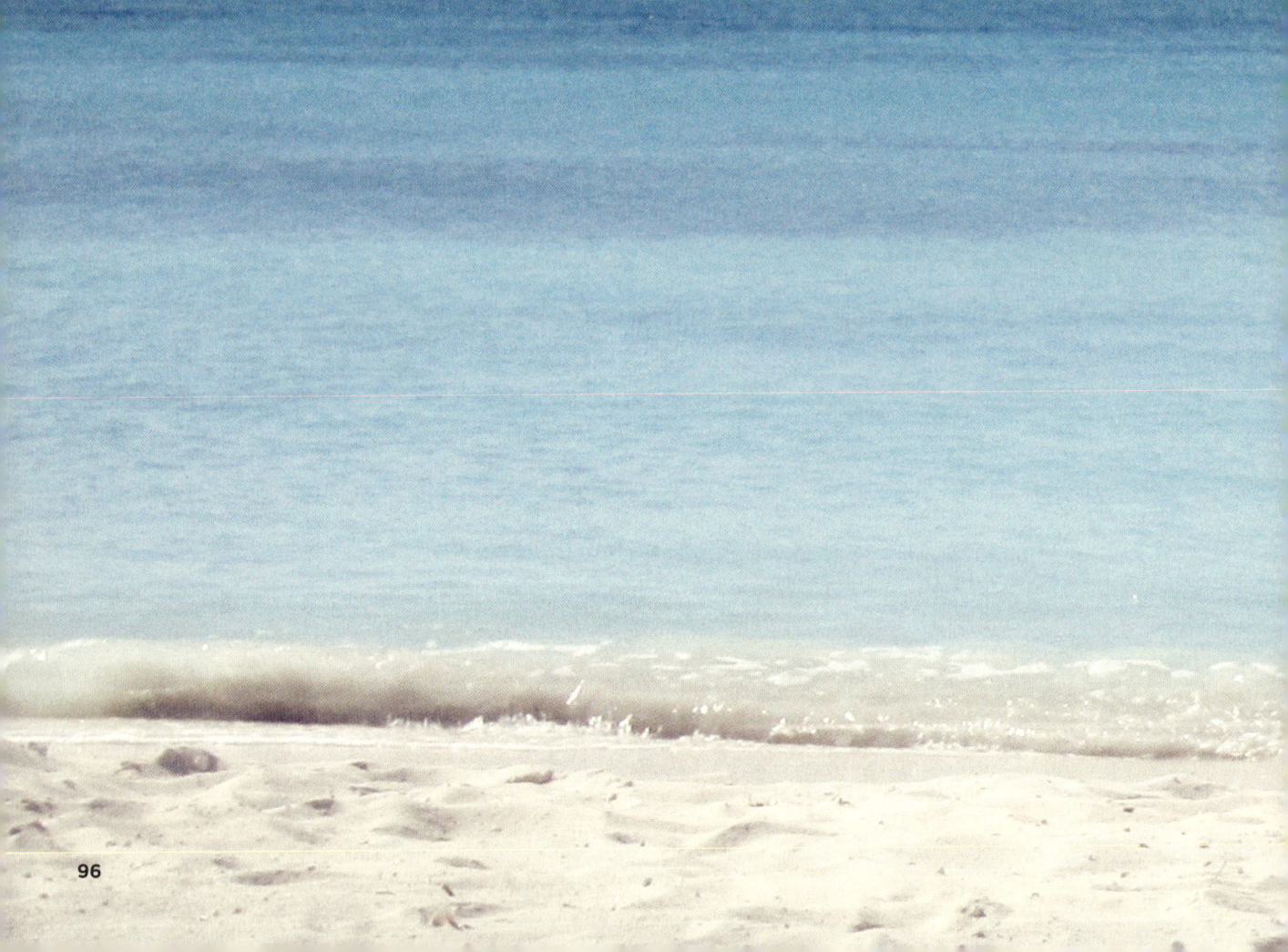

*El yoga nos ayuda a ver y reformular.*

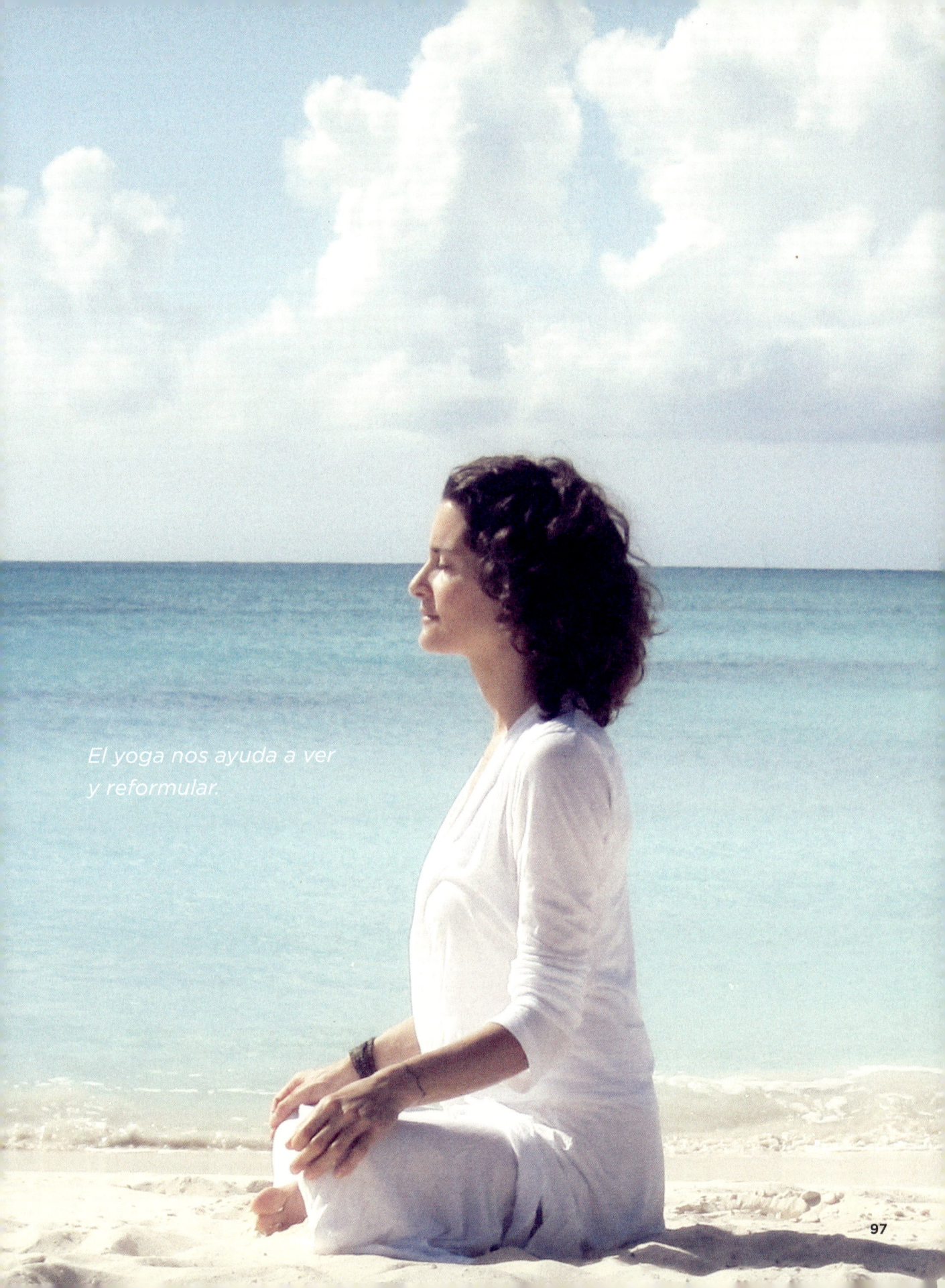

YOGA: **EL ARTE DE LA ATENCIÓN** | RESPIRA Y ENCUENTRA EL SOSIEGO

# SANKALPA
## BIENVENIDO A LA PRÁCTICA DE HOY.

Este eficaz ejercicio de respiración y meditación es para ti, tengas años de experiencia en meditación o ninguna experiencia en absoluto.

*Con este ejercicio, aprendemos a limitarnos a observar.*

Pon las manos sobre los muslos con las palmas hacia abajo y deja que los brazos descansen a ambos lados del cuerpo. Cierra los ojos y relájalos; dirige la atención a tu interior.

## MI OBSERVACIÓN

El impulso y la inspiración para este ejercicio: practicar una mayor presencia para nosotros mismos. ¿Por qué huimos cuando algo nos asusta? ¿Por qué nos ponemos a trabajar, lavar los platos, limpiar, organizar? Unos nos entregamos a la holganza o la complacencia; otros intentan huir de diversas formas y caen en adicciones, como las drogas, situaciones peligrosas, personas destructivas o tareas de distracción. ¿Cómo podemos usar las prácticas de meditación y respiración para poder contar con nosotros mismos, por muy terribles y aterradoras que sean las circunstancias? Del mismo modo en que estamos disponibles para nuestros amigos más queridos, ¿podemos emplear esta práctica para estar realmente presentes para nosotros mismos?

*Siente el peso de las manos apoyadas en los muslos.*
*Dedica unos minutos a respirar profundamente.*

YOGA: EL ARTE DE LA ATENCIÓN | RESPIRA Y ENCUENTRA EL SOSIEGO

# OBSERVA

Empieza por observar dónde se bloquea tu respiración y dónde circula sin trabas.

Lleva la respiración a todos los puntos periféricos del cuerpo. Mientras observas, fíjate en todos los aspectos de tu experiencia –como el miedo, la tristeza o la duda– que, inmutables e inalterables, están presentes en tu cuerpo.

Al analizar estos aspectos, comenzamos a descubrir que solo son mecanismos que hemos ido adoptando para enfrentarnos a la vida, hábitos que no tienen por qué ser inamovibles. Utilicemos este ejercicio para verlos y cambiarlos.

Toda respuesta reactiva es indicativa de los impulsos, o los estados de ser, que pasan a través de nosotros.

Cuando respires, observa cómo tu mente formula pensamientos como: *«Estoy enojado, estoy triste, estoy aterrorizado»,* al hacerlo *bautizas* todo tu ser con el nombre de este estado pasajero. Este ejercicio de observación nos exige que veamos de otro modo: *«¡Ajá! Veo que en este preciso instante el enojo pasa a través de mi cuerpo; veo el miedo que me atraviesa ahora mismo».*

*Esta meditación oxigena y nutre nuestro cuerpo, lo cual nos ayuda a ver que esos estados son pasajeros, como los patrones del tiempo climático.*

ELENA BROWER Y ERICA JAGO

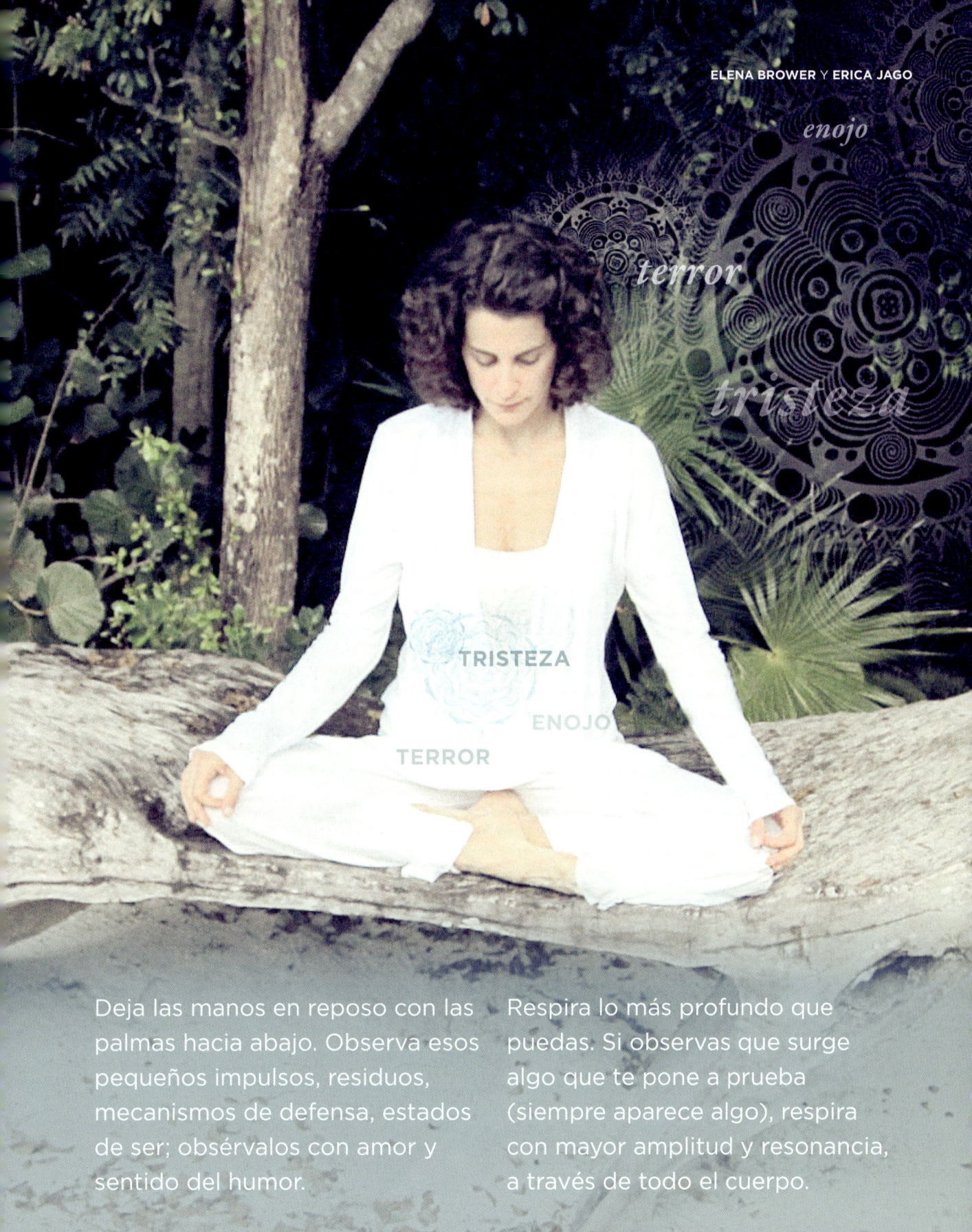

*enojo*

*terror*

*tristeza*

Deja las manos en reposo con las palmas hacia abajo. Observa esos pequeños impulsos, residuos, mecanismos de defensa, estados de ser; obsérvalos con amor y sentido del humor.

Respira lo más profundo que puedas. Si observas que surge algo que te pone a prueba (siempre aparece algo), respira con mayor amplitud y resonancia, a través de todo el cuerpo.

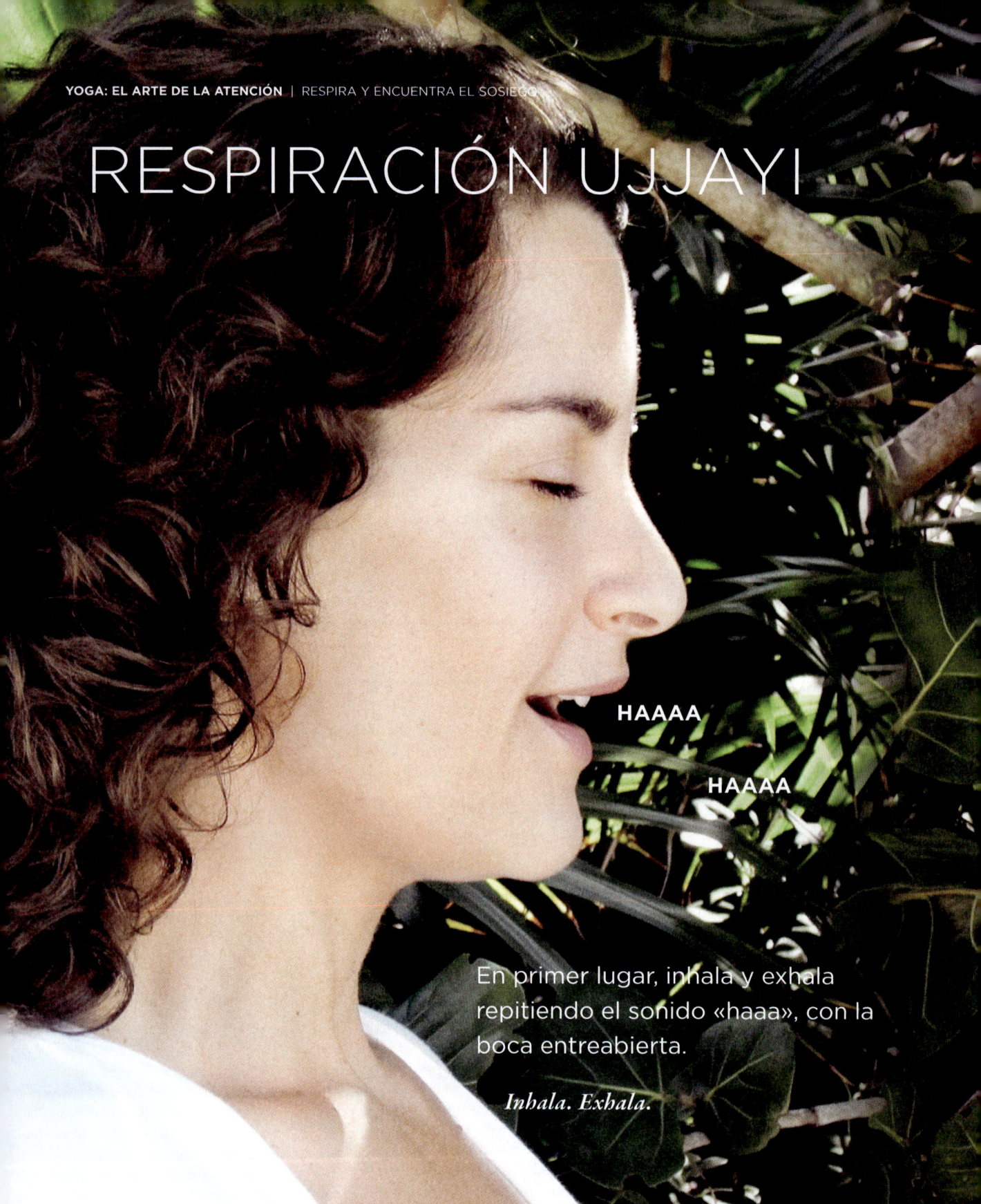

YOGA: EL ARTE DE LA ATENCIÓN | RESPIRA Y ENCUENTRA EL SOSIEGO

# RESPIRACIÓN UJJAYI

**HAAAA**

**HAAAA**

En primer lugar, inhala y exhala repitiendo el sonido «haaa», con la boca entreabierta.

*Inhala. Exhala.*

ELENA BROWER Y ERICA JAGO

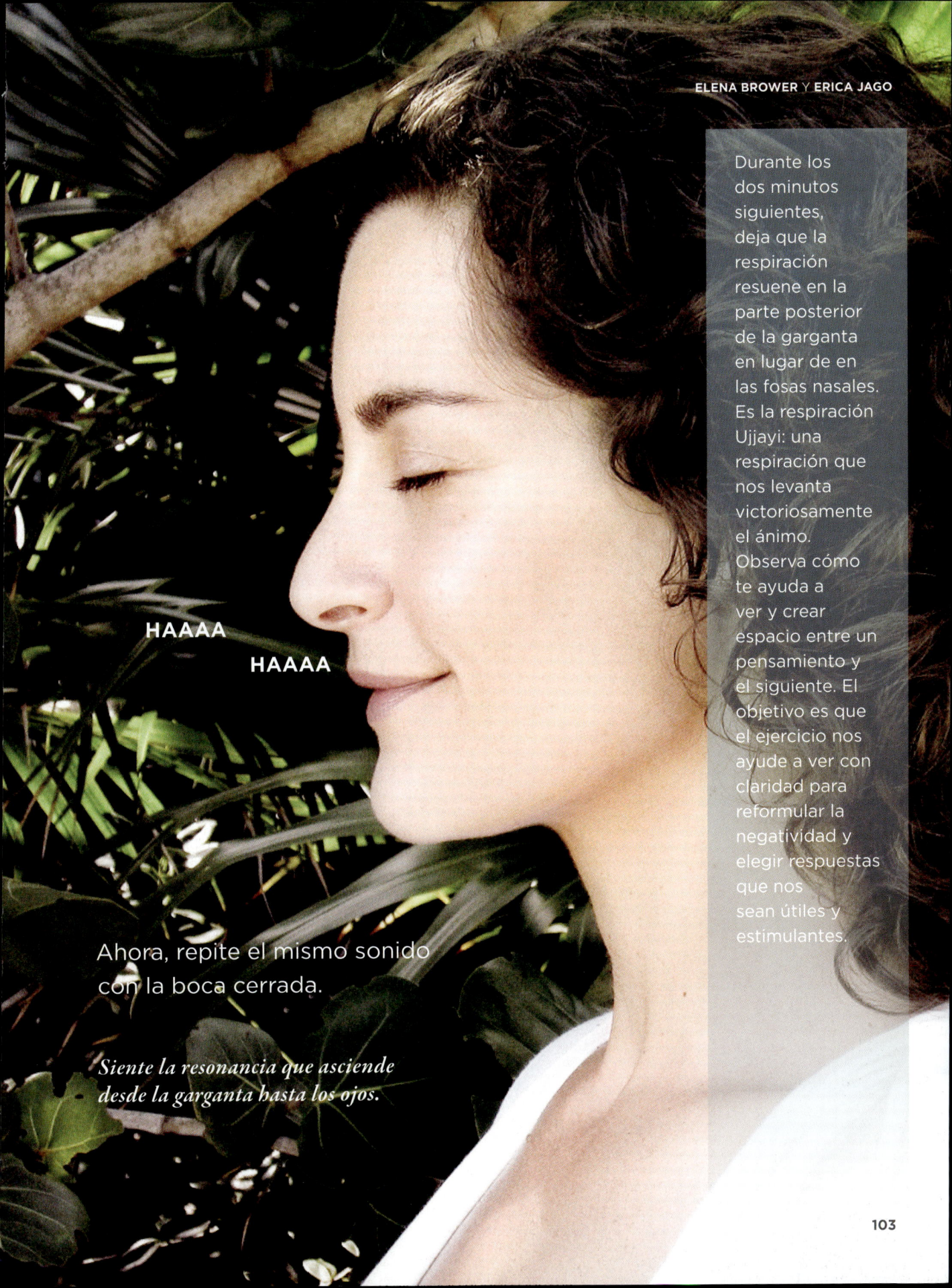

**HAAAA**

**HAAAA**

Ahora, repite el mismo sonido con la boca cerrada.

*Siente la resonancia que asciende desde la garganta hasta los ojos.*

Durante los dos minutos siguientes, deja que la respiración resuene en la parte posterior de la garganta en lugar de en las fosas nasales. Es la respiración Ujjayi: una respiración que nos levanta victoriosamente el ánimo. Observa cómo te ayuda a ver y crear espacio entre un pensamiento y el siguiente. El objetivo es que el ejercicio nos ayude a ver con claridad para reformular la negatividad y elegir respuestas que nos sean útiles y estimulantes.

YOGA: EL ARTE DE LA ATENCIÓN | RESPIRA Y ENCUENTRA EL SOSIEGO

# EL PLEXO SOLAR

Para localizar el plexo solar, sigue con los dedos las costillas inferiores, desde la cintura hasta el centro del pecho, donde estas se unen. Pon ahí la mano izquierda, sobre el plexo solar, primero; de momento, mantén la mano derecha sobre el muslo.

**PREGUNTA:** *¿puedo contar conmigo mismo? ¿Cómo es posible que sepa estar presente para mis amigos y las personas que quiero y no para mí mismo?*

Con este ejercicio, respira y conecta con esta fuente de poder. Deja ahí la mano, inclínate hacia atrás, respira y abre este espacio.

**PREGUNTA:** *cuando llega un pensamiento, ¿este espacio central de mi cuerpo se cierra o se abre en consonancia con él? Si este espacio se cierra ante un determinado pensamiento, puedes abrir y ampliar dicho espacio. Cuando ampliamos fisiológica y arquitectónicamente el espacio interior de nuestro cuerpo, disponemos de mayor holgura para disipar y disolver los pensamientos erráticos.*

*Coloca la mano derecha sobre la izquierda.*

**EN TODO MOMENTO:** en cualquier postura, sentado, de pie, mientras conversas o interactúas, coloca así las manos y abre ese espacio con confianza, claridad y fuerza. Este punto central es una fuente de poder y presencia.

**NOTA:** No se trata de ejercer un poder sobre nadie. Cultivamos el poder de estar presentes para nosotros mismos. Todos los que estén a nuestro alrededor se benefician de esa cualidad. Inhala y exhala varias veces en esta posición.

*Baja las manos a los lados, con las palmas hacia adelante.*

ELENA BROWER Y ERICA JAGO

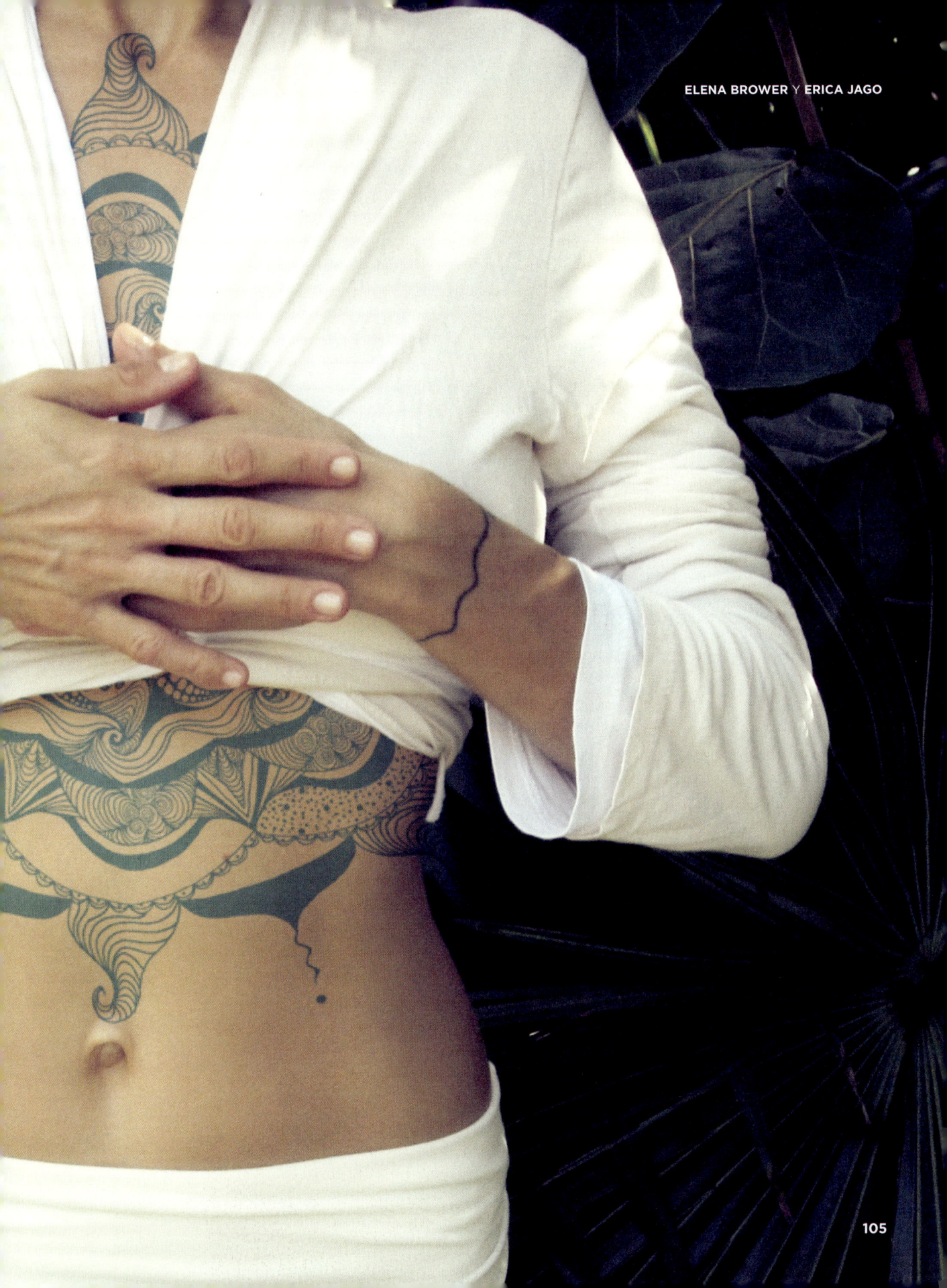

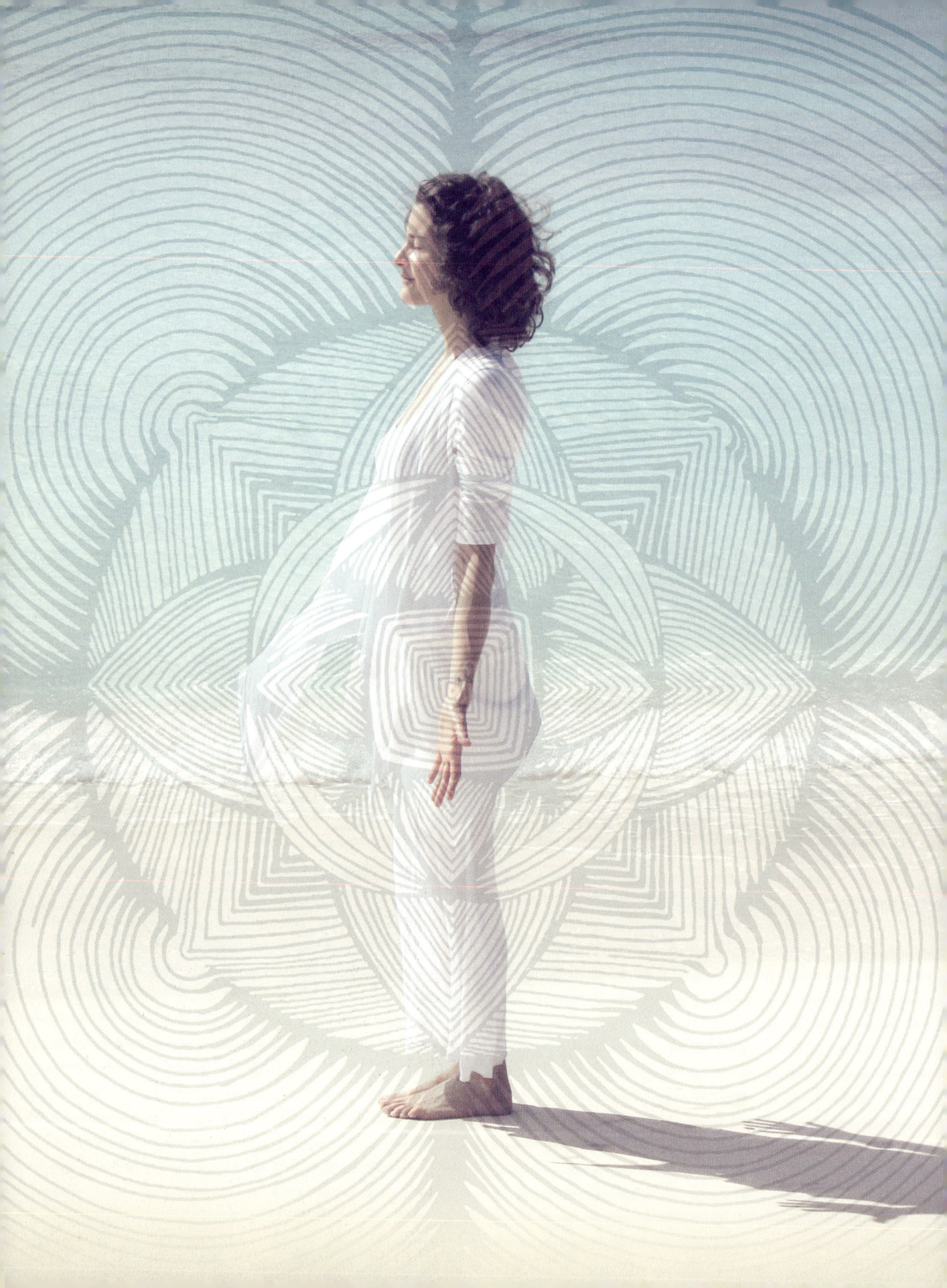

Al respirar desdramatizamos, derribamos todo lo que nos agobia y nos supera.

El humor, el estado de ánimo, los impulsos: todo lo convertimos en energía, en elementos reconocibles, que vemos como fenómenos atmosféricos, como nubes que pasan sobre nosotros.

*Vemos desde ese estado fundamental que es el sosiego.*

Nos damos la oportunidad de crear la respuesta adecuada para cada situación.

*Aprendamos a dejar que el sosiego del corazón habite en nuestra mente.*

Mantén las palmas de las manos hacia arriba y dirige la respiración al plexo solar. Ahora concéntrate en llenar con la respiración los lados y la parte posterior de ese espacio.

*Haz aquí otras diez respiraciones.*

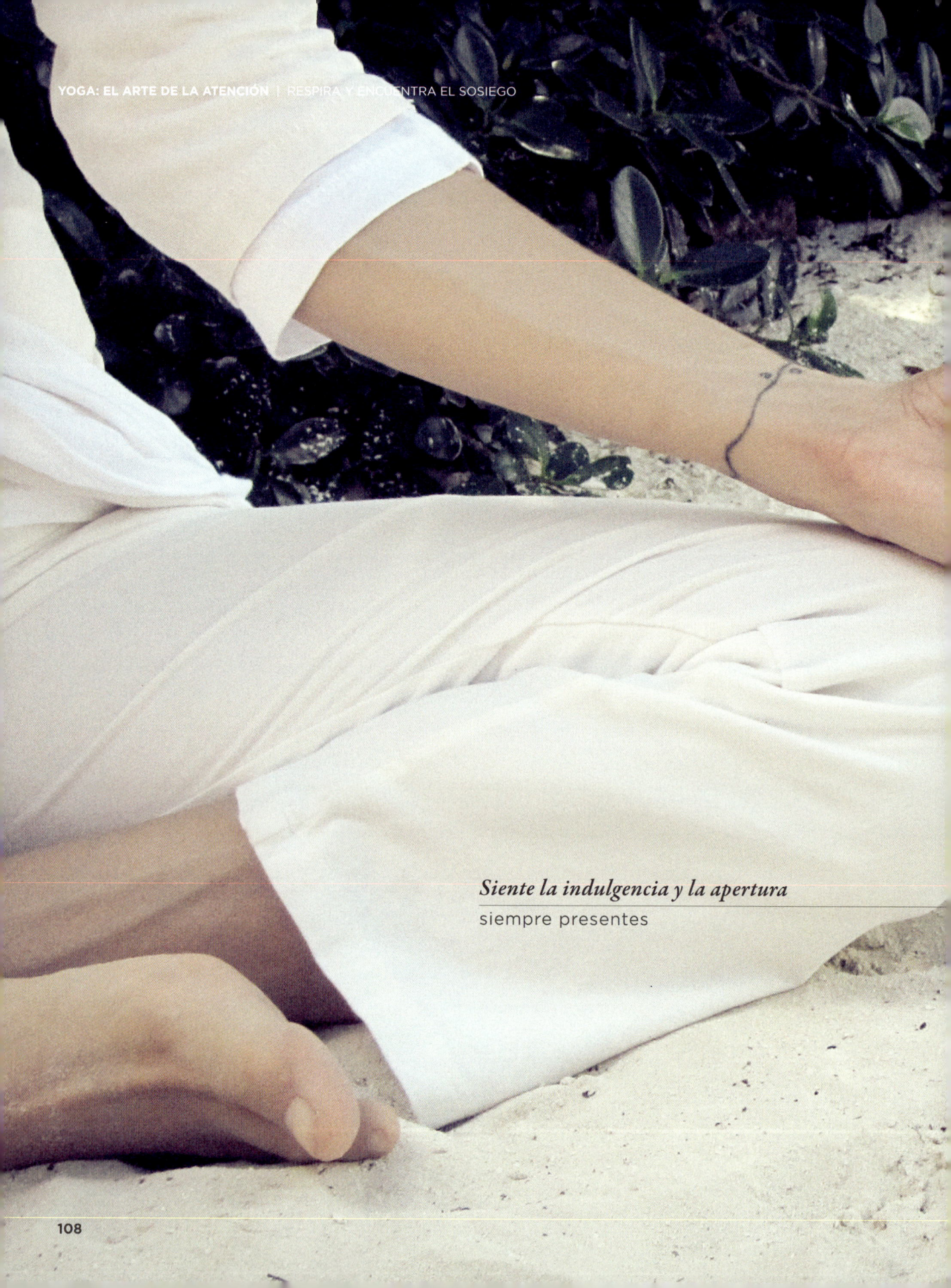

YOGA: EL ARTE DE LA ATENCIÓN | RESPIRA Y ENCUENTRA EL SOSIEGO

*Siente la indulgencia y la apertura*
siempre presentes

ELENA BROWER Y ERICA JAGO

# JNANA MUDRA

Une los dedos índice y pulgar en el *Jnana Mudra*, el sello de la sabiduría. Con este *mudra*, sellamos y absorbemos en nuestro ser la sabiduría de la práctica. Esta dulce práctica en posición de sentados influirá en todo lo que hagamos.

Cuando te sientas empujado a reaccionar, este ejercicio te dará **SERENIDAD**.

Cuando te sientas acelerado, este ejercicio te dará **SOSIEGO**.

Cuando te sientas cerrado, este ejercicio te dará **APERTURA**.

YOGA: EL ARTE DE LA ATENCIÓN | RESPIRA Y ENCUENTRA EL SOSIEGO

# DESPERTAR

Entrelaza las manos delante del corazón en posición de plegaria. Sigue respirando profundamente y toma conciencia de cada inhalación y cada exhalación.

Siempre que te encuentres indeciso, desconectado o bloqueado, siéntate para hacer este ejercicio. Respira unas cuantas veces y observa. Centra la atención en el espacio del plexo solar y, lentamente, coloca ahí las manos. Siente este centro de poder y llena tu espacio interior con el más atento y amoroso de los alimentos.

ELENA BROWER Y ERICA JAGO

Conectemos con este espacio
y avancemos hacia la curación.

*Lleva la barbilla al pecho.*

Nos inclinamos
respetuosamente ante la
curación completa del cuerpo,
la mente y el corazón.

**NAMASTE.**

**YOGA: EL ARTE DE LA ATENCIÓN** | RESPIRA Y ENCUENTRA EL SOSIEGO

*SANKALPA*

**ELENA BROWER** Y **ERICA JAGO**

EL NÚCLEO DE LA PRÁCTICA DEL YOGA
TRABAJA CON LO QUE ESTÁ PRESENTE
PARA IDENTIFICAR LO QUE OBSTACULIZA LA
RESPIRACIÓN Y EL FUNCIONAMIENTO DE
LA MENTE.

—LESLIE KAMINOFF

**YOGA: EL ARTE DE LA ATENCIÓN** | RESPIRA Y ENCUENTRA EL SOSIEGO

**ELENA BROWER** Y **ERICA JAGO**

NO CAMBIAMOS LO OCURRIDO:
CAMBIAMOS LA FORMA EN QUE LO OCURRIDO HABITA EN NOSOTROS.

**YOGA: EL ARTE DE LA ATENCIÓN** | RESPIRA Y ENCUENTRA EL SOSIEGO

## DESPERTAR

> LO QUE NECESITO PARA SANAR YA ESTÁ PRESENTE EN MI SISTEMA.
>
> —LESLIE KAMINOFF

**ELENA BROWER** Y **ERICA JAGO**

**PREFACIO**
*de*

# GWYNETH PALTROW

¿QUÉ SIGNIFICA EXPLORAR NUESTRAS MEJORES POSIBILIDADES? Esta idea se ha convertido, en muchos sentidos, en la tesis de mi vida. Es una pregunta que me hago a diario. ¿Cómo puedo percatarme realmente de mi potencial? ¿Cuál es mi potencial? ¿Quién lo define? ¿Es la idea que la sociedad tiene de lo que pretendo conseguir, o es algo de más difícil comprensión? ¿Se trata de una serie de objetivos que mi ego ha construido para cimentar mi imagen de valía, ante mí misma y ante el mundo exterior? ¿O tal vez sea una llamada más profunda?

En mi experiencia, mis mejores posibilidades siempre han estado detrás de puertas que me había negado a abrir porque tenía miedo a la confrontación o el desengaño. Solo cuando he abierto esas puertas he visto las posibilidades que escondían. Donde imaginaba obstáculos, he encontrado autenticidad, y cuando temía no agradar a los demás, hallé mi verdad.

Durante muchos años, me afané en conseguir la que pensaba que era la mejor versión de mí misma. Intentaba ser la mejor profesional, la mejor madre, la mejor amiga. Me adentré en complicados terrenos laborales con una temeridad que ni siquiera entendía. ¿Qué estaba haciendo? ¿Intentaba demostrarme algo a mí misma, o buscaba reconocimiento? Trataba de alcanzar mi máximo potencial en esas áreas; todavía lo intento. Sea cual sea la respuesta, ahora sé que no la encontraré en el mundo exterior sino en mi propia conciencia. Y aunque

*¿Intentaba demostrarme algo a mí misma,* o buscaba reconocimiento?

ELENA BROWER Y ERICA JAGO

nunca aparece como esperaba, solo consigo lo mejor de mí misma cuando empiezo a desvelar mi propia verdad.

«Sé fiel a ti mismo», decía Shakespeare. Y nada tiene de tópico. Para mí, es la clave de la vida. Es el impulso para descubrir lo posible, es para lo que todos estamos en la Tierra. Es la auténtica tarea que el universo nos impone: llevar la propia idea de lo que podamos averiguar de nosotros mismos hasta el más alto ideal de lo que podamos llegar a ser.

Este capítulo nos ofrece un momento para explorar esas posibilidades. El yoga siempre nos brinda la oportunidad de profundizar, de sintonizar. Mediante el hermoso enfoque que Elena y Erica hacen de la apertura y la concienciación físicas, podemos comenzar a descubrir dónde se encuentran nuestras auténticas posibilidades.

*¿Cómo puedo percatarme realmente de mi potencial?*

TE INVITAMOS A SERVIRTE Y A SERVIR A LOS DEMÁS

**CAPÍTULO CUATRO**
# EXPLORA TUS MEJORES POSIBILIDADES

*fotografía de* **MICHAEL CHICHI** *y* **DOMINIC NEITZ**
*portales de* **HARLAN EMIL**

TÚ DECIDES: ser esclavo inconsciente de tus hábitos o ser servidor consciente de tus mejores posibilidades. Localiza en el vasto espacio interior todas las formas en que puedas aliviar tus tensiones, escuchar mejor y sanar tus tendencias reactivas, y deléitate en ellas. Esta secuencia de nivel 2/3 perfecciona la alineación de los hombros mediante una atenta secuencia de pie, aperturas de cadera sentado, posturas de equilibrio sobre los brazos y flexiones de espalda.

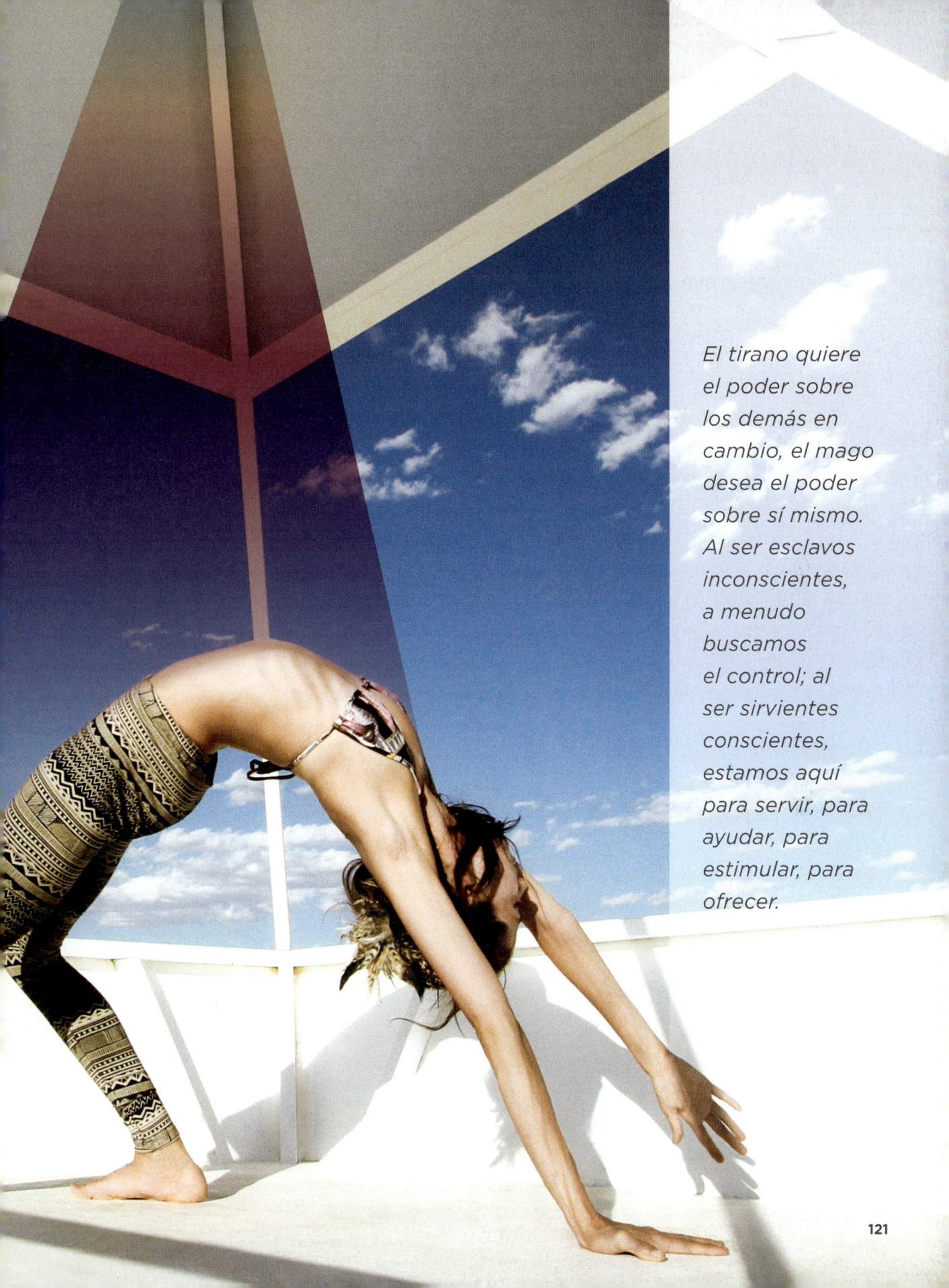

*El tirano quiere el poder sobre los demás en cambio, el mago desea el poder sobre sí mismo. Al ser esclavos inconscientes, a menudo buscamos el control; al ser sirvientes conscientes, estamos aquí para servir, para ayudar, para estimular, para ofrecer.*

# *SANKALPA*

Bienvenido. Siéntate y ponte cómodo. Deja las manos en reposo con las palmas hacia abajo.

**LA PODEROSA PREGUNTA:**

**¿VAS A SER ESCLAVO INCONSCIENTE O SERVIDOR CONSCIENTE?**

Servir, lejos de ser un sometimiento negativo, en realidad es un gran regalo que podemos ofrecer. Tenemos la capacidad de servir a todos y a todo en nuestra vida.

*Une las manos delante del corazón.*

ELENA BROWER Y ERICA JAGO

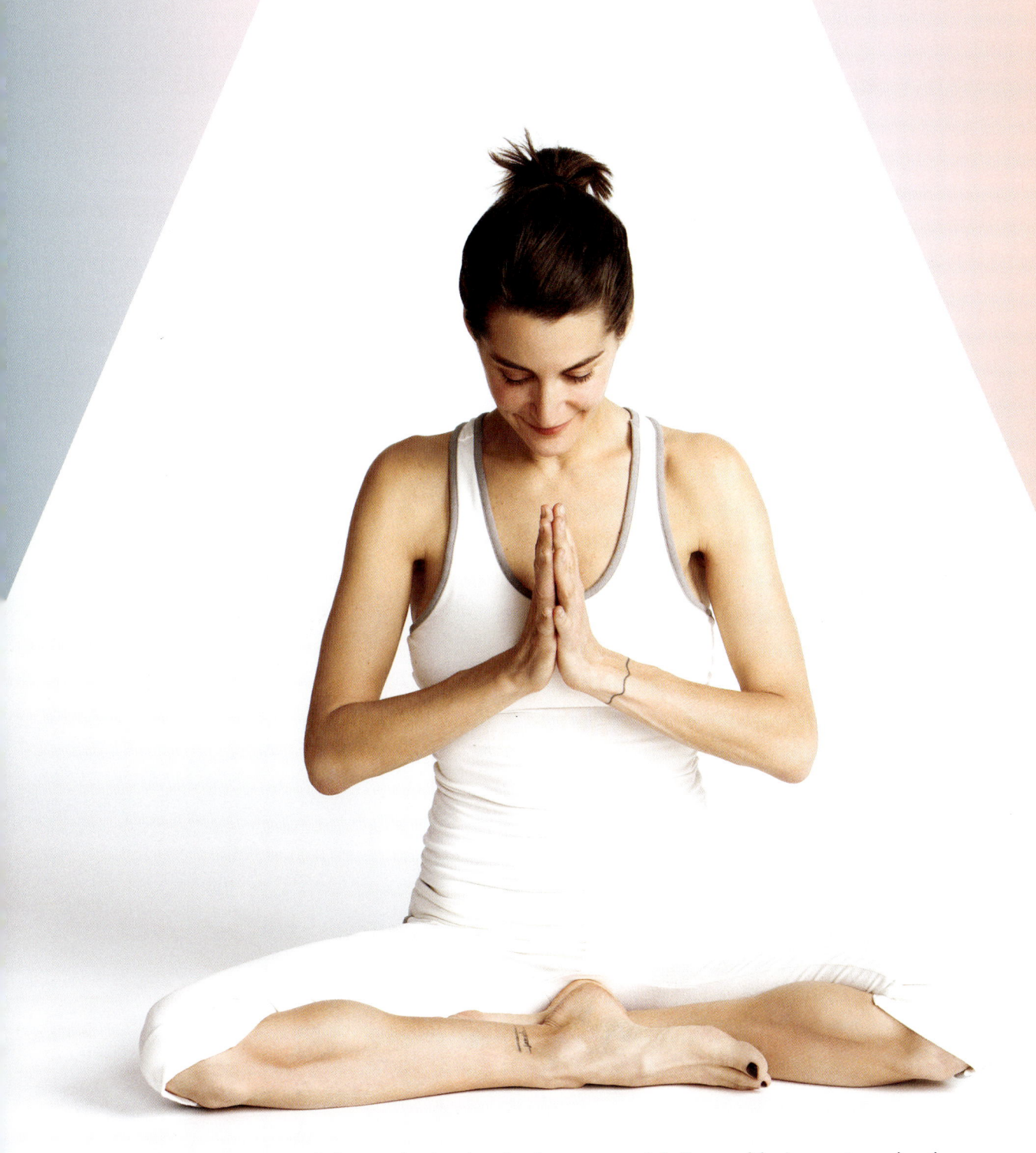

Con este ejercicio, trabajarás de forma metódica y lógica a través de una serie de posturas de equilibrio sobre los brazos para aprender a servir y alimentar a tu propio corazón.

YOGA: EL ARTE DE LA ATENCIÓN | EXPLORA TUS MEJORES POSIBILIDADES

# ALINEACIÓN DE HOMBROS

1. Inhala para elevar y abrir el pecho.

2. Sin miedo, desplaza hacia atrás las cabezas de los húmeros.

3. Une suavemente los omóplatos como si quisieran tocarse.

4. Rota los antebrazos hacia adentro y los húmeros hacia fuera.

5. A partir de esta postura integrada, expande todo el cuerpo conscientemente.

Y en el espacio de este hermoso contenedor integrado, expande luz al respirar. Decide ser servidor consciente, alineado, solícito y transparente.

*Inhala profundamente.*

ॐ

Inclínate respetuosamente ante ti. Exploremos maneras de servir conscientemente a nuestras mejores posibilidades.

*Relaja y libera las manos.*

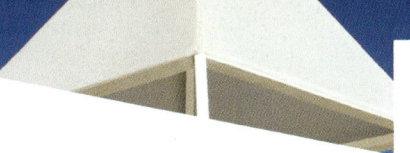

# EXPLORA TUS MEJORES POSIBILIDADES

**ALINEACIÓN DE HOMBROS**

1. Estira ambos lados del cuerpo.
2. Rota hacia atrás los brazos.
3. Empuja suavemente los omóplatos como si quisieran tocarse.
4. Rota los antebrazos hacia dentro y los húmeros hacia fuera.
5. Expande toda esta posición de dentro hacia fuera.

## OLA UNO
SALUDOS AL SOL Y TORSIONES DE APERTURA DEL TRONCO

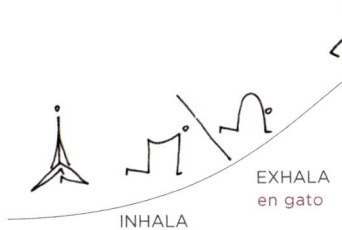

INHALA
en vaca

EXHALA
en gato

PERRO BOCA ABAJO
con las rodillas flexionadas

LLEVA LA CONCIENCIA
a ese espacio

POSTURA DEL GUERRERO INVERTIDO

LLÉNATE
de espacio

## OLA DOS
INVERSIONES, APERTURAS DE CADERA SENTADO Y GIROS

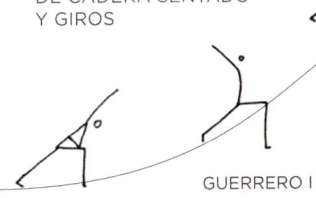

GUERRERO I

semiarqueo de espalda

CREA ESPACIO, OBSERVA LA RESPUESTA REACTIVA
transmútala

POSTURA DEL NIÑO

HA DE HABER EN TU CUERPO UNA APERTURA QUE LLEVE A UNA APERTURA EN TU MENTE
Esto es lo que el ejercicio promete

LLEVA ESTA DISPOSICIÓN
a todo lo que hagas

MEDIO VIRASANA
MEDIA TORSIÓN

## OLA TRES
EQUILIBRIO SOBRE BRAZOS Y APERTURAS DE COLUMNA

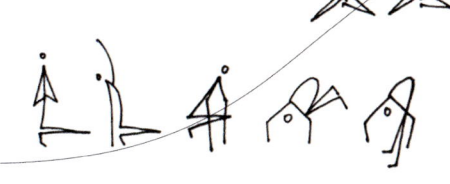

SI AÑORAMOS LA VERDAD, CUANDO LA VEMOS,
ansiamos servirla

EN CUALQUIER SITUACIÓN
tenla presente

SERVIR
a tu familia,
tus amigos,
tu trabajo

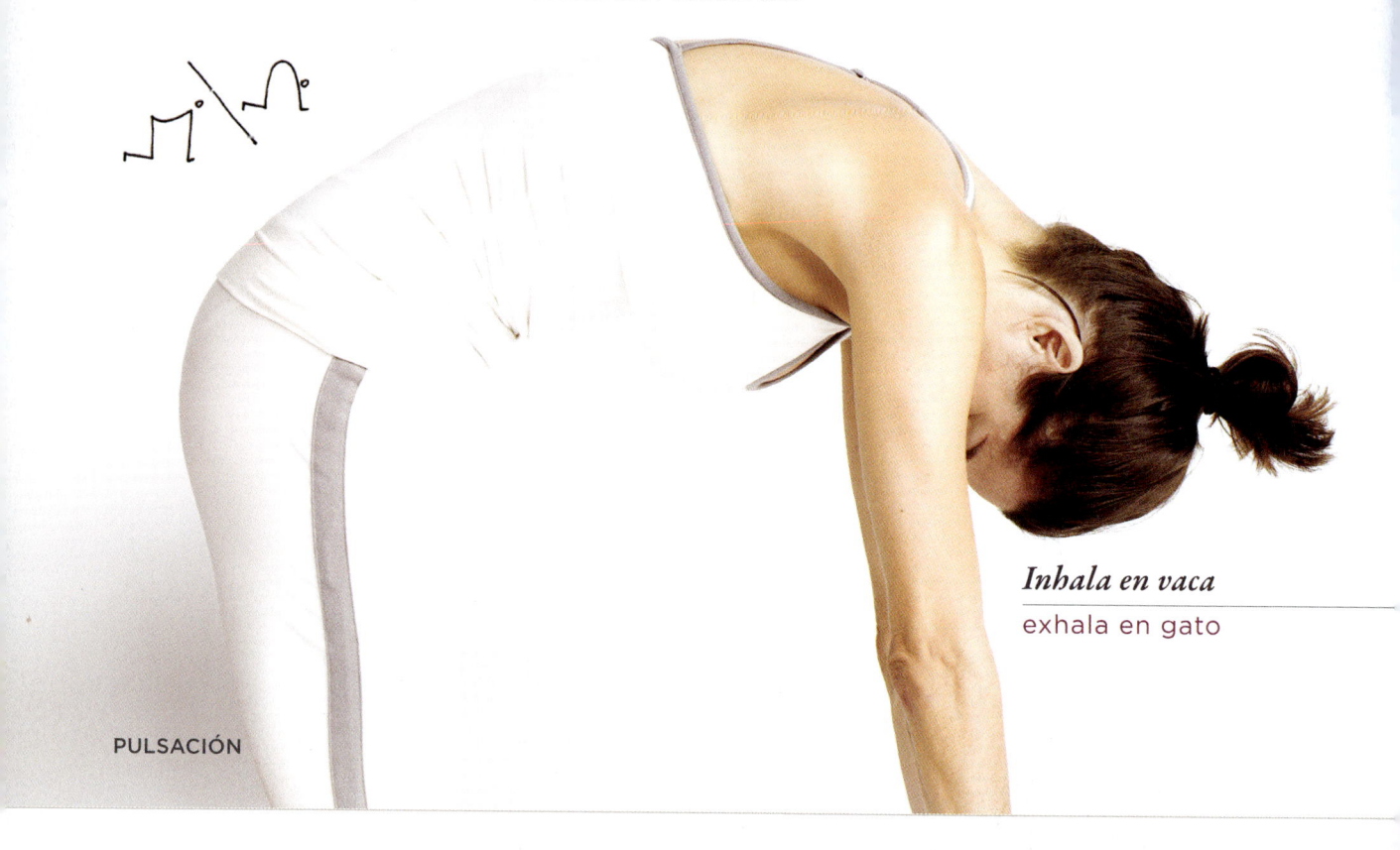

YOGA: EL ARTE DE LA ATENCIÓN | EXPLORA TUS MEJORES POSIBILIDADES

*Inhala en vaca*
exhala en gato

**PULSACIÓN**

### de GATO/VACA a PERRO BOCA ABAJO CON LAS RODILLAS FLEXIONADAS

Apóyate sobre las manos y las rodillas; inhala para arquear la columna. Exhala para abrirla y extenderla. Al exhalar, estira los lados de la cintura. Otra vez: respira profundamente, arquea la columna. Esta vez mantén la postura mientras exhalas y lleva el bajo abdomen hacia dentro y hacia arriba. Ahora inhala y estírate desde la cintura hasta los brazos, abre y levanta la cara, con la mirada atenta y relajada.

*Apóyate en los dedos de los pies*
*y ve a la postura del perro boca abajo.*

OLA UNO

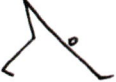

Al respirar en perro boca abajo, flexiona las rodillas y levanta los isquiones. A continuación, echa los fémures hacia atrás y dirige la energía desde las manos hacia los brazos y de ahí a la zona dorsal. Enraíza las manos, extiende los dedos. **ALARGA** el tronco todo lo que puedas.

*Lleva esta disposición*
a todo lo que hagas

127

YOGA: EL ARTE DE LA ATENCIÓN | EXPLORA TUS MEJORES POSIBILIDADES

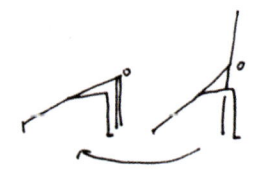

### PARIVRITTA ANJANEYASANA
#### POSTURA DEL ÁNGULO LATERAL CON TORSIÓN

Coloca el pie derecho entre las manos; levanta el brazo derecho hacia el cielo para realizar la torsión. Estira los costados todo lo que puedas; con cada inhalación, estírate desde la cintura hacia arriba. Con cada exhalación, extiende más y más el húmero hacia el cielo; torso y cabeza hacia atrás.

*Baja la mano derecha; vuelve a la postura del perro boca abajo. Mantén estirados los costados del cuerpo.*

**CAMBIO DE LADO:** coloca el pie izquierdo por fuera de la mano izquierda; levanta el brazo izquierdo. Con esta apertura del cuerpo, se crea espacio para un cambio radical en tu mente. Para abrir espacio, rota hacia atrás el brazo y los omóplatos hacia el centro como si quisieran tocarse; gira hacia dentro los antebrazos y los brazos hacia fuera. Expande esta figura. Abre espacio.

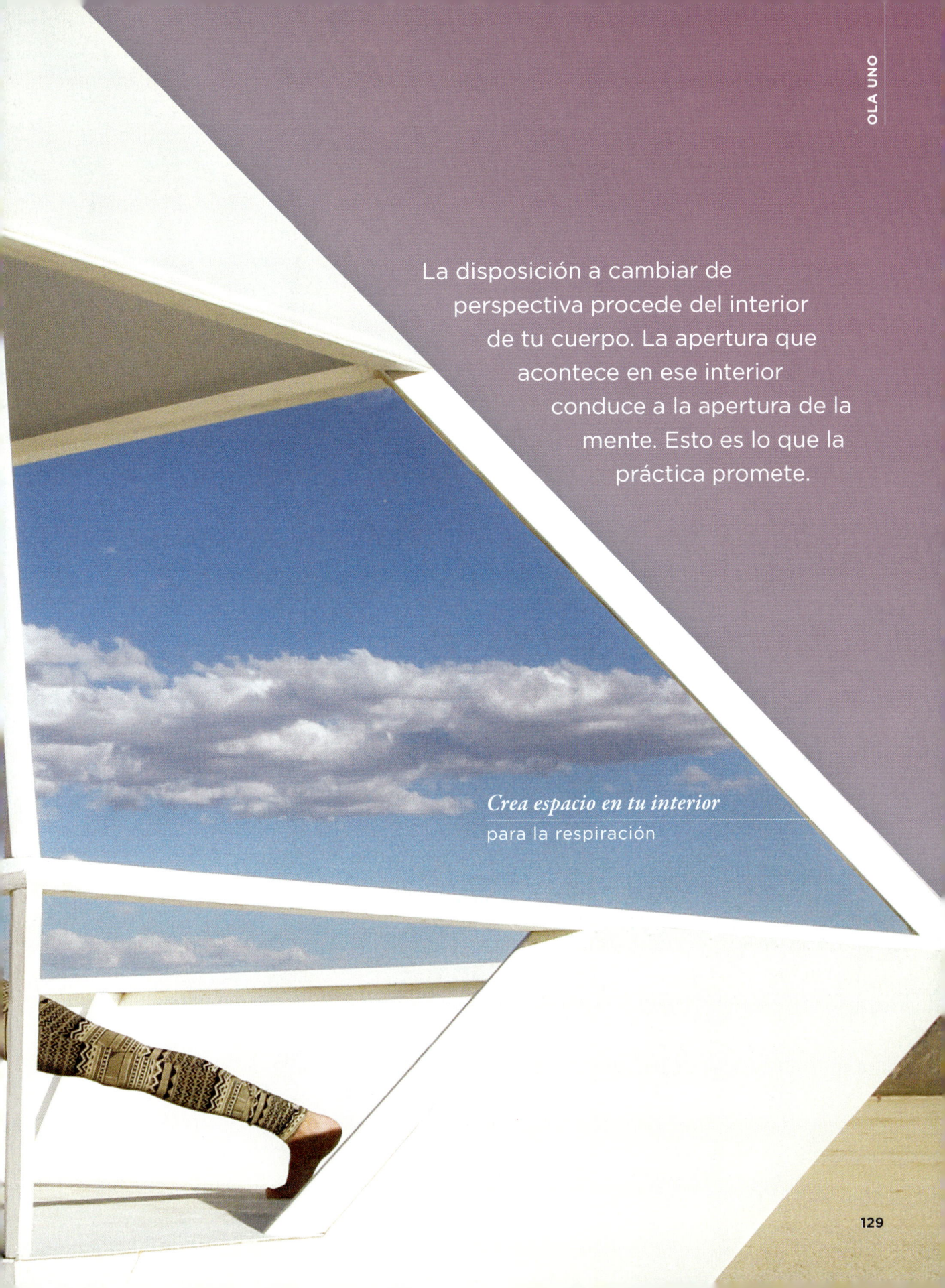

OLA UNO

La disposición a cambiar de perspectiva procede del interior de tu cuerpo. La apertura que acontece en ese interior conduce a la apertura de la mente. Esto es lo que la práctica promete.

*Crea espacio en tu interior*
para la respiración

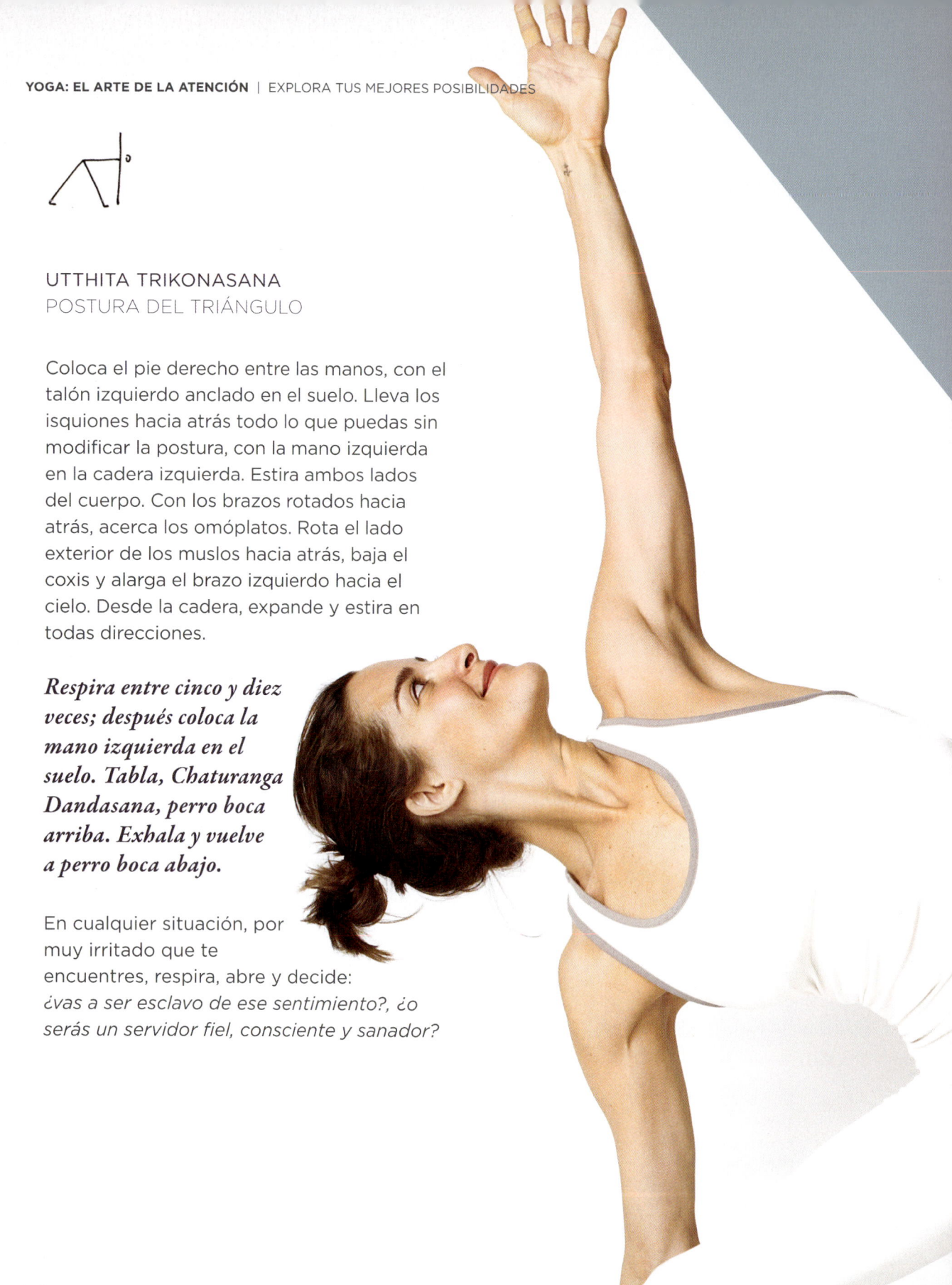

YOGA: EL ARTE DE LA ATENCIÓN | EXPLORA TUS MEJORES POSIBILIDADES

## UTTHITA TRIKONASANA
### POSTURA DEL TRIÁNGULO

Coloca el pie derecho entre las manos, con el talón izquierdo anclado en el suelo. Lleva los isquiones hacia atrás todo lo que puedas sin modificar la postura, con la mano izquierda en la cadera izquierda. Estira ambos lados del cuerpo. Con los brazos rotados hacia atrás, acerca los omóplatos. Rota el lado exterior de los muslos hacia atrás, baja el coxis y alarga el brazo izquierdo hacia el cielo. Desde la cadera, expande y estira en todas direcciones.

*Respira entre cinco y diez veces; después coloca la mano izquierda en el suelo. Tabla, Chaturanga Dandasana, perro boca arriba. Exhala y vuelve a perro boca abajo.*

En cualquier situación, por muy irritado que te encuentres, respira, abre y decide: *¿vas a ser esclavo de ese sentimiento?, ¿o serás un servidor fiel, consciente y sanador?*

**TÚ DECIDES:**
Ser esclavo de toda sensación pasajera o ser un servidor que maneja gentilmente la situación.

Aproximadamente cada segundo y medio aparece un nuevo pensamiento o una nueva sensación. ¿Podemos crear espacio suficiente para ver pasar las situaciones y sensaciones pasajeras? Y en ese espacio, ¿podemos elegir una respuesta sanadora?

*Pie izquierdo entre las manos, en Trikonasana.*

Mano izquierda en el suelo, mano derecha en la cintura. Apoya los pies con fuerza, separa los glúteos, crea espacio en toda la pelvis. A continuación estira los costados para crear espacio en la parte superior del cuerpo. Hombros hacia atrás, lo omóplatos quieren tocarse. Gira los antebrazos con fuerza hacia dentro y la parte superior de los brazos hacia fuera. Alarga el coxis hacia abajo, activa glúteos. Ahora **EXPANDE** esa figura perfectamente integrada. Una vez creado todo este espacio, ¿ves con claridad, a través de tus reacciones, lo que más te irrita? En vez de ser esclavo de esta situación pasajera, ¿puedes hacer más espacio para ponerte al sevicio de la verdad?

*Vuelve a tabla, Chaturanga Dandasana, perro boca arriba, perro boca abajo.*

YOGA: EL ARTE DE LA ATENCIÓN | EXPLORA TUS MEJORES POSIBILIDADES

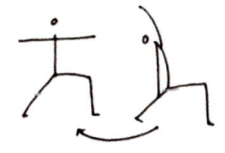

de **VIRABHADRASANA II** | GUERRERO II
a **VIPARITA VIRABHADRASANA**
GUERRERO INVERTIDO

Coloca el pie derecho entre las manos en la postura del guerrero II. Llena ambos pulmones y estira los costados, hombros hacia atrás y la punta inferior de los omóplatos hacia dentro. Gira los antebrazos hacia dentro y la parte superior de los brazos hacia fuera; expande la posición en todas direcciones.

Lleva la mano izquierda a la pierna izquierda para la postura del guerrero invertido. Rota hacia atrás los hombros; respira y crea más espacio en el pecho. Cualesquiera que sean tus reacciones habituales, con la práctica puedes grabar en tu cuerpo una reacción distinta y de mayor potencial curativo.

*Inhala profundamente y lleva el aire al pulmón izquierdo. Exhala mientras diriges las dos manos hacia el suelo; Chaturanga Dandasana, inhala en perro boca arriba, exhala en perro boca abajo.*

Pie izquierdo entre las manos, guerrero II. Estira ambos costados. Integra los hombros sobre la espalda. Crea espacio interior; lleva el brazo derecho a la pierna derecha. El espacio interno que creamos nos ayuda a ver dónde somos esclavos inconscientes –dormidos y reactivos– y en ese espacio podemos idear una estrategia consciente desde una nueva actitud de **SERVICIO**.

*Vuelve a perro boca abajo.*

*Cura la respuesta reactiva de tu cuerpo*
practica la
respuesta gentil

# SERVIR

Servir a los amigos, a la familia, al trabajo es un privilegio. Deja que esta convicción se refleje en tu conducta.

YOGA: EL ARTE DE LA ATENCIÓN | EXPLORA TUS MEJORES POSIBILIDADES

de **PRASARITA PADOTTANASANA**
POSTURA FLEXIÓN FRONTAL CON PIERNAS SEPARADAS
a **TADASANA** | POSTURA DE LA MONTAÑA

Desde la postura anterior adelanta un poco más el pie izquierdo y gira para ponerte de cara al lateral de la esterilla. Mantén las piernas separadas y los pies paralelos con las puntas hacia adelante. Lleva las manos a la espalda, entrelázalas y levántalas por encima de la cabeza inclinando y alargando el torso. Hombros hacia atrás. Los omóplatos casi se tocan. Con esta integración, rota los antebrazos hacia dentro y los húmeros hacia afuera. Respira plenamente y siente las aperturas internas y estructurales de tu cuerpo.

*Dobla suavemente los codos, echa hacia atrás los fémures, inhala e incorpórate.*

OLA DOS

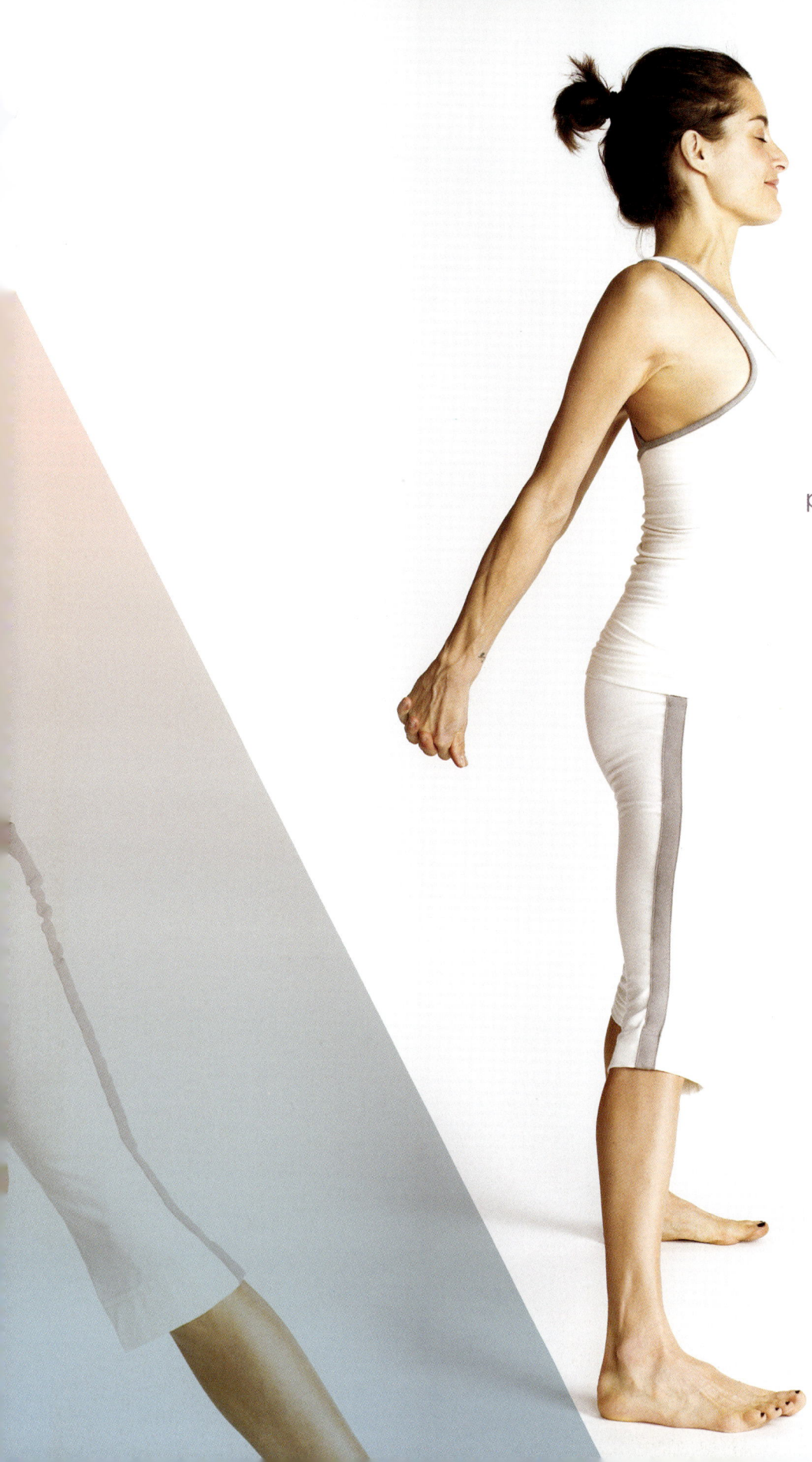

De pie, con las manos entrelazadas a la espalda, estira cuanto puedas y siente el espacio en los costados. Cada vez que llevas la conciencia a este espacio, te alejas de las respuestas reactivas.

YOGA: **EL ARTE DE LA ATENCIÓN** | EXPLORA TUS MEJORES POSIBILIDADES

Es muy frecuente que, al terminar perdamos el espacio ganado durante la práctica y volvamos a contraernos. Siente esa contracción y observa el contraste. Con la contracción te alejas de ti mismo. «Recuérdate».

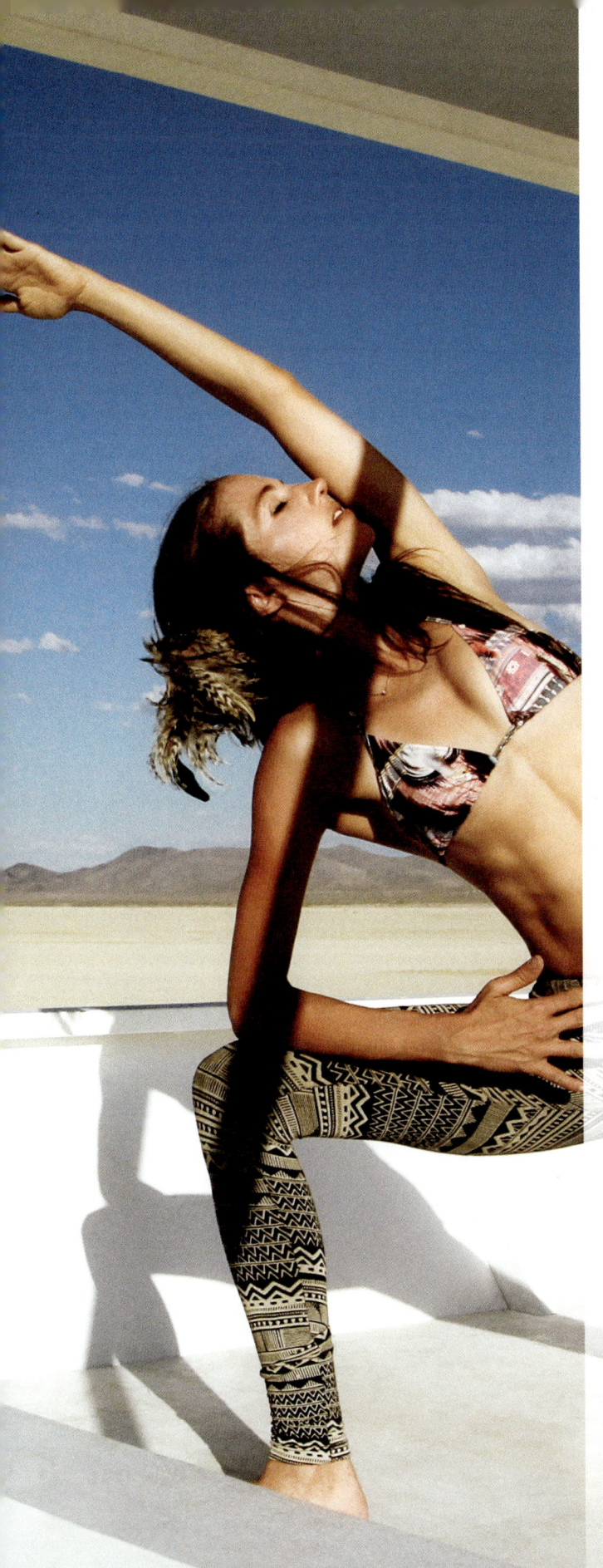

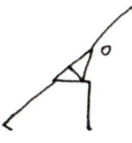

## UTTHITA PARSVAKONASANA
### POSTURA DEL ÁNGULO LATERAL

Adelanta el pie derecho, lleva el talón izquierdo hacia atrás y flexiona la rodilla anterior. Lleva el antebrazo derecho al muslo derecho, levanta el brazo izquierdo y estíralo por encima de la oreja. Crea en el cuerpo un espacio que te permita ver tu tendencia a reaccionar, y transmutarla. De esclavo a servidor, de dormido a despierto.

Ahora gírate a la izquierda, con el talón derecho atrás, el antebrazo izquierdo hacia el muslo izquierdo y el brazo derecho estirado por encima de la oreja. Ancla con fuerza los dos pies en el suelo y genera en tu cuerpo más espacio para ver con exactitud por dónde has ido perdiendo energía y has sido esclavo de alguna opinión o suposición. Y en ese punto transmuta la reacción y conviértela en servicio.

*Coloca las manos en el suelo. Inhala en la postura de la tabla, exhala en Chaturanga Dandasana; inhala en la postura del perro boca arriba, exhala en la del perro boca abajo.*

*Crea espacio, observa tu tendencia a reaccionar*
transmútala

YOGA: EL ARTE DE LA ATENCIÓN | EXPLORA TUS MEJORES POSIBILIDADES

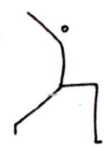

## VIRABHADRASANA I
POSTURA DEL GUERRERO I

Adelanta el pie izquierdo y flexiona la rodilla delantera. Obsérvate. Alarga el torso desde la cintura hacia arriba, rota hacia atrás los brazos, y empuja los omóplatos, hacia la parte posterior del tronco. Gira hacia dentro los antebrazos y hacia fuera la parte superior de los brazos. Expande circularmente este espacio y sé consciente de ti mismo.

*Coloca las manos en el suelo. Inhala para la postura de la tabla, exhala para Chaturanga Dandasana; inhala para perro boca arriba, exhala para perro boca abajo.*

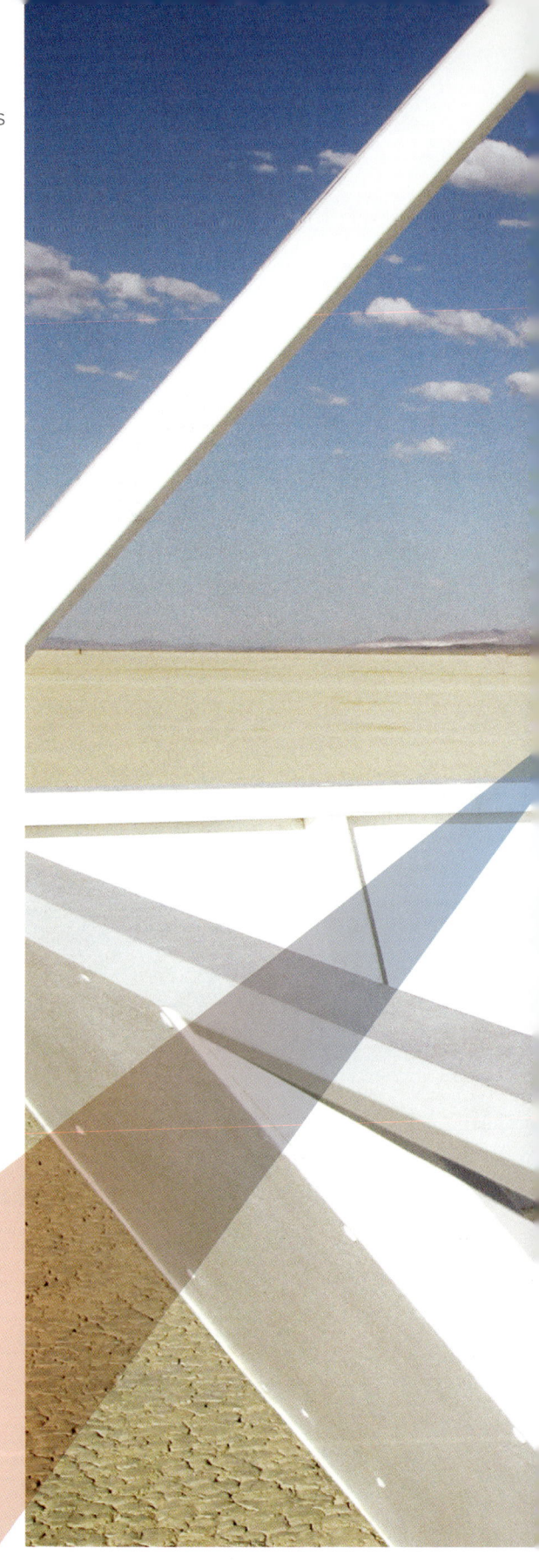

Adelanta el pie izquierdo, entre las manos, para ir a la postura del guerrero I, con los brazos arriba. Esta vez, observa la tendencia a reaccionar de la mente y el cuerpo. Ver nuestra reacción incipiente y a continuación apartarnos de ella: este es nuestro privilegio. Flexiona la rodilla delantera. Llénate de conciencia, luz y tiempo, y aprende de todo ello, de modo que tu elegancia y tu esfuerzo envuelvan a todos los que te rodean.

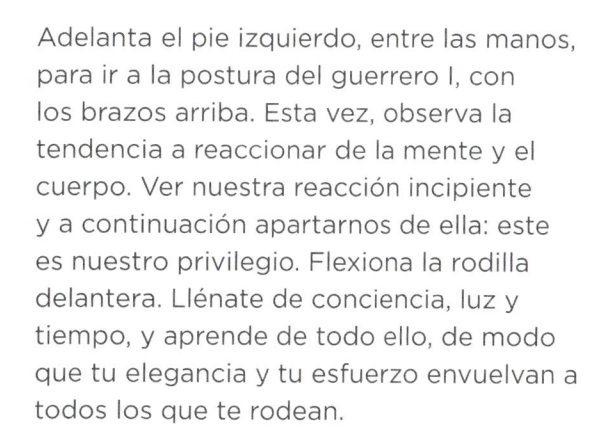

*Inhala y vuelve a la postura de la tabla, exhala en Chaturanga, inhala en perro boca arriba, exhala en perro boca abajo.*

> *Ver nuestra reacción incipiente y a continuación apartarnos de ella*
> este es nuestro privilegio

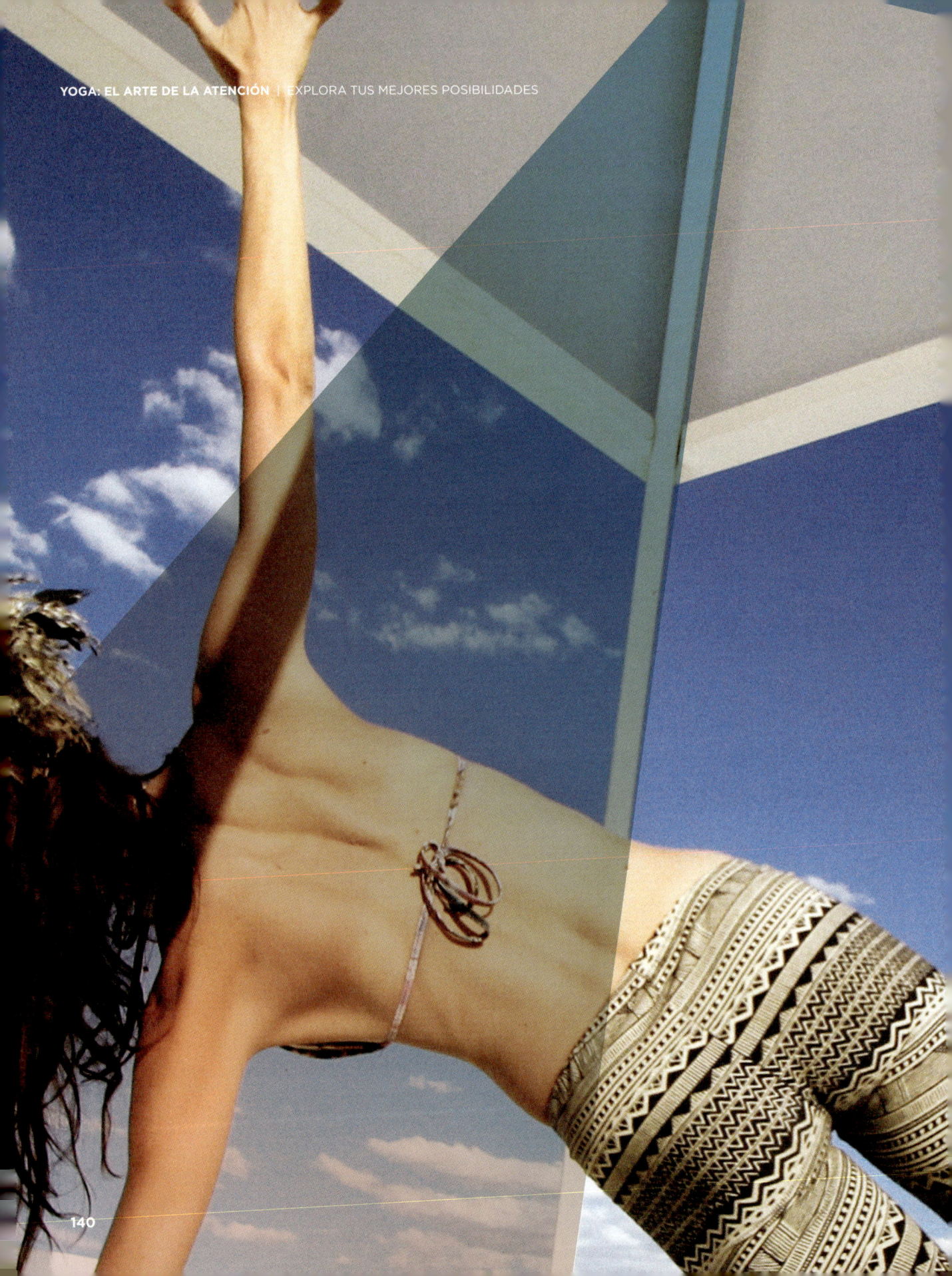

YOGA: **EL ARTE DE LA ATENCIÓN** | EXPLORA TUS MEJORES POSIBILIDADES

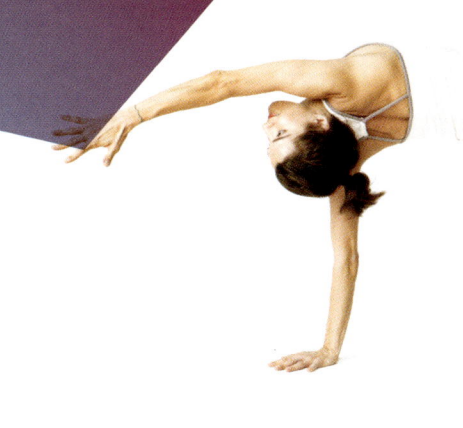

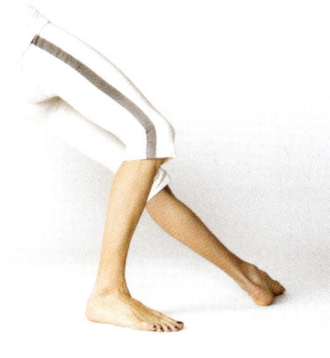

### VARIACIÓN VASISTHASANA
POSTURA DE LA TABLA LATERAL CON LIGERO ARQUEO DE LA ESPALDA

Apoyándote en la mano izquierda y en el lado exterior del pie izquierdo; levanta un poco la cintura para apoyar en el suelo toda la planta de este pie. Dobla la rodilla derecha y descansa el peso en el pie derecho. Alarga los costados, levanta más la parte izquierda del pecho y rota los hombros acercando los omóplatos como si quisieran tocarse. Eleva el brazo derecho por encima de la oreja derecha y levanta un poco más la cintura. **EXPANDE**.

*Inhala, exhala y lleva la mano derecha al suelo,* **LLENO DE LUZ,** *Chaturanga, perro boca arriba, perro boca abajo.*

Gira hacia el lado derecho y presiona contra el suelo toda la planta del pie derecho. Estira los costados, y coloca el pie izquierdo detrás para apoyarte en él. Mantén estirados los lados, lleva los huesos del brazo hacia atrás, intégralos en la cavidad de los hombros, y expande el espacio interior. Tu servicio surge de esa integración. Tu despertar se da en ese espacio. Cada vez que creas espacio en tu cuerpo, tomas conciencia de tu calma interior y te vuelves menos reactivo.

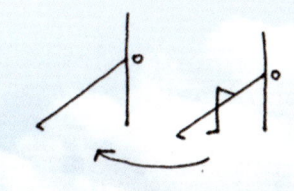

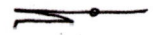

YOGA: **EL ARTE DE LA ATENCIÓN** | EXPLORA TUS MEJORES POSIBILIDADES

### BALASANA  |  POSTURA DEL NIÑO

Lleva las nalgas a los talones. Sujeta las plantas de los pies con las manos para completar el circuito de conexión contigo mismo. Respira profundamente. Tenemos la suerte de disponer de este ejercicio, de esta oportunidad de observarnos y descubrir que podemos ver y desarrollar lo que habita en nosotros, tanto lo heredado como el fruto de nuestras decisiones.

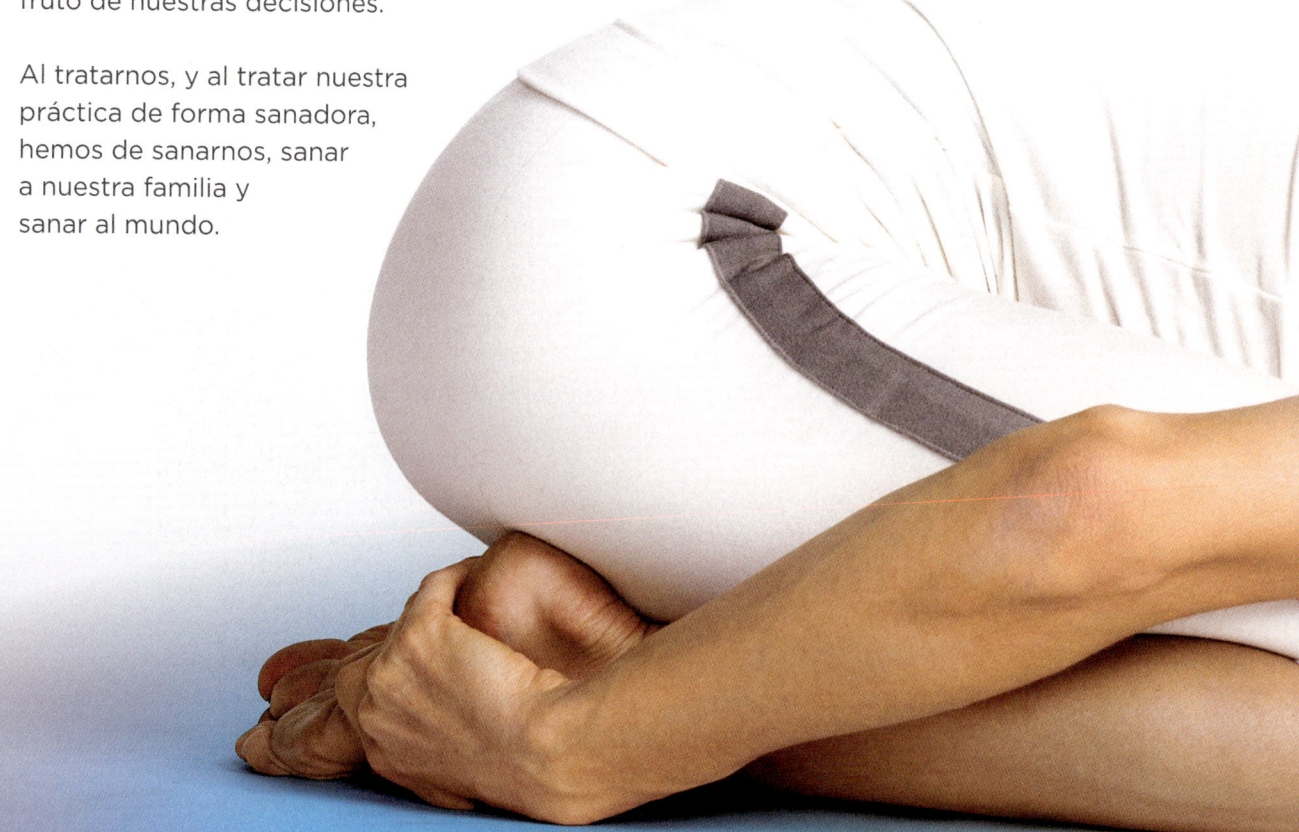

Al tratarnos, y al tratar nuestra práctica de forma sanadora, hemos de sanarnos, sanar a nuestra familia y sanar al mundo.

Ahora nos inclinamos ante nuestros maestros y nuestras familias.

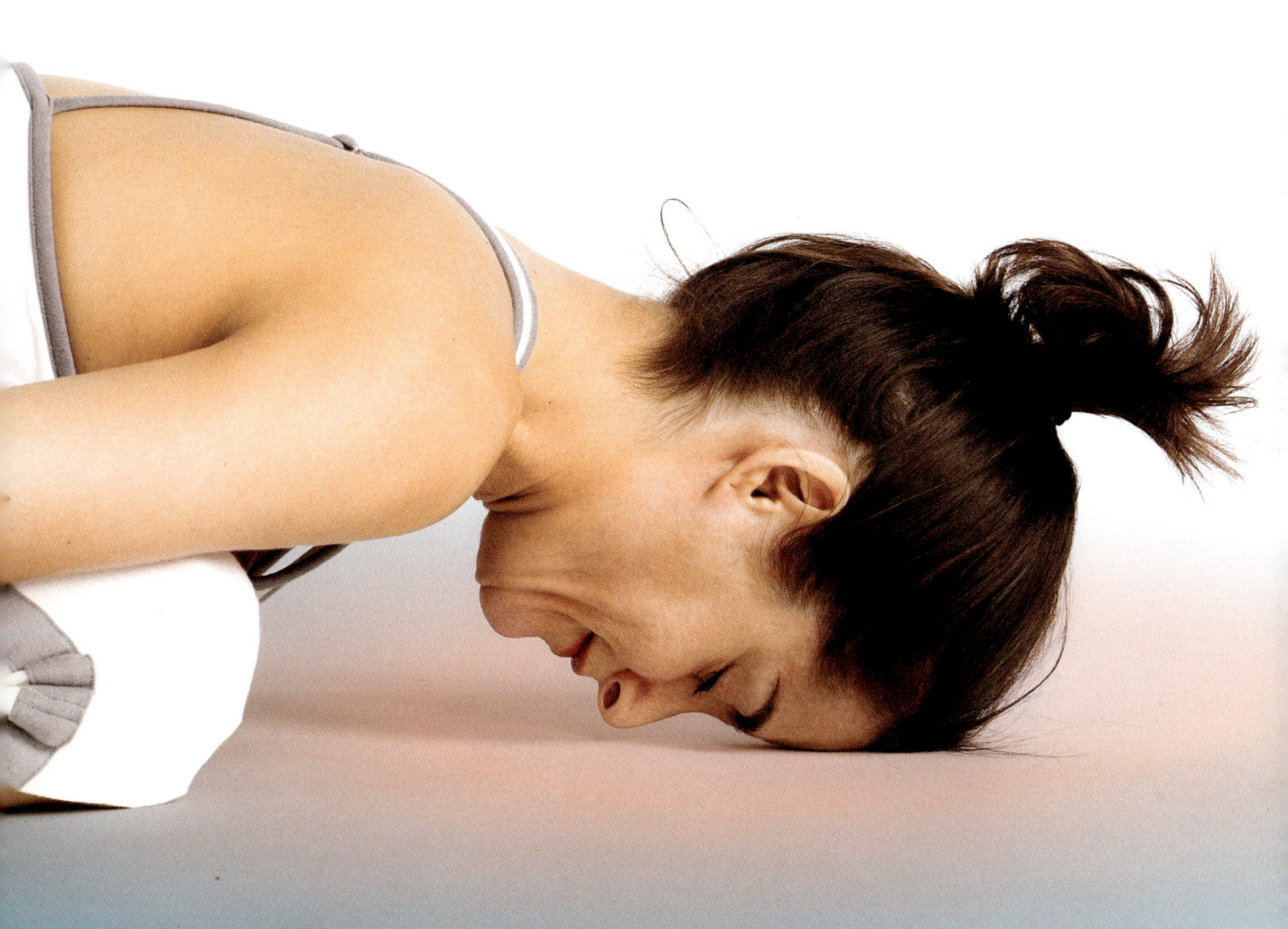

YOGA: EL ARTE DE LA ATENCIÓN | EXPLORA TUS MEJORES POSIBILIDADES

*¿Puedes crear*
más espacio?

¿Puedes dedicar una respiración profunda al servicio de tu propio corazón?

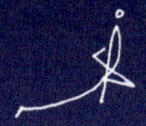

### EKA PADA RAJAKAPOTASANA
POSTURA DE LA PALOMA

Adelanta la rodilla derecha y colócala entre las manos para la postura de la paloma. Inclínate y apóyate en los codos, con las manos en posición de plegaria sobre el suelo, delante de ti. Alarga los costados, rota hacia atrás los hombros, empuja hacia dentro los omóplatos y adelanta gozoso el tronco hacia las manos. Gira hacia dentro los antebrazos para presionar más los dedos pulgares y anclar mejor el interior de los brazos. Rota hacia atrás la parte superior de los brazos: siente tu espacio interior; expande los confines de esta arquitectura. Con la respiración, abre espacio en todos los órganos y siente dónde sueles tensar y contraer.

*Ahora respira durante varios minutos. Haz como mínimo cinco respiraciones.*

Adelanta la rodilla izquierda; inclínate y apóyate de nuevo en los codos, con las manos en posición de plegaria. Para explorar, desliza hacia ti los codos y encoge los lados de la cintura. Mantén esta posición. En el interior, estira desde la cintura hasta las axilas, aproxima un antebrazo al otro, aleja la parte superior de los brazos, y a continuación expande este espacio. Siente que ahora es posible; incluso cuando estás limitado estructuralmente, puedes crear espacio para ver todas y cada una de las reacciones antes de que se manifiesten en forma de palabra o acción. Ahora adelanta las manos para estirar y relajarte en este espacio.

*Mantén este espacio unos minutos.*

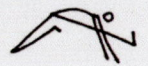

## JANU SIRSASANA
## POSTURA DEL SAUCE

Extiende la pierna derecha. Lleva las manos a ambos lados de esa pierna; ancla ambos glúteos en el suelo. Con el talón izquierdo colocado en la ingle izquierda, camina con las manos hacia delante por encima de la pierna derecha, todo lo lejos que puedas. Ancla el fémur derecho con firmeza, flexiona hacia ti los dedos del pie y, desde esta posición, dirige la respiración a los costados; exhala y descansa. Rota hacia atrás los hombros, empuja hacia dentro los omóplatos y adelanta un poco más las manos. Siente la diferencia en ambos lados. El compromiso de servir que adquirimos depende profundamente de cómo nos anclemos. **EXPERIMENTO**: afloja la pierna derecha. Siente cómo se desmonta toda la postura y a continuación ánclate de nuevo y haz otra respiración completa.

*Incorpórate poco a poco, con las manos en los muslos, y, sentado erguido, respira varias veces, con los ojos cerrados, para sentir el agradable espacio que se ha abierto en tu cuerpo. Cambia de pierna.*

**CAMBIO DE LADO**: coloca el talón derecho contra la ingle derecha. Coloca las manos a ambos lados de la pierna izquierda y camina con ellas hacia delante. Estira de modo uniforme ambos lados de la cintura. ¿Puedes tomar la decisión consciente de crear el espacio que necesitas? **ESCUCHA**: observa en qué parte del cuerpo o la mente eres esclavo, y cámbialo de inmediato. Decide servir a lo que sea más útil y beneficioso.

*Haz tres respiraciones: costados estirados, tronco relajado.*

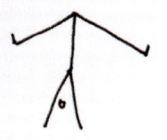

### UPAVISTHA KONASANA
POSTURA DE FLEXIÓN SENTADO EN ÁNGULO ABIERTO

Abre las piernas todo lo que puedas y ancla la parte exterior de los dos fémures en el suelo uniformemente. Si se te encorva la zona lumbar, apóyate en una manta o una esterilla enrollada y ánclate bien. Pies *en flex* para estabilizar la postura. Sírvete conscientemente creando espacio en tu propio ser; de esta forma, sirves a todos lo que estén cerca de ti. Al crear este tipo de espacio y de calma, te conviertes en la fuerza más estabilizadora en cualquier situación.

*En esta postura, respira varias veces durante varios minutos. Sin contraer los costados, incorpórate poco a poco. Detente aquí un momento, con las manos en los muslos y las palmas hacia arriba. Ánclate de nuevo y respira.*

*Toma la decisión consciente*
conviértete en una fuerza estabilizadora

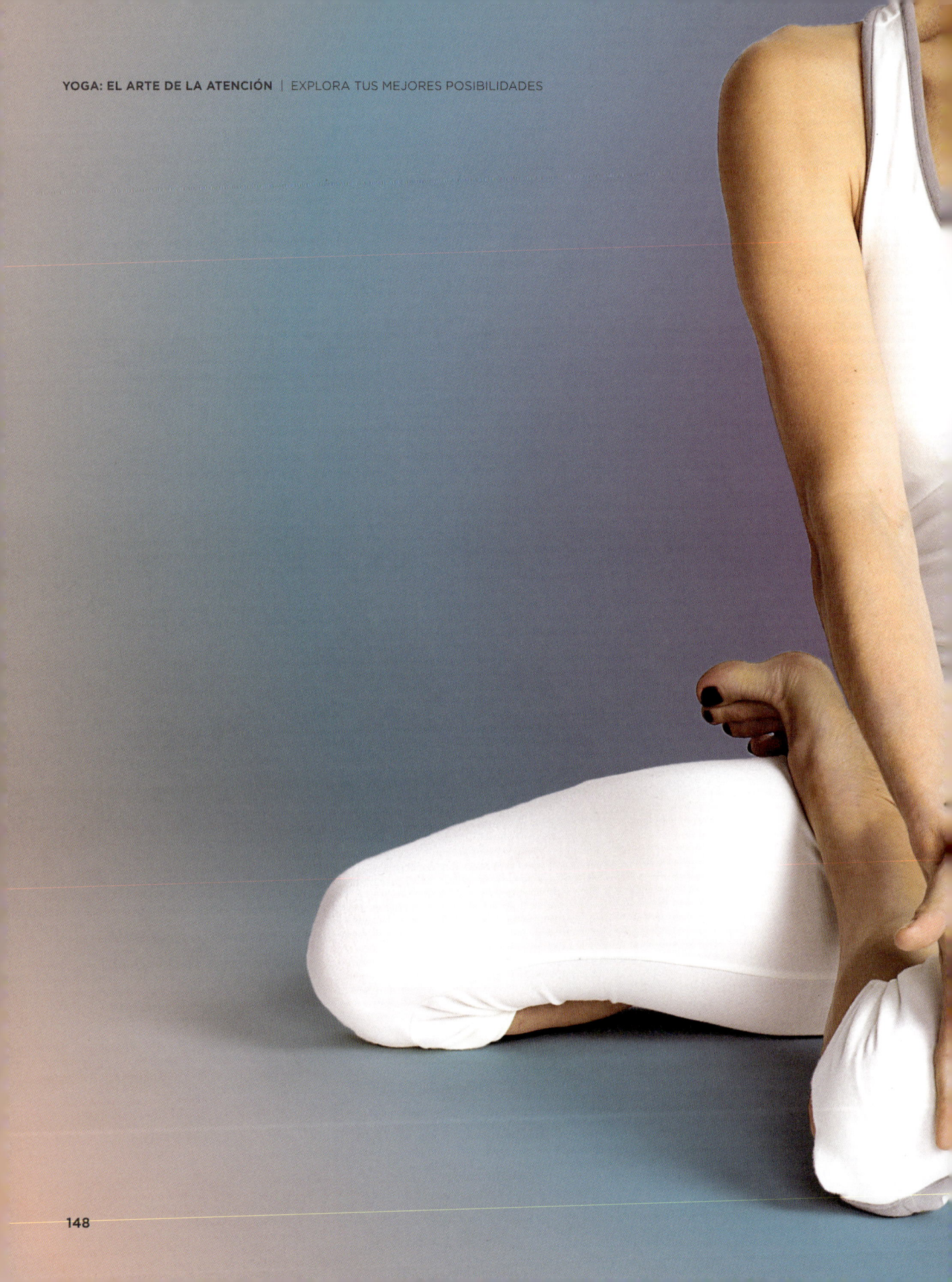

**YOGA: EL ARTE DE LA ATENCIÓN** | EXPLORA TUS MEJORES POSIBILIDADES

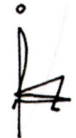

## BHARADVAJASANA II
POSTURA DE LA SIRENA II

Pon la pierna derecha en Ardha Virasana; coloca el lado exterior del pie izquierdo sobre el muslo derecho. Presiona un momento ambas manos contra el suelo, a la espalda, y eleva el pecho, con los costados estirados y los hombros rotados hacia atrás. Para la torsión, lleva la mano derecha a la rodilla izquierda, estírate todo lo que puedas en ambos lados de forma simétrica y haz varias respiraciones profundas. Vuelve al centro y coloca las manos con las palmas hacia abajo sobre los muslos; descansa un momento y deja que todo se asiente de nuevo. Es una buena postura preparatoria de estiramiento para la posterior de equilibrio sobre brazos.

*Ahora respira profundamente varias veces. Mantén el estiramiento y luego vuelve al centro. Descansa un momento. Cambia de lado.*

Pon la pierna izquierda en Ardha Virasana, coloca la parte exterior del pie derecho sobre el muslo izquierdo y ancla los muslos en el suelo. Estira los costados. Siente qué pulmón recibe más aire, y respira con mayor simetría, con los hombros rotados hacia atrás. Para la torsión, lleva la mano izquierda a la rodilla derecha y estira cuanto puedas ambos lados de la cintura. Los omóplatos, hacia el centro, para crear un sólido contenedor para tu espacio interior. Céntrate y expándete interiormente. Este espacio aporta alivio al cuerpo y calma interior.

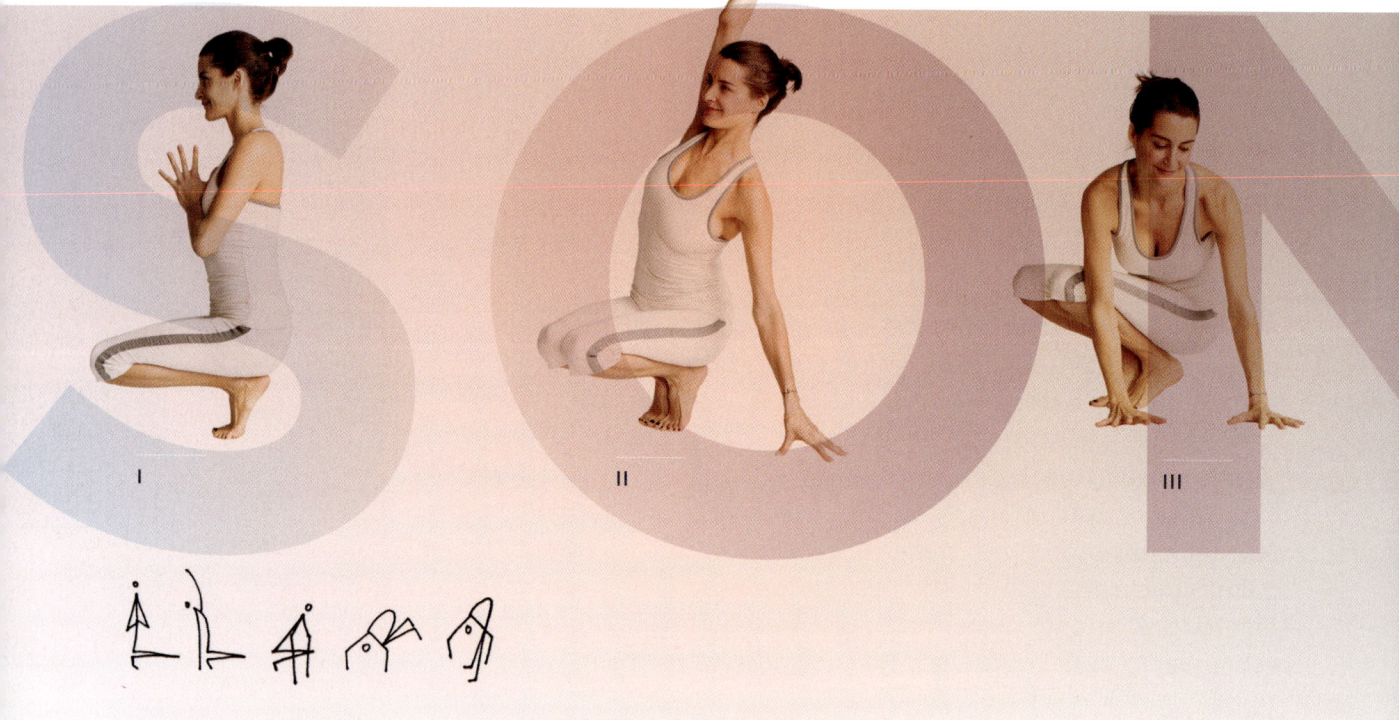

YOGA: EL ARTE DE LA ATENCIÓN | EXPLORA TUS MEJORES POSIBILIDADES

I  II  III

### PARSVA BAKASANA / DVI PADA KOUNDINYASANA
POSTURA DEL CUERVO LATERAL. DESGLOSE

Siéntate en cuclillas en el centro de la esterilla, con los pies juntos y los talones levantados del suelo. Une las manos en posición de plegaria. Baja un poco las rodillas y eleva interiormente el corazón (I). Si te desequilibras, prolonga la respiración: nota más estabilidad y espacio en tu interior. Inclínate sobre el lado izquierdo, pon la mano izquierda en el suelo y lleva el brazo derecho por encima de la oreja derecha; mantén las rodillas orientadas al frente y estira los costados con la respiración (II). Rota los hombros hacia atrás y empuja las puntas inferiores de los omóplatos hacia dentro y hacia arriba; a continuación empuja. Mantén el estiramiento y saca la mano derecha por fuera del muslo izquierdo hasta el suelo. Las manos han de estar paralelas alineadas con los hombros.

*Sonríe.*

Siente el punto donde la rodilla izquierda toca el brazo derecho (III). Levanta la rodilla izquierda y llévala hasta la parte superior del brazo derecho, lo más cerca que puedas de la axila.

*Sonríe de nuevo.*

Dobla los codos en Chaturanga y desliza los pies un poco hacia la derecha (IV). Mantén el espacio interior, con las piernas juntas, flexiona los pies y levántalos (V), hasta la postura de Dvi Pada Koundinsayana (VI).

*Haz unas cuantas respiraciones y vuelve a la flexión hacia delante de pie.*

IV     V     VI

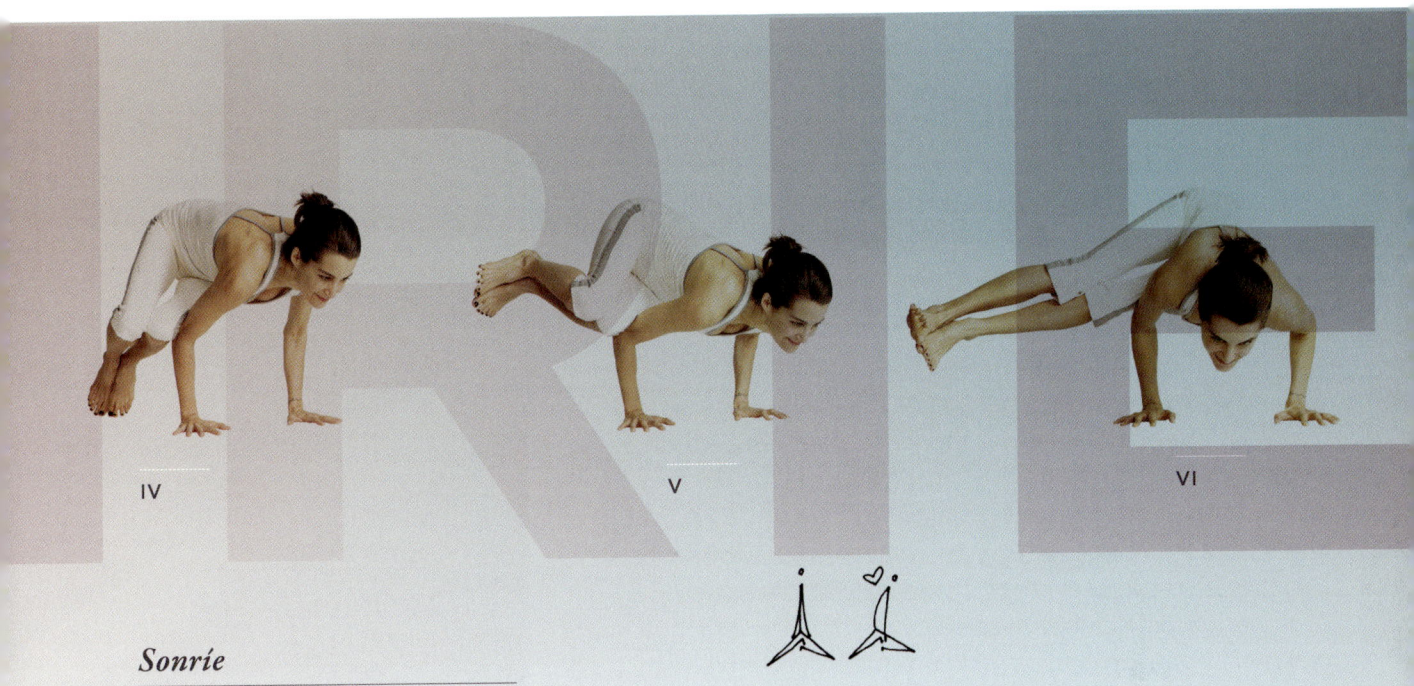

## *Sonríe*
### siente la amplitud

Vuelve a ponerte en cuclillas (I). Con pies y rodillas juntos, respira y abre el espacio en el pecho. Lleva la mano derecha al suelo, y estira el brazo izquierdo por encima de la oreja izquierda; dirige la respiración a ambos lados de la cintura y expande el espacio interior (II). Mantén este espacio y gírate a la derecha; extiende el brazo izquierdo por encima del muslo derecho, coloca la mano a un palmo de los pies. Aleja la mano derecha unos dos palmos de tu lado izquierdo (III). Levanta la rodilla izquierda y ponla sobre la parte superior del brazo izquierdo, saca los pies a la izquierda y levántalos (V). Flexiónalos y estira las dos piernas lateralmente hacia arriba, hasta llegar a la postura (VI). **ADELANTA EL PECHO**.

*Inhala y exhala varias veces y siéntate.*

### SIDDHASANA / SUKHASANA
POSTURA SENTADO

Céntrate. Pon las manos detrás para abrir el corazón. Para Siddhasana, alinea los talones frente al suelo pélvico. Para Sukhasana, siéntate confortablemente con las piernas cruzadas.

*Yergue la espalda y crea espacio al respirar.*

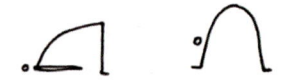

YOGA: **EL ARTE DE LA ATENCIÓN** | EXPLORA TUS MEJORES POSIBILIDADES

### de **SETU BANDHASANA** a **URDHVA DHANURASANA**
de la POSTURA DEL PUENTE a la de LA RUEDA

Manteniendo ese espacio en la parte superior del cuerpo, túmbate sobre la espalda y dobla las rodillas, con las plantas de los pies en el suelo. Para la postura del puente, Setu Bandhasana, presiona sobre los codos para elevar los costados y la parte posterior del torso. Apóyate bien en los pies, alarga los costados y rota los hombros hacia atrás y las puntas inferiores de los omóplatos hacia el centro. Respira y abre espacio, sirviendo conscientemente a tu cuerpo, tus órganos, tus sistemas orgánicos y la comunicación entre ellos. *Creando y manteniendo este espacio en nuestro interior servimos conscientemente a los que nos rodean.*

Manteniendo este estado de apertura, coloca las manos a la altura de las orejas, enraízalas y eleva el torso hasta adoptar la postura de la rueda. Alarga columna y costados todo lo que puedas. Ancla las plantas de los pies. Empuja las cabezas de los húmeros hacia atrás y lleva los omóplatos hacia el centro, como si quisieran tocarse justo detrás de tu corazón.

*Expándete desde el centro del cuerpo en todas direcciones y respira varias veces.*
*A continuación ve bajando poco a poco.*

**ADVERTENCIA:** deja que esta antigua enseñanza vaya fraguando poco a poco: antes de juzgar a otro, observa en qué aspecto de tu vida eres esclavo inconsciente. Intenta no mostrar a quienes te rodean lo esclavos que son. Vernos con claridad a nosotros mismos y liberarnos de esta prisión es un privilegio. Si añoramos la verdad, en el momento que la vemos ansiamos servirla.

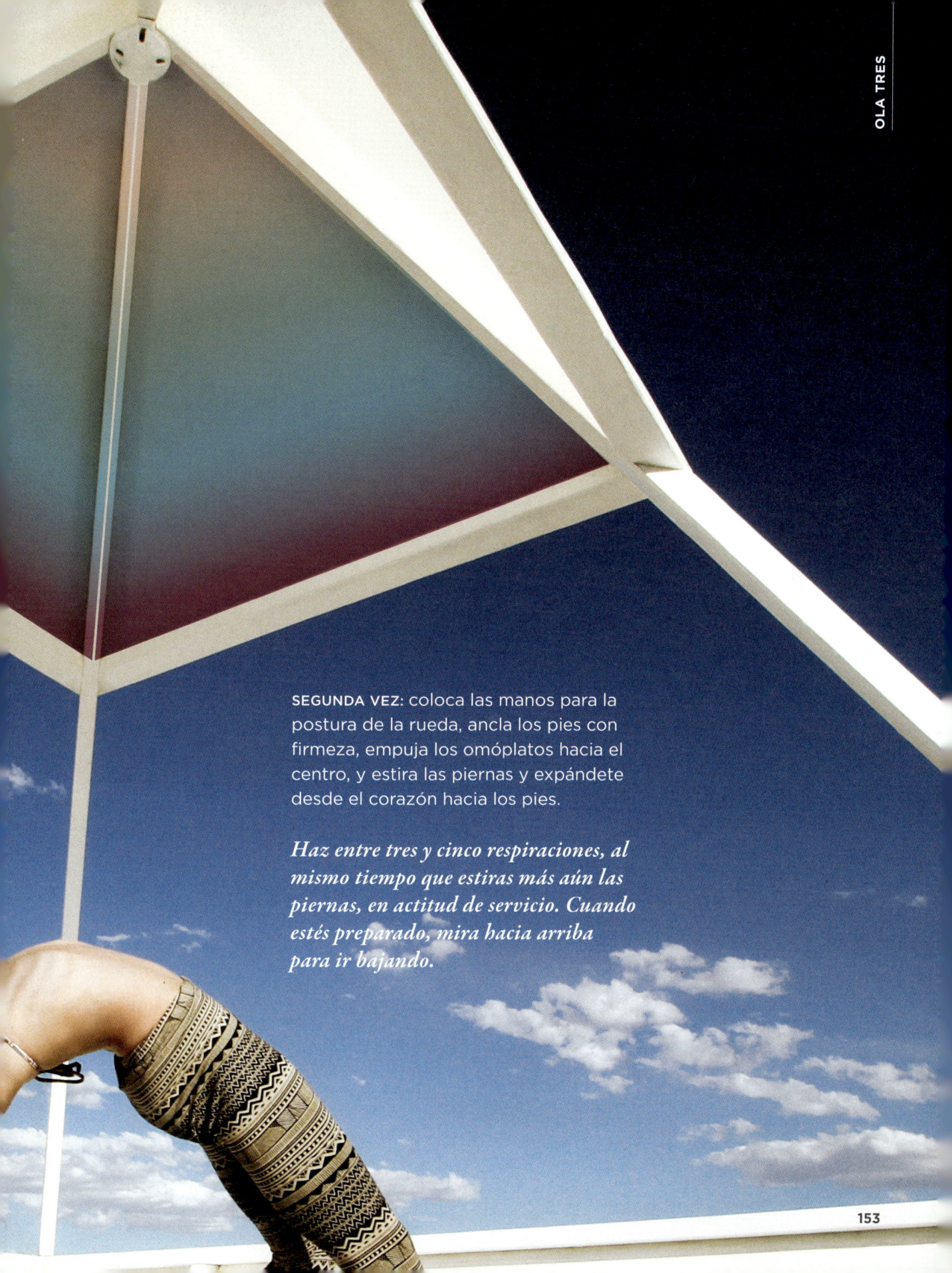

**SEGUNDA VEZ:** coloca las manos para la postura de la rueda, ancla los pies con firmeza, empuja los omóplatos hacia el centro, y estira las piernas y expándete desde el corazón hacia los pies.

*Haz entre tres y cinco respiraciones, al mismo tiempo que estiras más aún las piernas, en actitud de servicio. Cuando estés preparado, mira hacia arriba para ir bajando.*

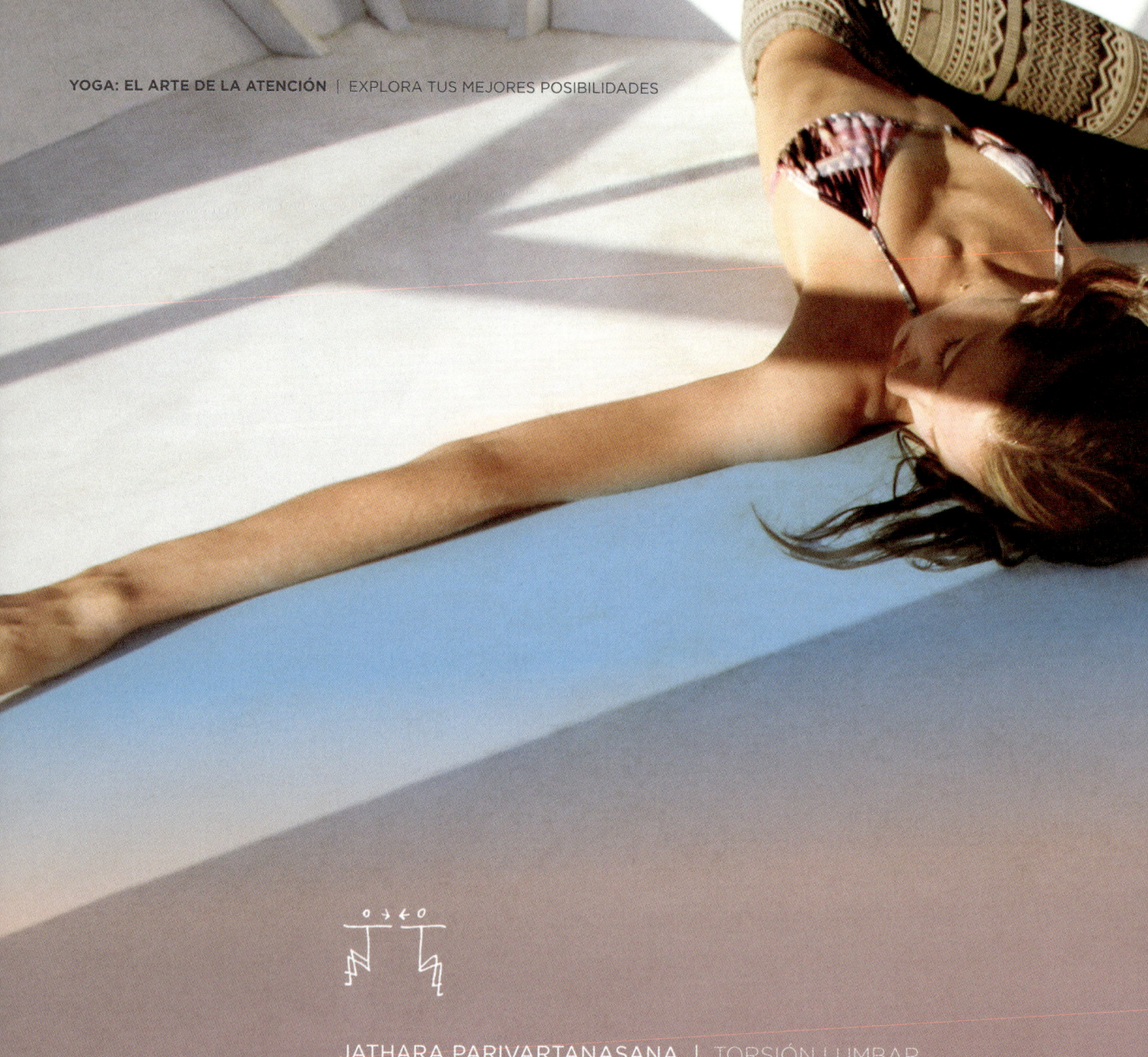

YOGA: EL ARTE DE LA ATENCIÓN | EXPLORA TUS MEJORES POSIBILIDADES

**JATHARA PARIVARTANASANA** | TORSIÓN LUMBAR

Deja caer las dos piernas primero sobre el lado izquierdo. Dirige la respiración a tu espacio interior. Lleva de nuevo las rodillas al centro, y después pásalas al lado derecho. *En el paso de esclavo inconsciente a servidor consciente, mantengamos este espacio interior.*

*Vuelve al centro. Lleva las rodillas al pecho y abrázalas.*

### ANCLA LOS MUSLOS

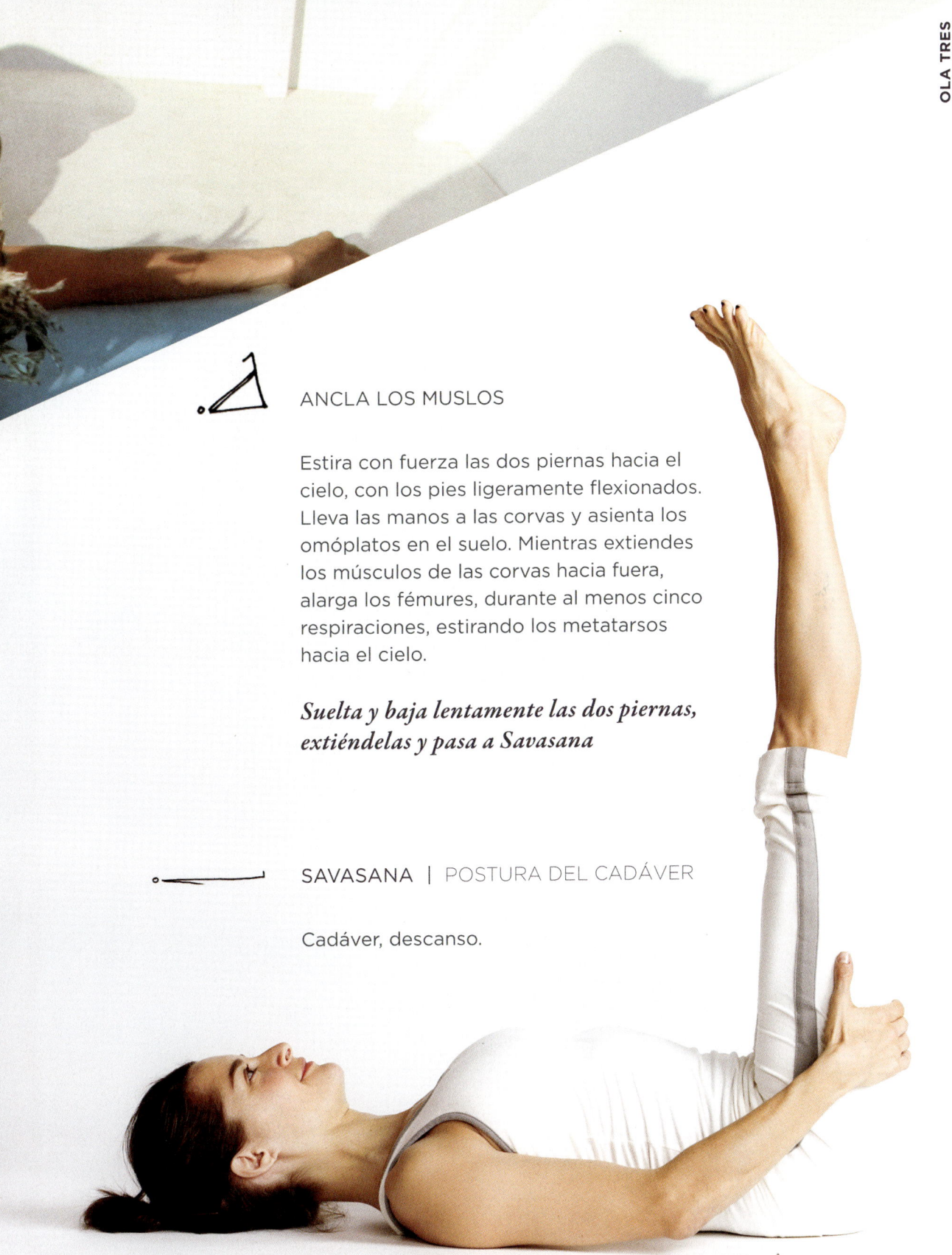

Estira con fuerza las dos piernas hacia el cielo, con los pies ligeramente flexionados. Lleva las manos a las corvas y asienta los omóplatos en el suelo. Mientras extiendes los músculos de las corvas hacia fuera, alarga los fémures, durante al menos cinco respiraciones, estirando los metatarsos hacia el cielo.

*Suelta y baja lentamente las dos piernas, extiéndelas y pasa a Savasana*

### SAVASANA | POSTURA DEL CADÁVER

Cadáver, descanso.

# DESPERTAR

Empieza por respirar más profundamente y estira todo el cuerpo. Lleva lentamente las rodillas al pecho y túmbate hacia la derecha. Haz unas cuantas respiraciones en posición fetal para recuperar delicadamente la conciencia. Ve sentándote poco a poco, cierra los ojos y deja que las manos descansen sobre los muslos, con las palmas hacia abajo.

Existe un dinamismo, un virtuosismo espontáneo que podemos cultivar, a lo largo del tiempo, con cariño y coherencia. Un *virtuosismo de la receptividad*, ante cualquier cosa que se presente: responder con coherencia de forma que sirva al más alto bien. Si cada uno de nosotros empleamos esta práctica particular para optar por la receptividad, seremos modelo de inspiración para que innumerables seres humanos cuiden mejor de sí mismos y del planeta.

*Une las manos delante del corazón.*

Practicamos la observación de nuestras diferentes formas de ser esclavos de viejas creencias, suposiciones y opiniones desfasadas. Y debe haber una profunda necesidad de eliminar estas tensiones de nuestro cuerpo, para así poder estar realmente presentes y despiertos, y no ser esclavos de nuestros hábitos y tendencias. Para así poder servir al bien más elevado.

ELENA BROWER Y ERICA JAGO

# NAMASTE

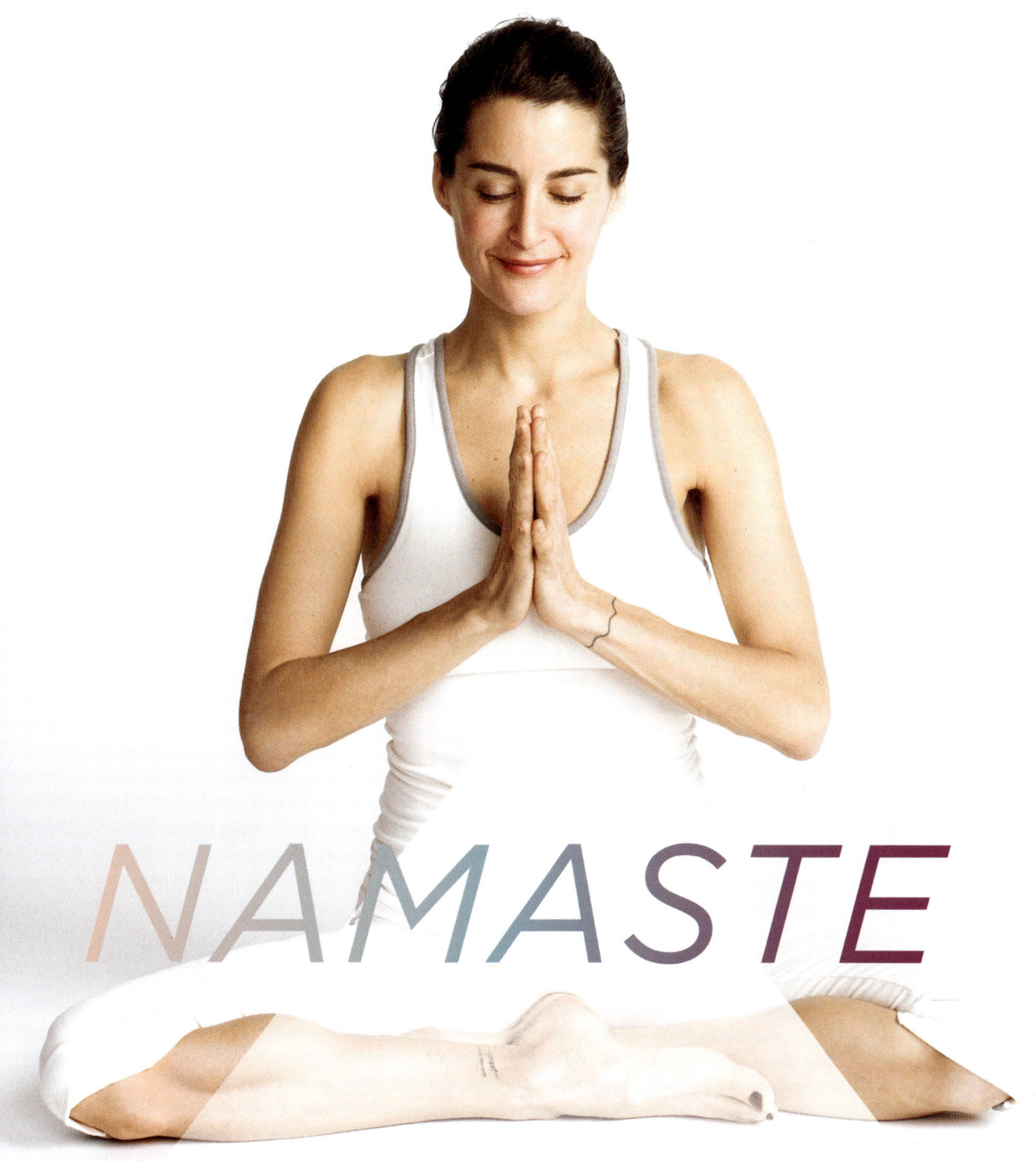

Hagamos que la práctica nos lleve al servicio consciente y placentero del más alto orden. Nos inclinamos ante todos nuestros maestros, que nos enseñan a servir y explorar nuestras mejores posibilidades. A todos ellos saludamos.

**YOGA: EL ARTE DE LA ATENCIÓN** | EXPLORA TUS MEJORES POSIBILIDADES

*SANKALPA*

> SER LUZ PARA UNO MISMO SIGNIFICA SER LA LUZ PARA TODOS LOS DEMÁS.
>
> —J. KRISHNAMURTI

ESPACIOSIDAD

**YOGA: EL ARTE DE LA ATENCIÓN** | EXPLORA TUS MEJORES POSIBILIDADES

## TEMAS DE CONVERSACIÓN

ES UNA CUESTIÓN DE
ACTITUD INTERIOR, Y
DEL CRUEL CRITERIO
DE LO QUE NOS
MOTIVA...

—R. A. SCHWALL'ER
  DE LUBICZ

**ELENA BROWER** Y **ERICA JAGO**

PARA SANAR, NO ES
NECESARIO MANTENER
LA PROPIA MENTE LIBRE
POR COMPLETO DE
PENSAMIENTOS. LO QUE SE
NECESITA... ES RALENTIZAR
EL DIÁLOGO INTERIOR... ESO
BASTARÁ PARA ABRIR UN
ESPACIO EN EL QUE PODAMOS
PERMANECER ALERTA.

—GURU DEV SINGH

**YOGA: EL ARTE DE LA ATENCIÓN** | EXPLORA TUS MEJORES POSIBILIDADES

TEMAS DE CONVERSACIÓN

> EL MAYOR LOGRO SOBRE LA TIERRA ES PODER CONFIAR EN UNO MISMO.
>
> —LAUREN ZANDER

ESTÁS SIEMPRE EN TU CASA

ELENA BROWER Y ERICA JAGO

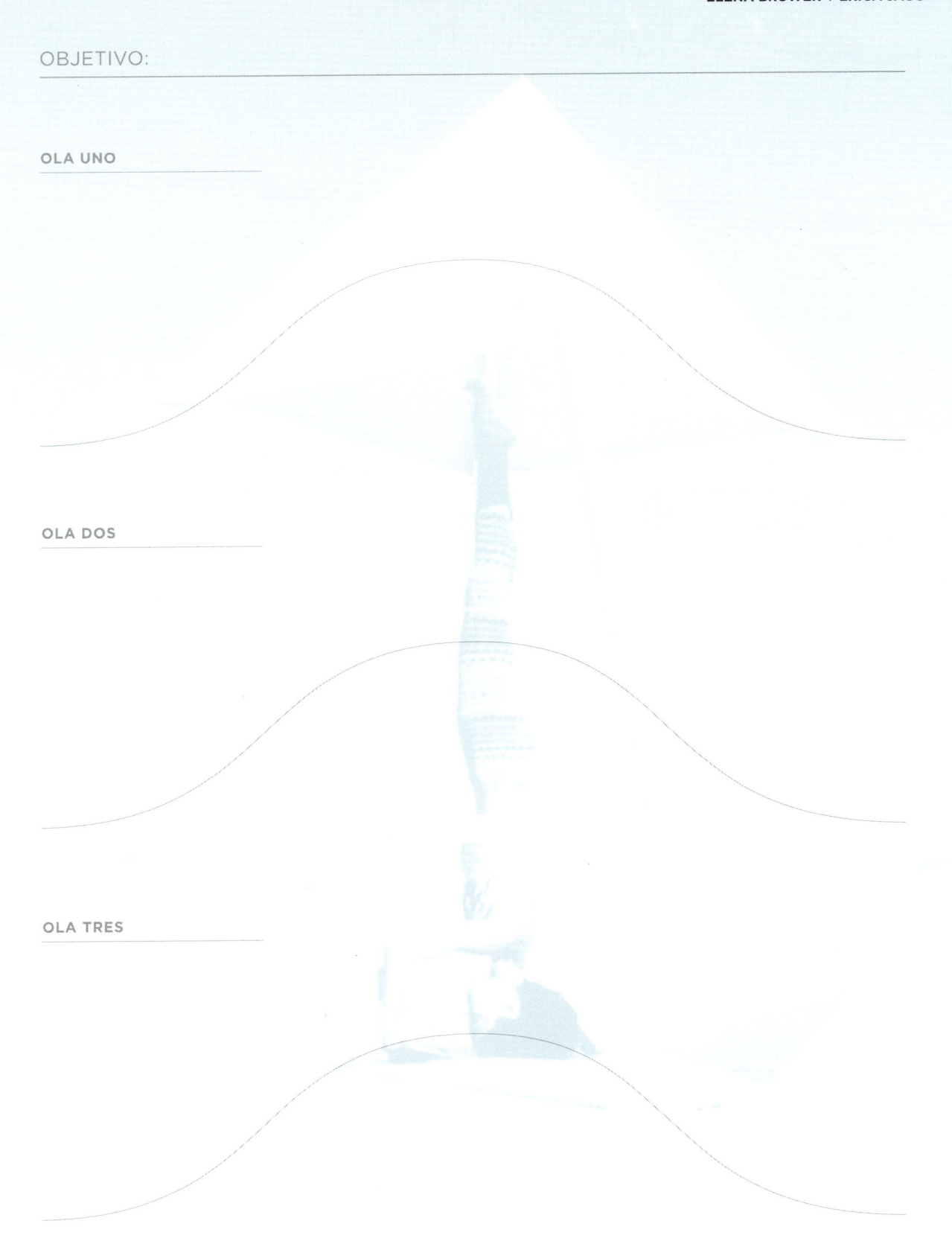

OBJETIVO: _____

OLA UNO _____

OLA DOS _____

OLA TRES _____

163

**YOGA: EL ARTE DE LA ATENCIÓN** | EXPLORA TUS MEJORES POSIBILIDADES

## DESPERTAR

TU CORAZÓN TRABAJA PARA TI.
¿TRABAJAS TÚ PARA TU CORAZÓN?

—YOGUI BHAJAN

**ELENA BROWER** Y **ERICA JAGO**

NO DEBEMOS PERMITIR QUE NI LOS TEMORES NI LAS EXPECTATIVAS DE LOS DEMÁS MARQUEN LAS FRONTERAS DE NUESTRO DESTINO.

—ANAM CARA

**PREFACIO**
*de*

# CHRISTY TURLINGTON BURNS

LA BELLEZA DE UNA PRÁCTICA DE YOGA O DE CUALQUIER PRÁCTICA EN LA VIDA ES QUE SIEMPRE ESTÁ EN EVOLUCIÓN, NUNCA FIJA. Siempre hay algo en lo que trabajar o hacia lo que dirigirse. No ponemos tanto esfuerzo en esos ejercicios solo para alcanzar una meta, porque es en la práctica donde encontramos los frutos de nuestra existencia. El arte de la atención nos brinda una forma de abordar la práctica como objetivo, y en este capítulo, «Haz que tu vida sea un reflejo de tu práctica», encontrarás inspiración para crear un espacio sagrado, diseñar tus propias secuencias, y disfrutar siempre de todo el proceso.

La práctica en sí misma no es algo fijo. Para mí, el yoga ha sido durante décadas la exploración del yo, y eso fue lo que me acercó a mi trayectoria actual de defensora de la salud de la mujer durante el embarazo y el parto. Vivir una vida con un propósito ha sido durante muchos años uno de mis objetivos. Fijar la atención en esta meta me permite ver los obstáculos en mi camino como oportunidades para estar conectada con los demás. Cuando tuve complicaciones después del parto de mi primer hijo, tomé conciencia de un problema que desconocía, y que pronto se convirtió en el centro de toda mi atención. Descubrí que cientos de mujeres mueren en todo el mundo por complicaciones parecidas durante el embarazo o el parto, aunque todas estas muertes se pueden evitar con un mínimo cuidado y una información básica.

**ELENA BROWER** Y **ERICA JAGO**

En 2010 fundé *Every Mother Counts*, una campaña de defensa y movilización dirigida a aumentar la educación y las ayudas a la reducción de la mortalidad materna en todo el planeta. El objetivo de EMC es conseguir involucrar cada vez a más gente, hacerles llegar los retos y las posibles soluciones y animarlos a que actúen. Estoy convencida de que juntos podemos conseguir que el embarazo y el parto sean seguros para todas las madres del mundo. Mi práctica se refleja en este compromiso. Te deseo que este capítulo y este libro te ayuden a perfeccionar la tuya y a disfrutarla.

> *Estoy convencida de que juntos* podemos conseguir que el embarazo y el parto sean seguros para todas las madres

TE INVITAMOS A DEJAR QUE TU VIDA SEA UN REFLEJO DE TU PRÁCTICA

**CAPÍTULO CINCO**

# HAZ QUE TU VIDA SEA UN REFLEJO DE TU PRÁCTICA

*fotografía de* **DOMINIC NEITZ**

La práctica como **MAHA PRASAD**\*: tu forma de entregarte a la práctica refleja cómo te ofreces a la vida. Cultiva una perspectiva refinada desde la que crear una cualidad de coherencia y consideración, tanto en tu cuerpo como en tus relaciones. Breves secuencias fluidas de posturas de pie, postura sobre la cabeza, flexiones de espalda y una plácida Savasana para integrar la **EMANACIÓN** constante en tu interior y a tu alrededor.

---

\* N. del T.: *Maha Prasada* es el alimento que ha sido ofrecido a *Krishna* (Dios) en un altar. El *prasad* simboliza un alimento trascendental y tiene un efecto muy especial en la conciencia. Cuando uno únicamente ingiere la comida que ha sido ofrecida al Señor, los deseos materiales disminuyen en gran medida y uno se purifica de los errores cometidos en el pasado.

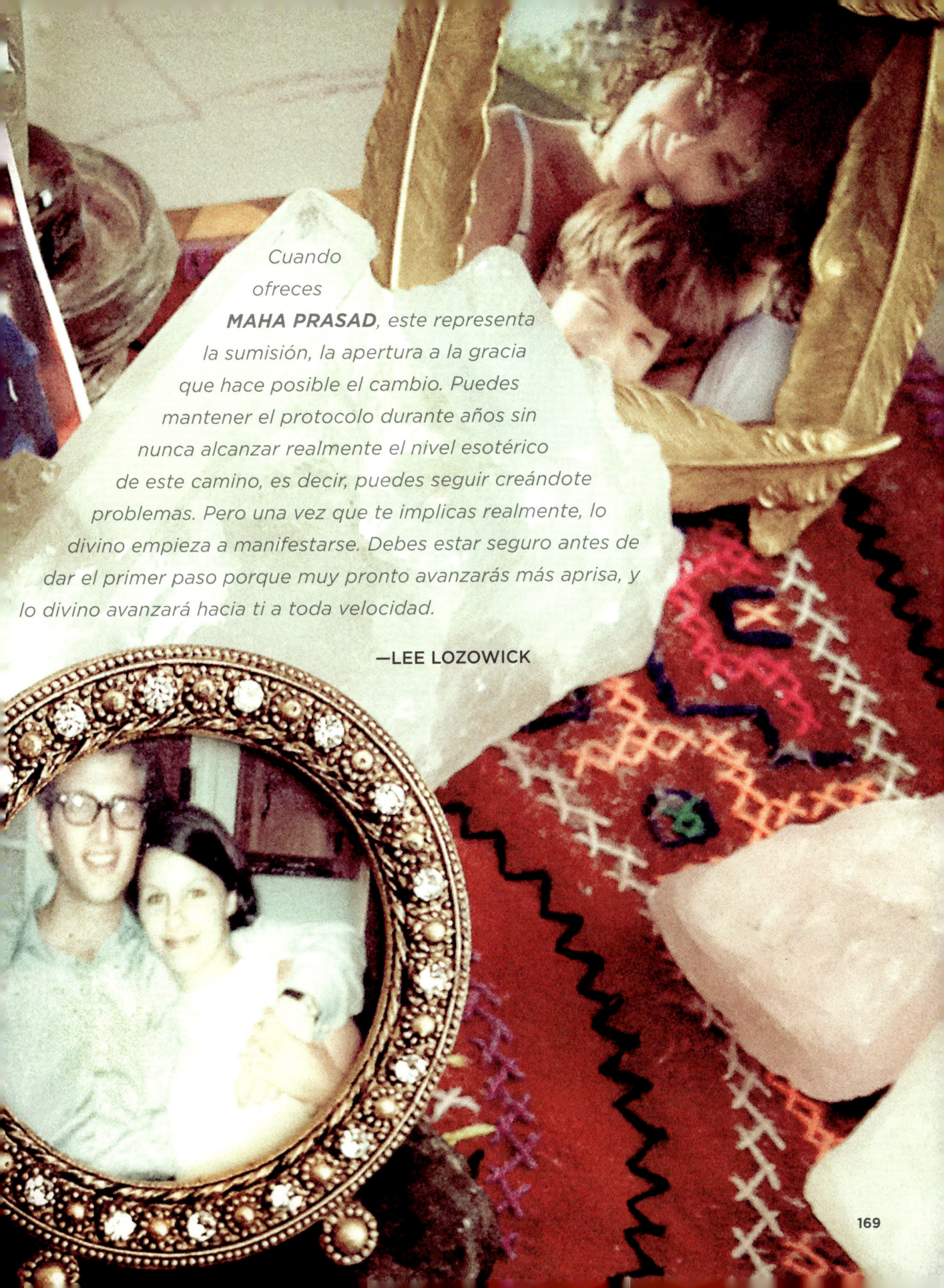

Cuando ofreces **MAHA PRASAD**, este representa la sumisión, la apertura a la gracia que hace posible el cambio. Puedes mantener el protocolo durante años sin nunca alcanzar realmente el nivel esotérico de este camino, es decir, puedes seguir creándote problemas. Pero una vez que te implicas realmente, lo divino empieza a manifestarse. Debes estar seguro antes de dar el primer paso porque muy pronto avanzarás más aprisa, y lo divino avanzará hacia ti a toda velocidad.

—LEE LOZOWICK

# SANKALPA

**BIENVENIDO, SIÉNTATE Y PONTE CÓMODO.**

Deja las manos sobre los muslos con las palmas hacia arriba; une los dedos pulgar e índice. Cierra los ojos y disponte a dirigir la respiración a todo el cuerpo. Inclínate un poco hacia atrás y ancla los glúteos. Inhala para estirar todo el cuerpo, incluidos el cuello y los ojos. Exhala e incorpórate.

*Respira profundamente.*

Al practicar nos ofrecemos en sacrificio, completamente. No solo nuestro cuerpo, nuestros recursos y nuestra mente, sino todo. El **PRASAD** es una metáfora del **INTERCAMBIO** que se produce cuando practicamos yoga. Cualquier esfuerzo que hagamos, en la práctica o en la vida, es nuestro *prasad*. Incorporamos información, emanamos comprensión. El *prasad* suele ser un regalo que le hacemos al maestro, pero con esta práctica exploramos la naturaleza de la ofrenda que podemos hacer en cualquier momento.

En las posturas ofrecemos nuestro esfuerzo como nuestra **EMANACIÓN** cuando nos expandimos dentro de la arquitectura de la postura. Con esta práctica exploramos la naturaleza de ese esfuerzo en algunas posturas. Vemos que todo depende de nuestra decisión. Más que una gran explosión de energía que nos agota, aquí practicaremos la ofrenda constante, curativa y consciente.

Cuando nos relacionamos con los demás, en cualquier tipo de actividad, en lugar de arremeter con nuestros supuestos y agotarnos, podemos hacer una ofrenda constante y conciliadora, en cada mirada, cada gesto y cada palabra.

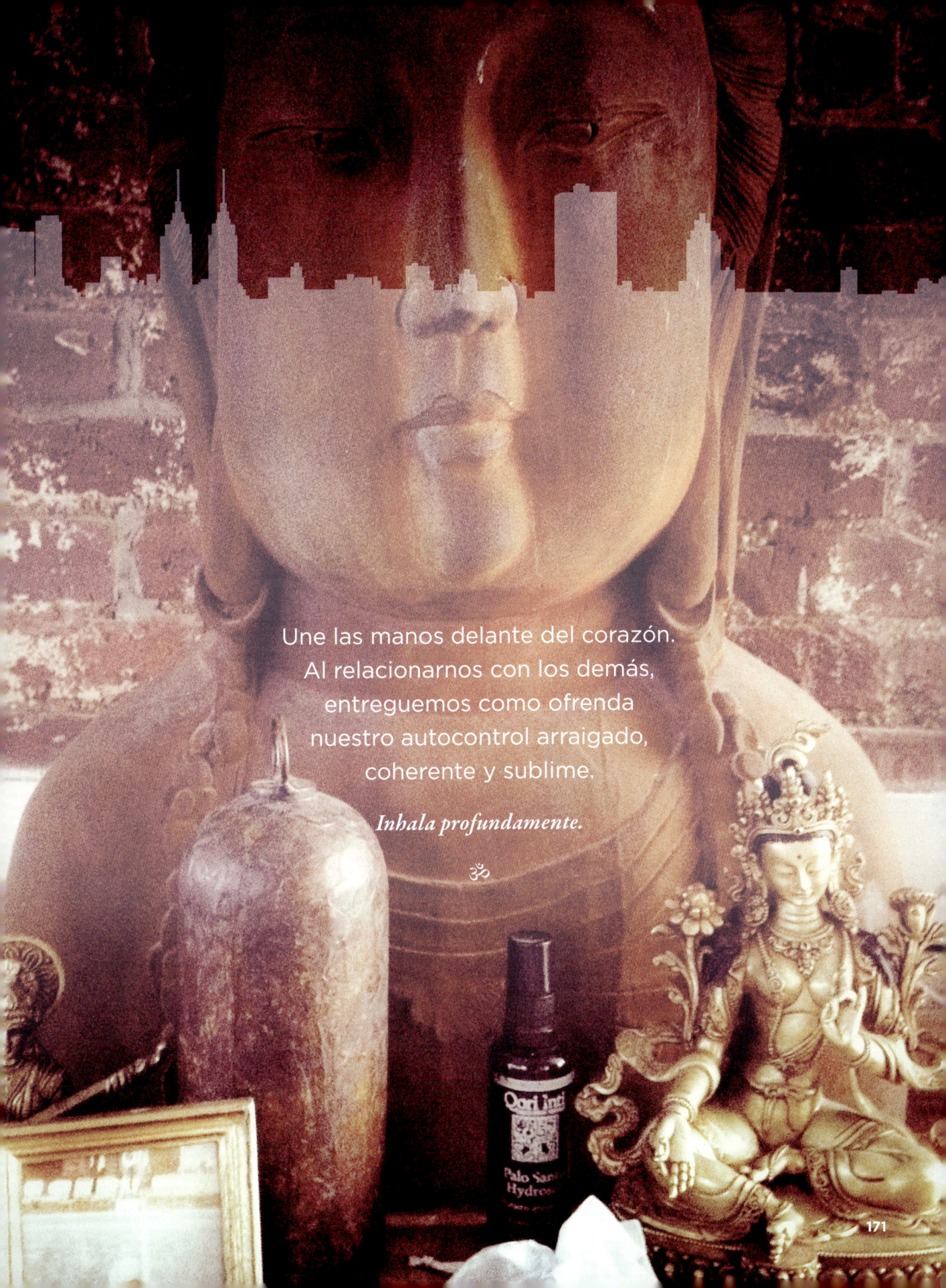

Une las manos delante del corazón.
Al relacionarnos con los demás,
entreguemos como ofrenda
nuestro autocontrol arraigado,
coherente y sublime.

*Inhala profundamente.*

ॐ

source

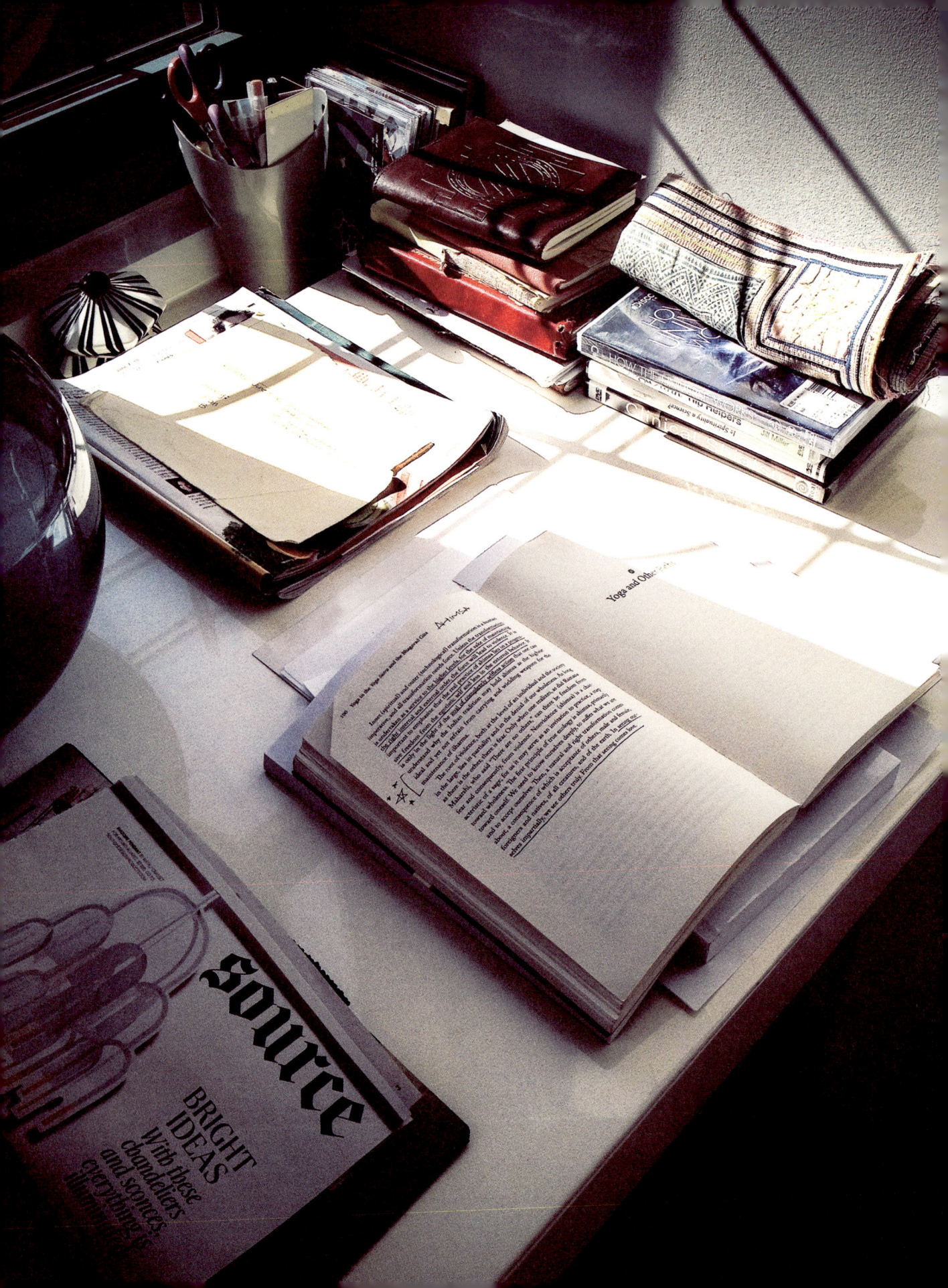

BRIGHT
IDEAS
with these
chandeliers
and sconces,
everything is
illuminated

ELENA BROWER Y ERICA JAGO

# HAZ QUE TU VIDA SEA UN REFLEJO DE TU PRÁCTICA

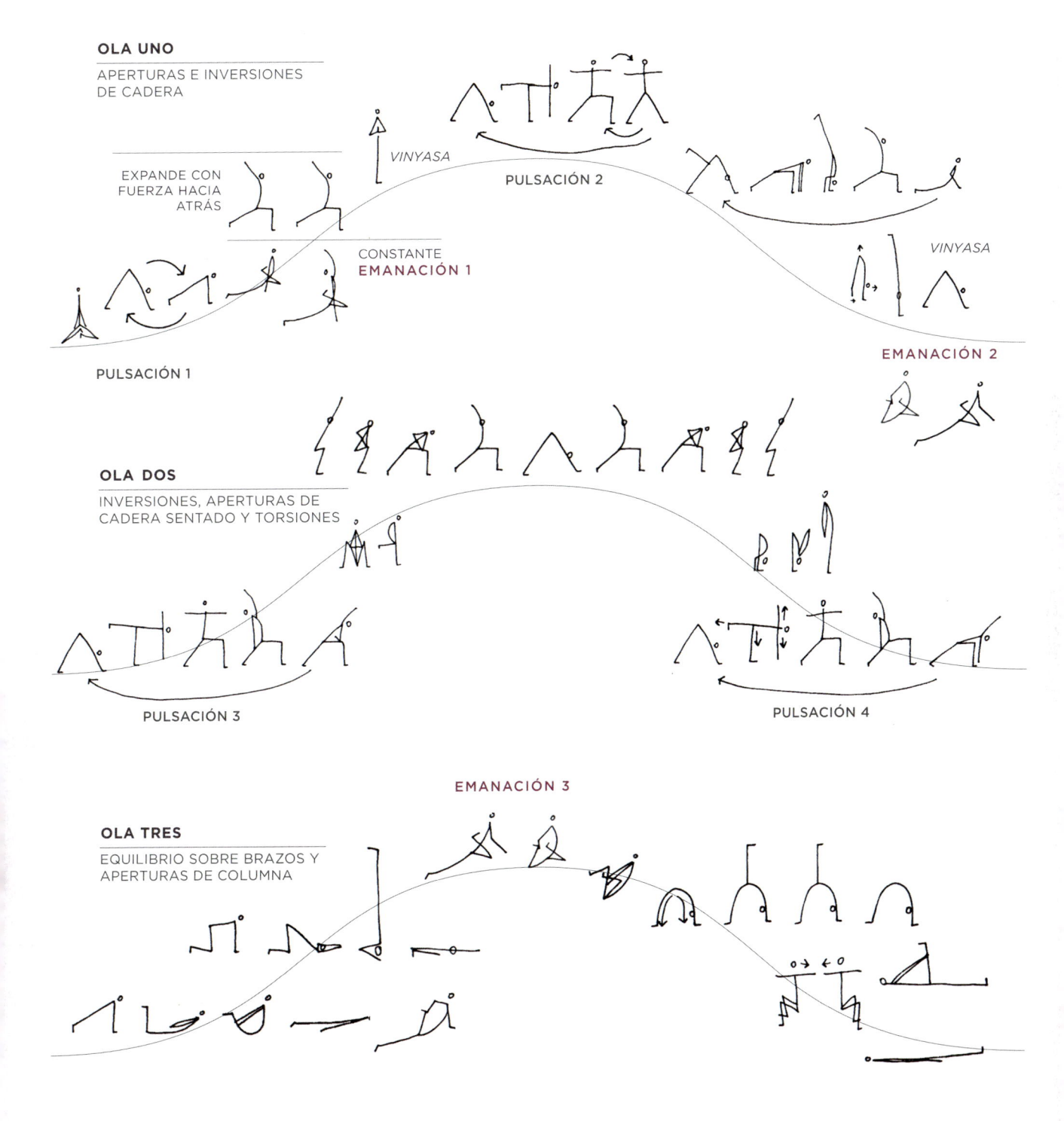

**OLA UNO**
APERTURAS E INVERSIONES DE CADERA

EXPANDE CON FUERZA HACIA ATRÁS

*VINYASA*

PULSACIÓN 2

CONSTANTE
**EMANACIÓN 1**

*VINYASA*

PULSACIÓN 1

**EMANACIÓN 2**

**OLA DOS**
INVERSIONES, APERTURAS DE CADERA SENTADO Y TORSIONES

PULSACIÓN 3

PULSACIÓN 4

**EMANACIÓN 3**

**OLA TRES**
EQUILIBRIO SOBRE BRAZOS Y APERTURAS DE COLUMNA

YOGA: EL ARTE DE LA ATENCIÓN | HAZ QUE TU VIDA SEA UN REFLEJO DE TU PRÁCTICA

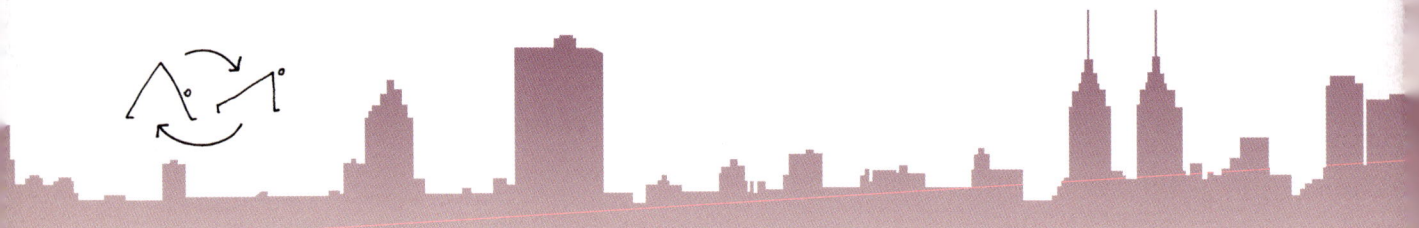

**PULSACIÓN 1**

### de la POSTURA DE LA TABLA a la de PERRO BOCA ABAJO

Empezando en perro boca abajo, ánclate en el suelo con las yemas de los dedos para levantarte con fuerza desde las manos hasta el centro. Desde este, deslízate extendiéndote generosamente hacia abajo a través de las manos; empuja los talones hacia atrás y estira las piernas hasta la postura de la tabla. Mantenlas firmes.

*Exhala al retroceder a la postura del perro boca abajo. Inhala al avanzar a la de la tabla. Échate hacia atrás hasta la postura del perro boca abajo.*

Juega conscientemente con la velocidad de tu movimiento; observa cómo se calienta tu cuerpo, siente toda la extensión de tus extremidades. Respira varias veces hasta que hayas calentado. Vuelve a la postura del perro boca abajo. Desde el corazón, expande hacia abajo a través de las manos durante entre tres y cinco respiraciones.

*Emana de forma constante*

expande
a conciencia

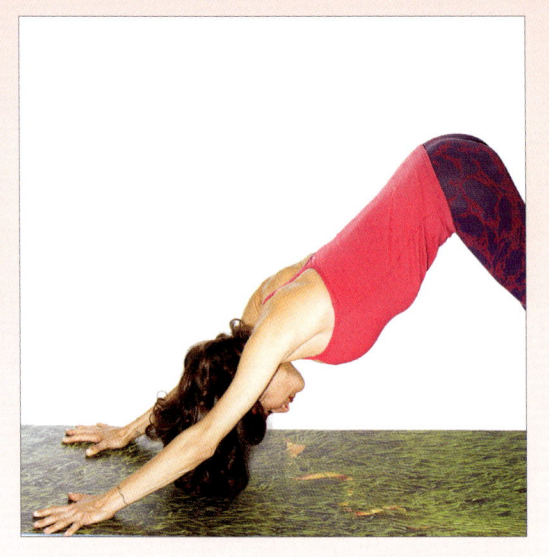

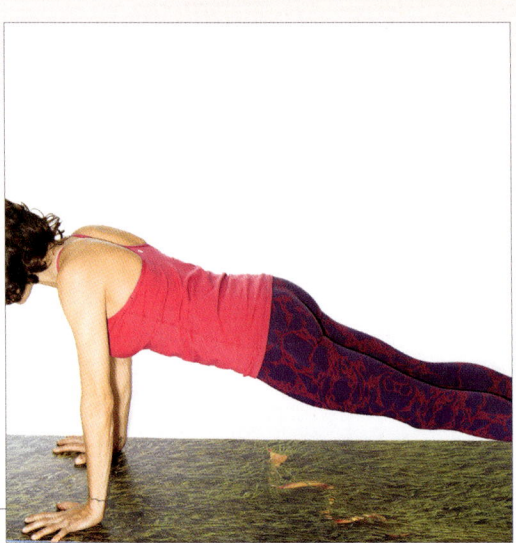

PEACE
♡nadia

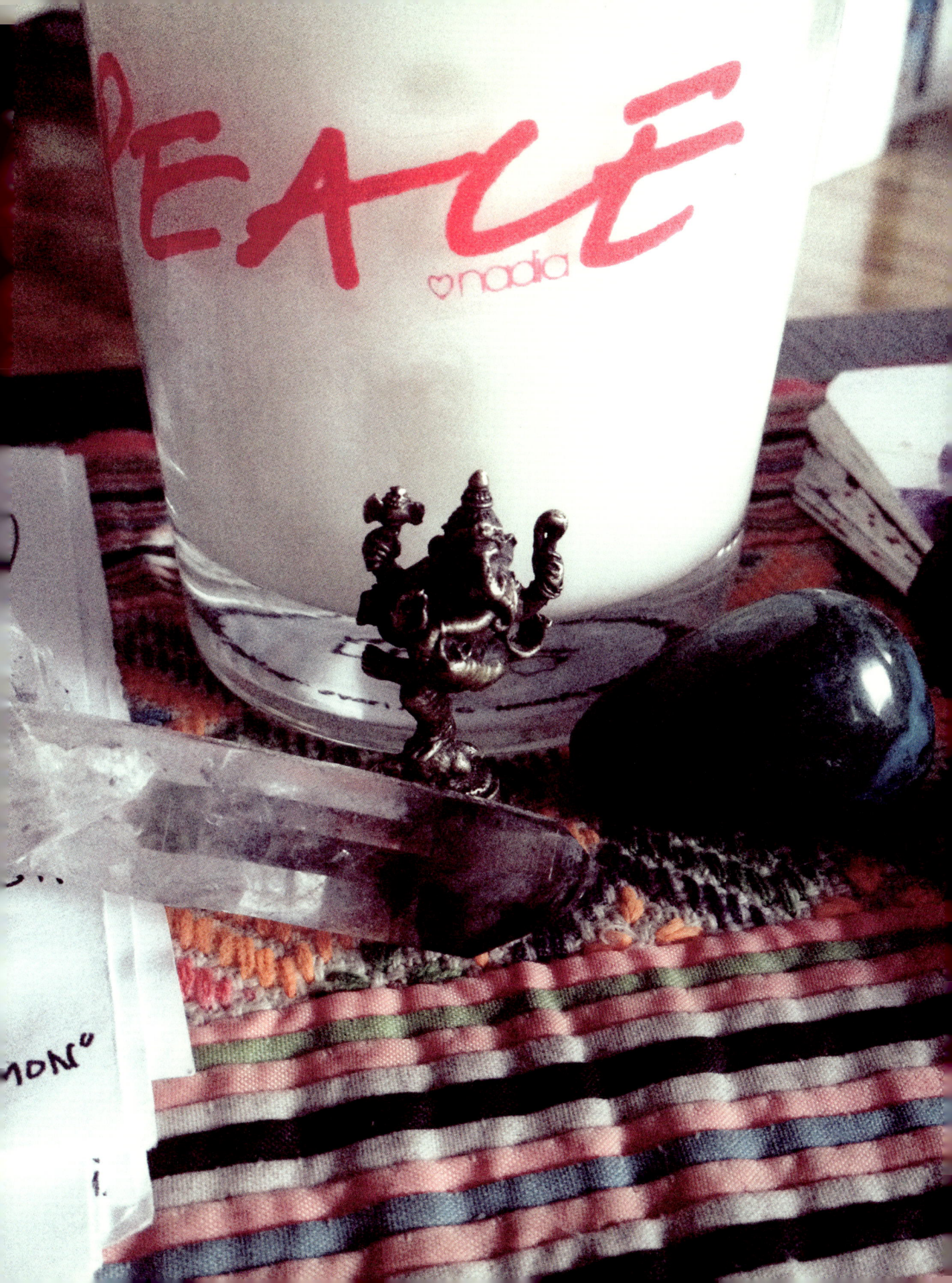

**YOGA: EL ARTE DE LA ATENCIÓN** | HAZ QUE TU VIDA SEA UN REFLEJO DE TU PRÁCTICA

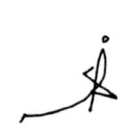

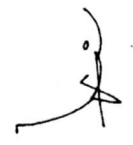

**EXPANDE CON FUERZA**
*VERSUS*
**EMANA CON CONSTANCIA**

*Explora cada esfuerzo*
¿cómo es tu ofrenda?

### EKA PADA RAJAKAPOTASANA | POSTURA DE LA PALOMA

Adelanta la rodilla derecha para preparar la postura. Flexiona los dedos del pie izquierdo, apóyate sobre ellos y presiona el talón hacia atrás. Lleva las manos hacia atrás hasta colocar las yemas de los dedos a la altura de la cadera y mantén la espalda erguida.

Apoya la nalga derecha, eleva la pelvis y alarga el tronco desde la cintura hasta el corazón, prolonga el estiramiento hasta los ojos y relájalos.

Relaja el cuello y llévalo ligeramente hacia atrás. Manteniendo las piernas firmes, emana lentamente, desde la pelvis y a través de ambas rodillas. Poco a poco, aproxima la pelvis al suelo. Con la mano derecha en el suelo, levanta la izquierda al máximo. Inhala y alarga alejando una rodilla de la otra; exhala, y emana con suavidad. Ahora levanta el brazo derecho, en paralelo al izquierdo.

**EXPERIMENTO**: desde la parte inferior de la pelvis, expande con fuerza en un estallido de energía desde ese punto de la pelvis a todos los puntos periféricos. Que el estallido se extienda a través de las extremidades y a toda la habitación, como si estuvieras limpiando tu cuerpo.

Pasa ahora a una apertura más estable y constante. Inhala para llegar al área inferior de la pelvis desde todas las partes periféricas y, mientras exhalas despacio, abre de forma consciente y constante para generar una plácida **EMANACIÓN** de energía: una liberación permanente.

*Haz entre tres y cinco respiraciones. Apoya las manos en el suelo; vuelve a perro boca abajo.*

Adelanta la rodilla izquierda. flexiona los dedos del pie derecho y apóyalos; echa hacia atrás el talón. Lleva las manos hacia atrás hasta colocarlas junto a la cadera. Exploramos el esfuerzo, y cómo se revela en nuestro cuerpo y nuestra vida. Apoya las yemas de los dedos de la mano izquierda en el suelo. Levanta la mano derecha. Une la fuerza de las rodillas para elevarte desde la pelvis, pasando por el corazón, hasta los ojos. Relájalos. Empuja la parte exterior de la cadera derecha hacia el suelo, levanta el brazo izquierdo y ponlo en paralelo con el derecho.

**EXPERIMENTO**: desde el suelo pélvico, lanza un estallido de energía hacia las cuatro extremidades –que hará que las sientas ligeras y dilatadas–. A continuación, emana despacio, como el fuego que, más que quemar, calienta con suavidad y constancia.

Nuestro objetivo es ser más conscientes de cómo compartimos nuestra energía en general: en las posturas y en la vida.

*Lleva las manos al suelo, vuelve a la postura del perro boca abajo.*

**EXPANDE CON FUERZA**

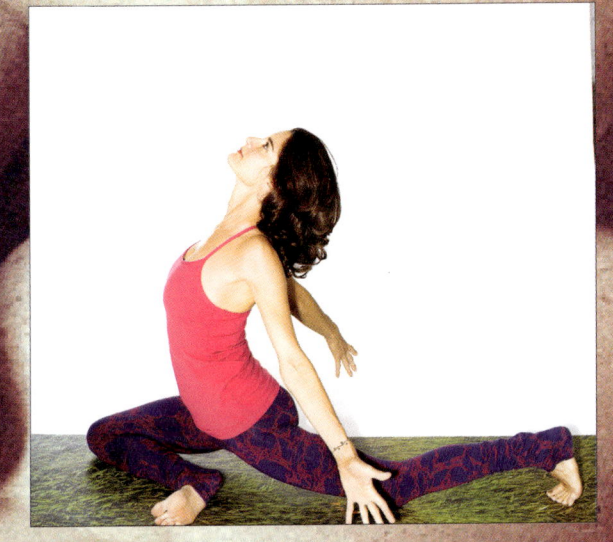

**EMANACIÓN CONSTANTE**

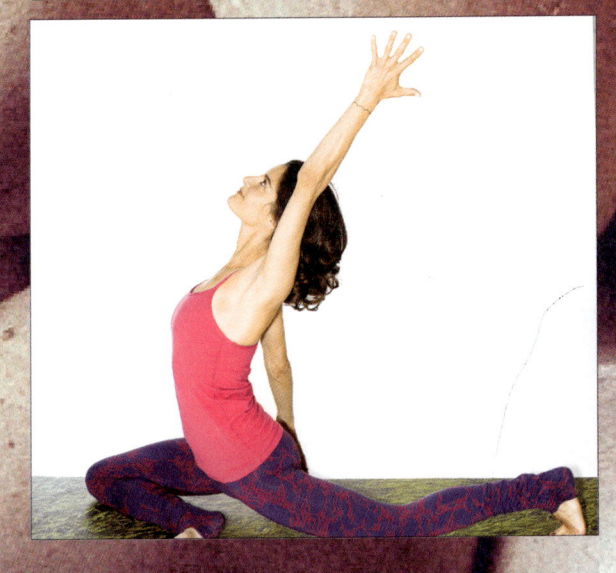

A menudo nos damos cuenta de que hacemos esfuerzos y ofrecimientos que no teníamos intención de hacer. Si hemos decidido conscientemente practicar el yoga, es hora de reconocer de forma consciente —sea de palabra, con la mirada o con la acción— cómo nos ofrecemos al mundo.

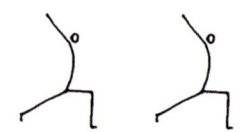

YOGA: EL ARTE DE LA ATENCIÓN | HAZ QUE TU VIDA SEA UN REFLEJO DE TU PRÁCTICA

**EXPANDE CON FUERZA *VERSUS* EMANACIÓN CON CONSTANCIA**

### ANJANEYASANA | POSTURA DE LA LUNA CRECIENTE

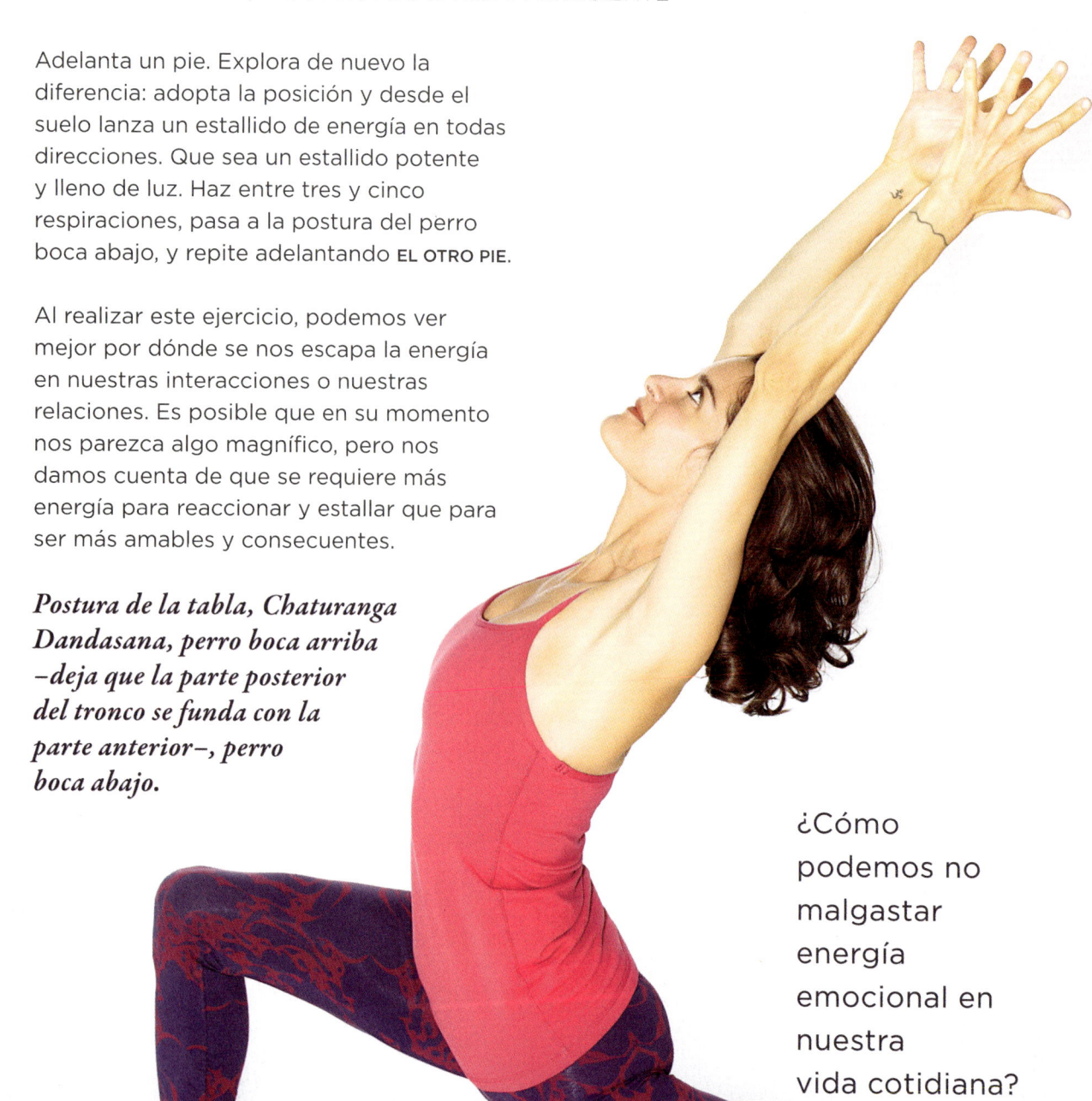

Adelanta un pie. Explora de nuevo la diferencia: adopta la posición y desde el suelo lanza un estallido de energía en todas direcciones. Que sea un estallido potente y lleno de luz. Haz entre tres y cinco respiraciones, pasa a la postura del perro boca abajo, y repite adelantando **EL OTRO PIE**.

Al realizar este ejercicio, podemos ver mejor por dónde se nos escapa la energía en nuestras interacciones o nuestras relaciones. Es posible que en su momento nos parezca algo magnífico, pero nos damos cuenta de que se requiere más energía para reaccionar y estallar que para ser más amables y consecuentes.

*Postura de la tabla, Chaturanga Dandasana, perro boca arriba –deja que la parte posterior del tronco se funda con la parte anterior–, perro boca abajo.*

¿Cómo podemos no malgastar energía emocional en nuestra vida cotidiana?

# VI
## TO BE CENTERED

EL MISMO LADO, SEGUNDA VEZ.

### ANJANEYASANA | POSTURA DE LA LUNA CRECIENTE

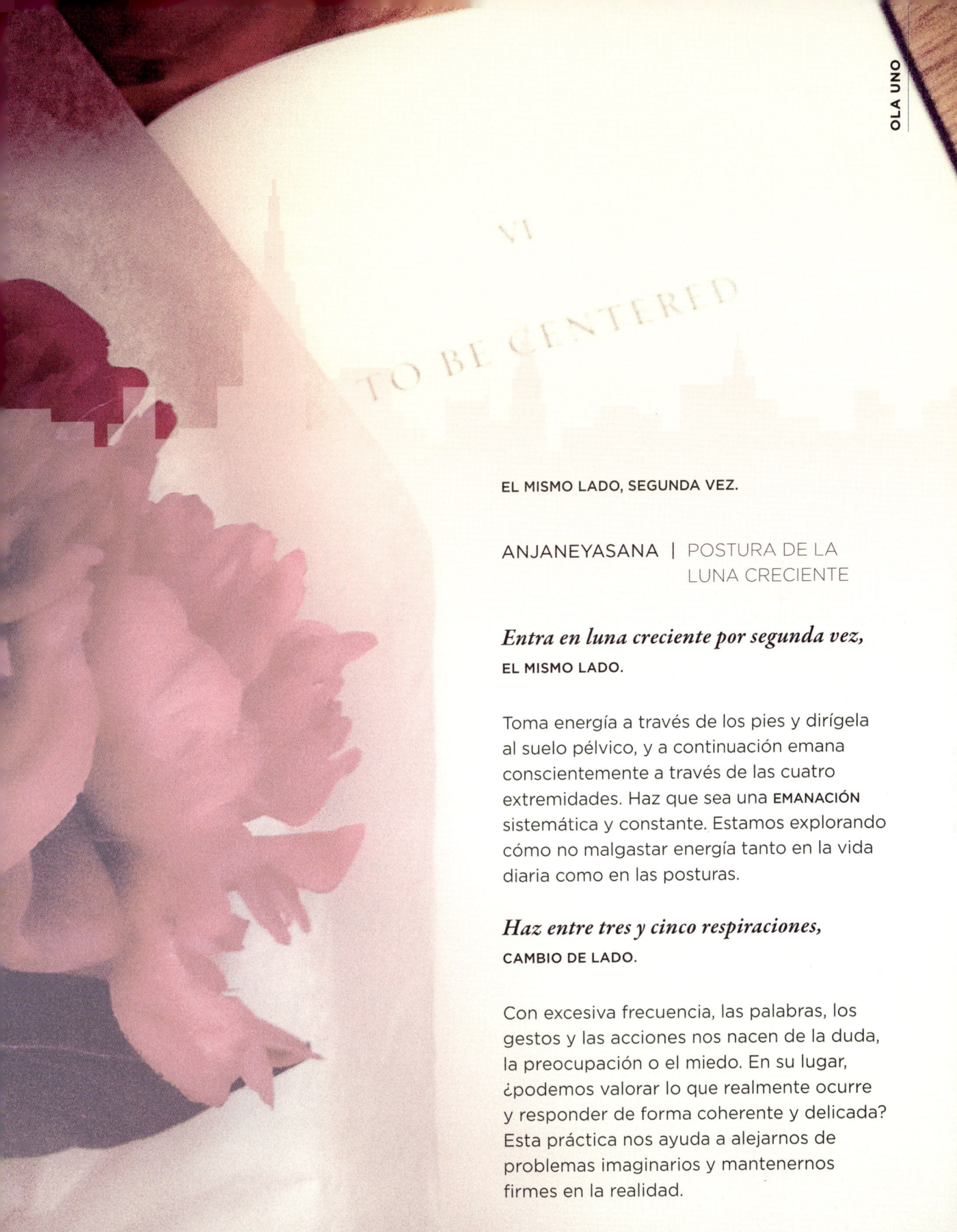

*Entra en luna creciente por segunda vez,*
EL MISMO LADO.

Toma energía a través de los pies y dirígela al suelo pélvico, y a continuación emana conscientemente a través de las cuatro extremidades. Haz que sea una **EMANACIÓN** sistemática y constante. Estamos explorando cómo no malgastar energía tanto en la vida diaria como en las posturas.

*Haz entre tres y cinco respiraciones,*
CAMBIO DE LADO.

Con excesiva frecuencia, las palabras, los gestos y las acciones nos nacen de la duda, la preocupación o el miedo. En su lugar, ¿podemos valorar lo que realmente ocurre y responder de forma coherente y delicada? Esta práctica nos ayuda a alejarnos de problemas imaginarios y mantenernos firmes en la realidad.

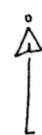

### TADASANA CON ANJALI MUDRA
POSTURA DE LA MONTAÑA CON LAS MANOS EN EL CORAZÓN

De pie con los ojos cerrados. Siente en el cuerpo la resonancia que esta exploración provoca en ti.

¿Te peleas de forma habitual, con los demás o contigo mismo? Este es un ejercicio para explorar una conciencia coherente y sistemática de lo que es. Para practicar una generosa autoayuda y aprender a expresarte desde un espacio muy firme y seguro.

*Mantén la conexión con tus cimientos; las manos en la esterilla. Postura de la tabla, Chaturanga Dandasana, perro boca arriba. Exhala y vuelve a perro boca abajo.*

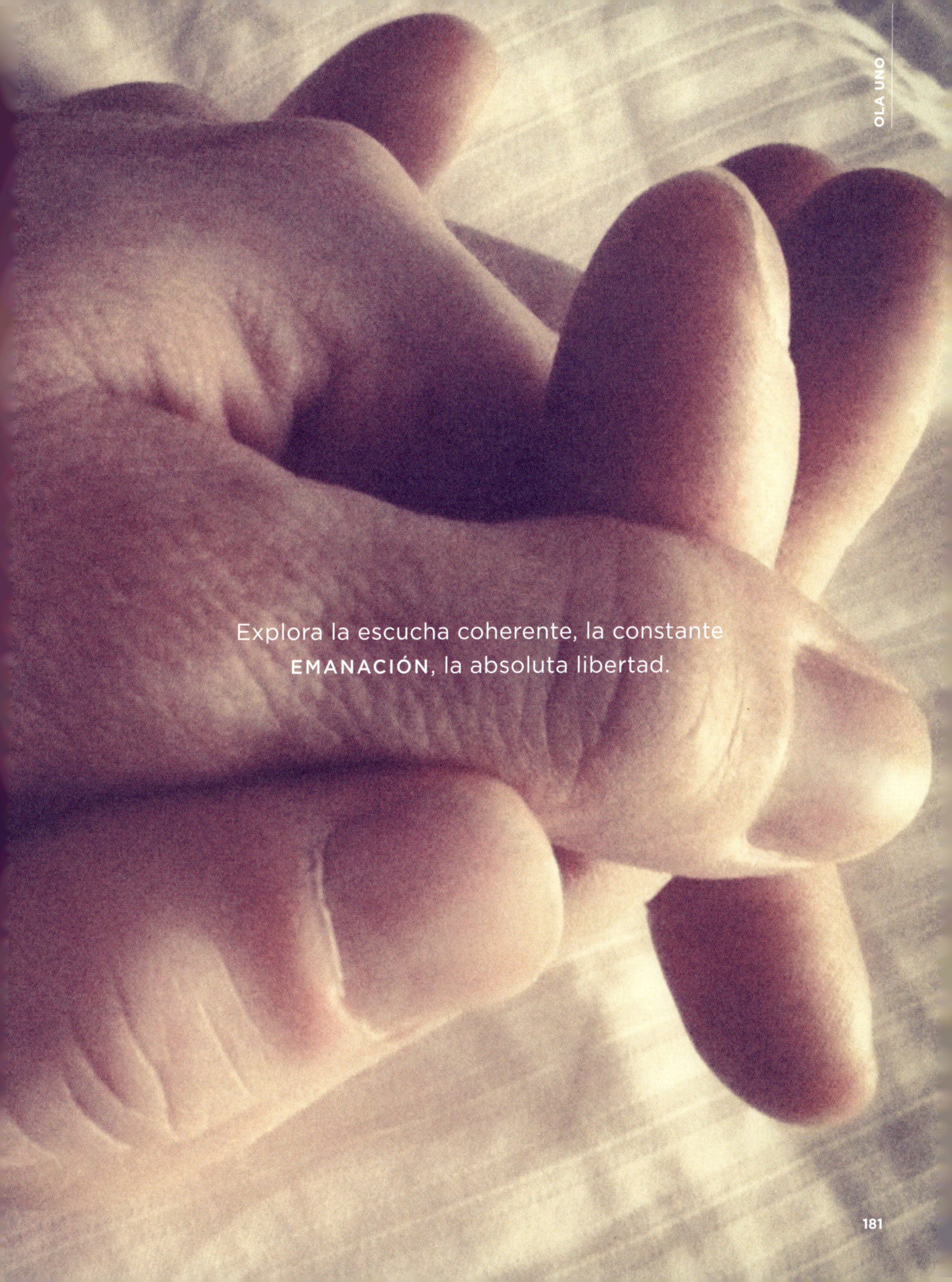

Explora la escucha coherente, la constante **EMANACIÓN**, la absoluta libertad.

**YOGA: EL ARTE DE LA ATENCIÓN** | HAZ QUE TU VIDA SEA UN REFLEJO DE TU PRÁCTICA

**PULSACIÓN 2**

de **ARDHA CHANDRASANA** | POSTURA DE LA MEDIA LUNA
a **VIRABHADRASANA II** | POSTURA DEL GUERRERO II

Adopta la postura de la media luna, sobre el pie derecho. Reúne la energía de todos los puntos distales y llévala al suelo pélvico; siente esa fuerza en tu cuerpo. Desde este punto, con velocidad e intensidad uniformes en todas las extremidades, expande suavemente. Relaja los dedos de los pies.

Baja la mano izquierda a la cintura, manteniendo firme la pierna, muy despacio, lleva el pie al extremo posterior de la esterilla para la postura del guerrero II. Flexiona a fondo la rodilla delantera.

Inhala y estira al máximo la pierna delantera; exhala y emana uniformemente para flexionarla de nuevo.

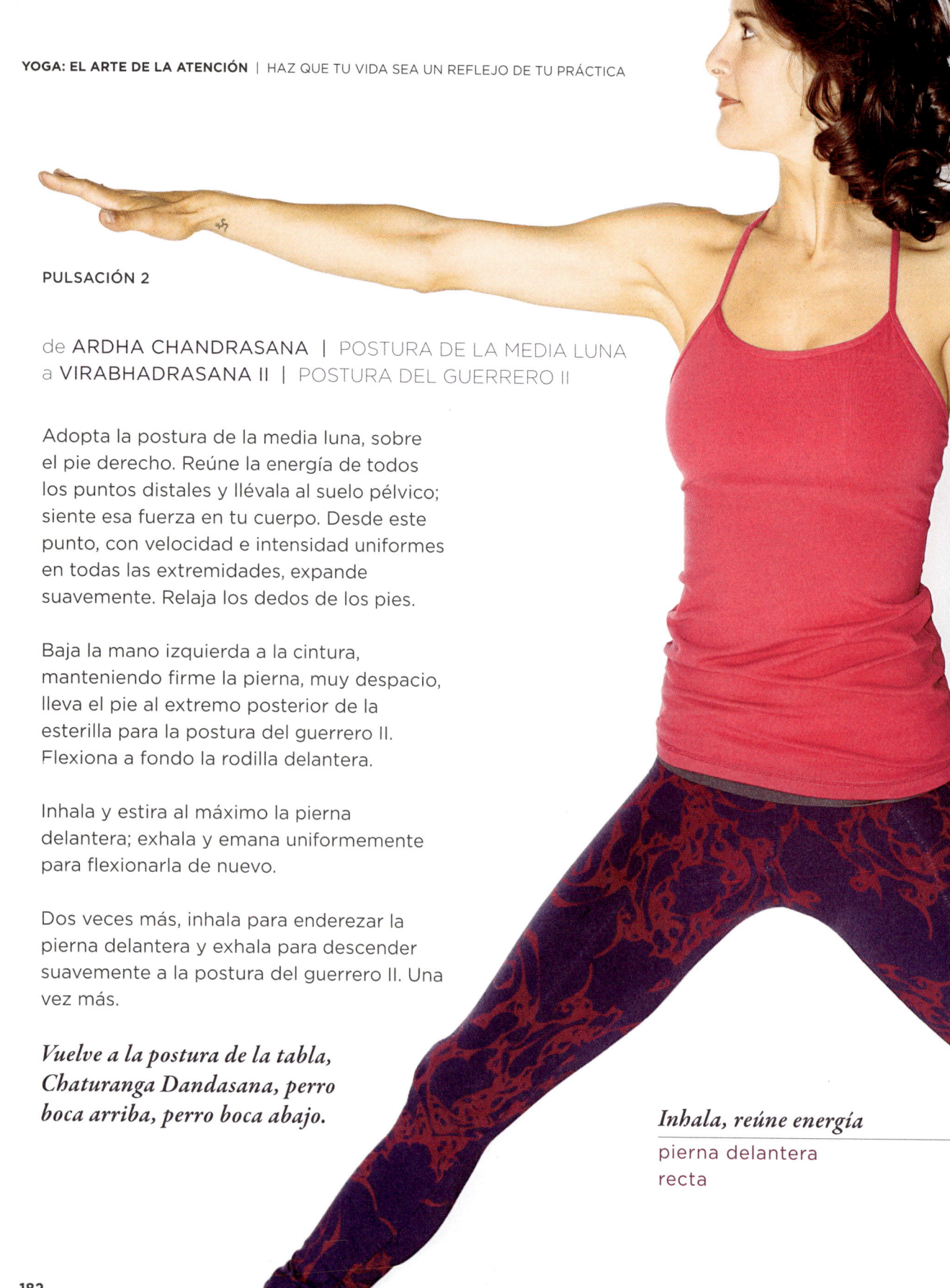

Dos veces más, inhala para enderezar la pierna delantera y exhala para descender suavemente a la postura del guerrero II. Una vez más.

*Vuelve a la postura de la tabla, Chaturanga Dandasana, perro boca arriba, perro boca abajo.*

*Inhala, reúne energía*
pierna delantera
recta

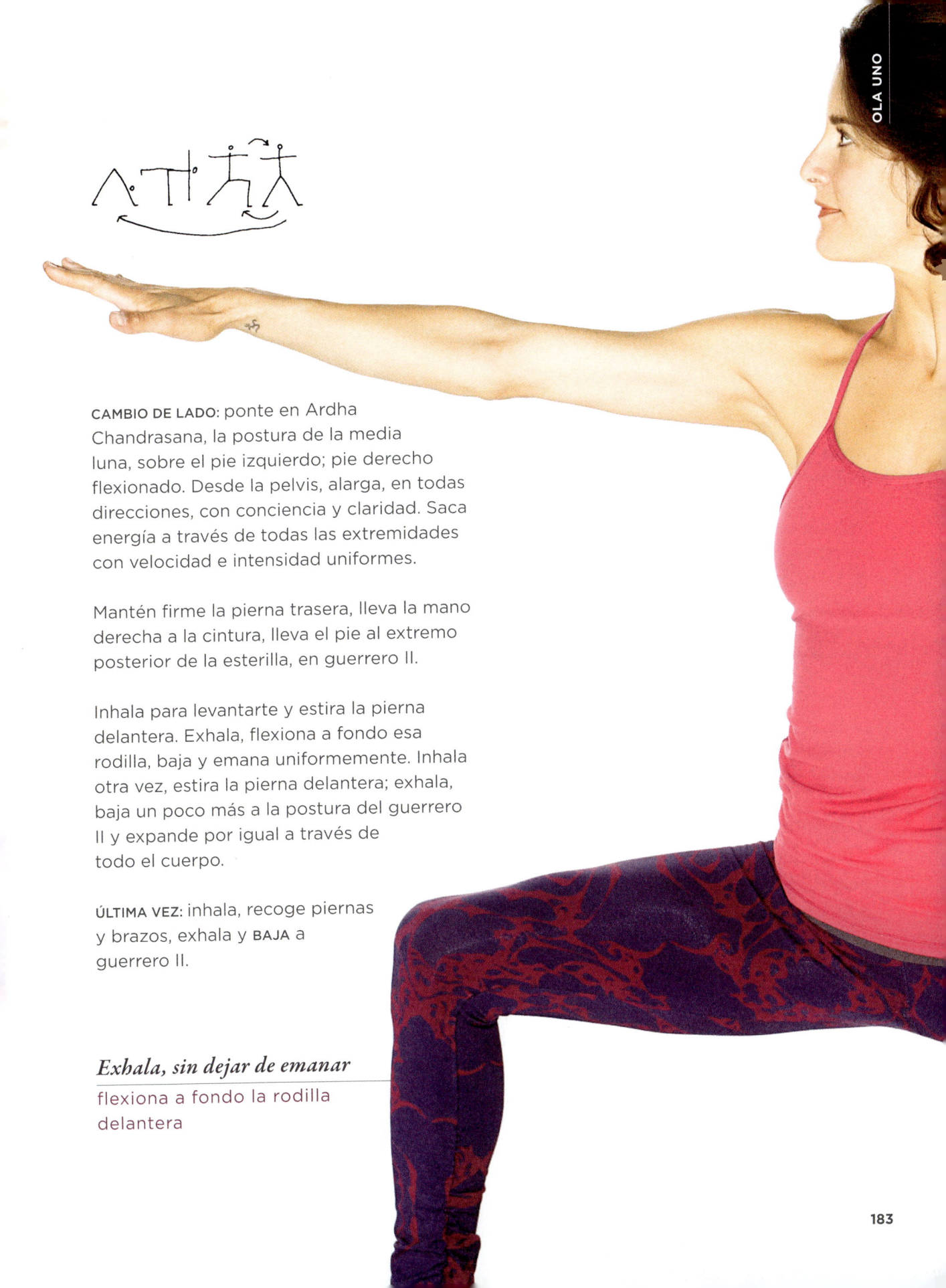

**CAMBIO DE LADO:** ponte en Ardha Chandrasana, la postura de la media luna, sobre el pie izquierdo; pie derecho flexionado. Desde la pelvis, alarga, en todas direcciones, con conciencia y claridad. Saca energía a través de todas las extremidades con velocidad e intensidad uniformes.

Mantén firme la pierna trasera, lleva la mano derecha a la cintura, lleva el pie al extremo posterior de la esterilla, en guerrero II.

Inhala para levantarte y estira la pierna delantera. Exhala, flexiona a fondo esa rodilla, baja y emana uniformemente. Inhala otra vez, estira la pierna delantera; exhala, baja un poco más a la postura del guerrero II y expande por igual a través de todo el cuerpo.

**ÚLTIMA VEZ:** inhala, recoge piernas y brazos, exhala y **BAJA** a guerrero II.

*Exhala, sin dejar de emanar*
flexiona a fondo la rodilla delantera

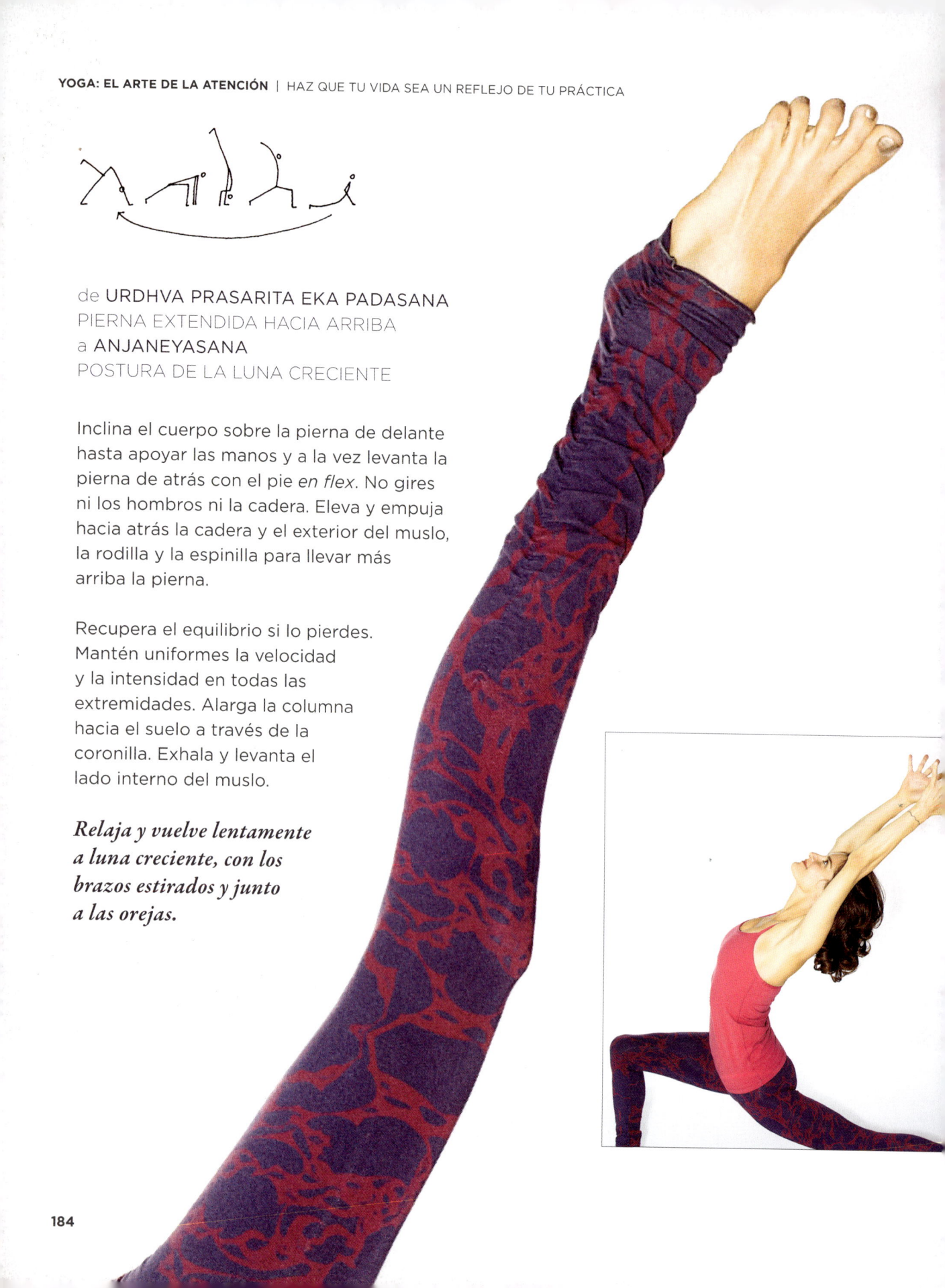

**YOGA: EL ARTE DE LA ATENCIÓN** | HAZ QUE TU VIDA SEA UN REFLEJO DE TU PRÁCTICA

de **URDHVA PRASARITA EKA PADASANA**
PIERNA EXTENDIDA HACIA ARRIBA
a **ANJANEYASANA**
POSTURA DE LA LUNA CRECIENTE

Inclina el cuerpo sobre la pierna de delante hasta apoyar las manos y a la vez levanta la pierna de atrás con el pie *en flex*. No gires ni los hombros ni la cadera. Eleva y empuja hacia atrás la cadera y el exterior del muslo, la rodilla y la espinilla para llevar más arriba la pierna.

Recupera el equilibrio si lo pierdes. Mantén uniformes la velocidad y la intensidad en todas las extremidades. Alarga la columna hacia el suelo a través de la coronilla. Exhala y levanta el lado interno del muslo.

*Relaja y vuelve lentamente a luna creciente, con los brazos estirados y junto a las orejas.*

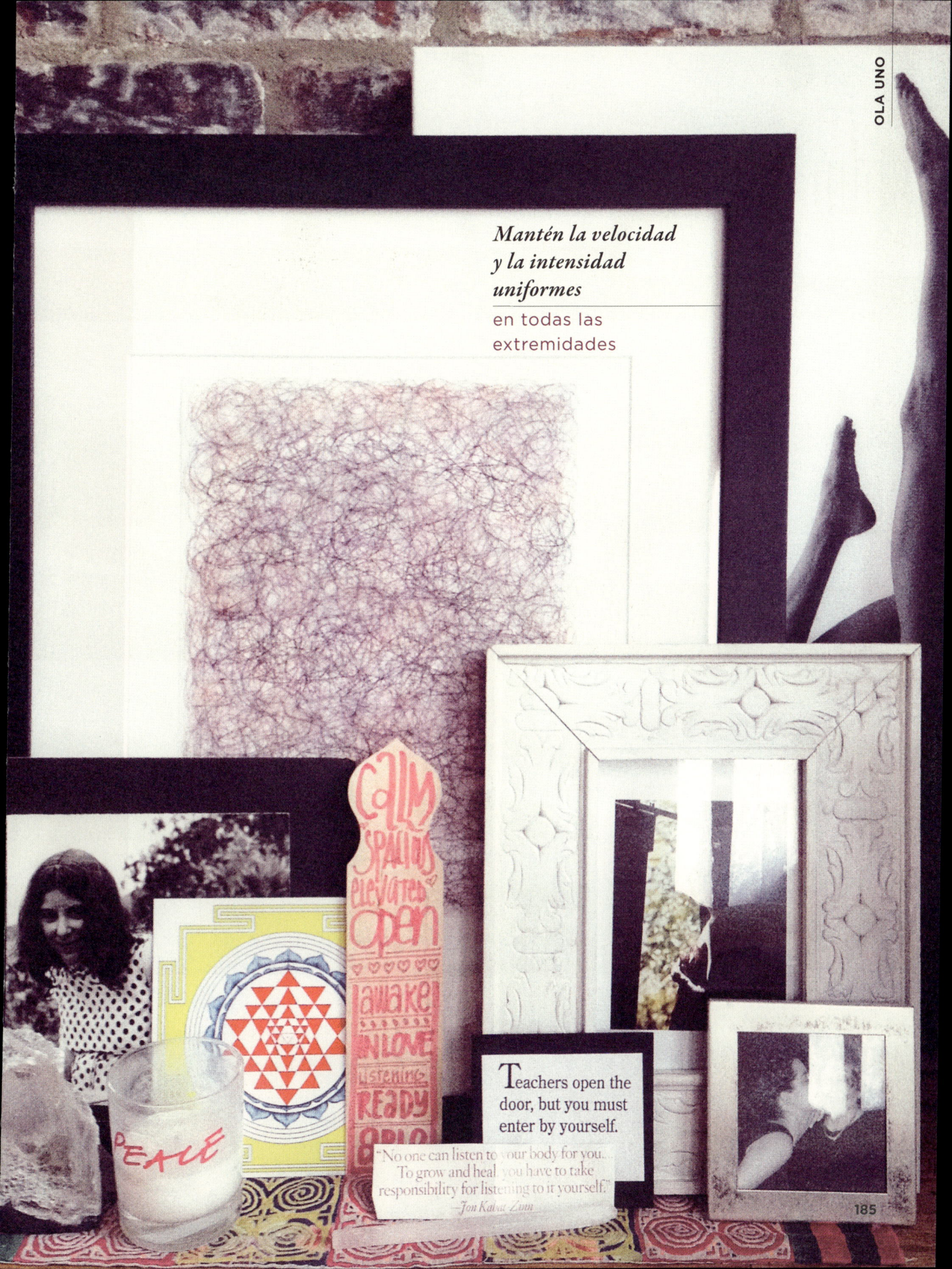

*Mantén la velocidad y la intensidad uniformes* en todas las extremidades

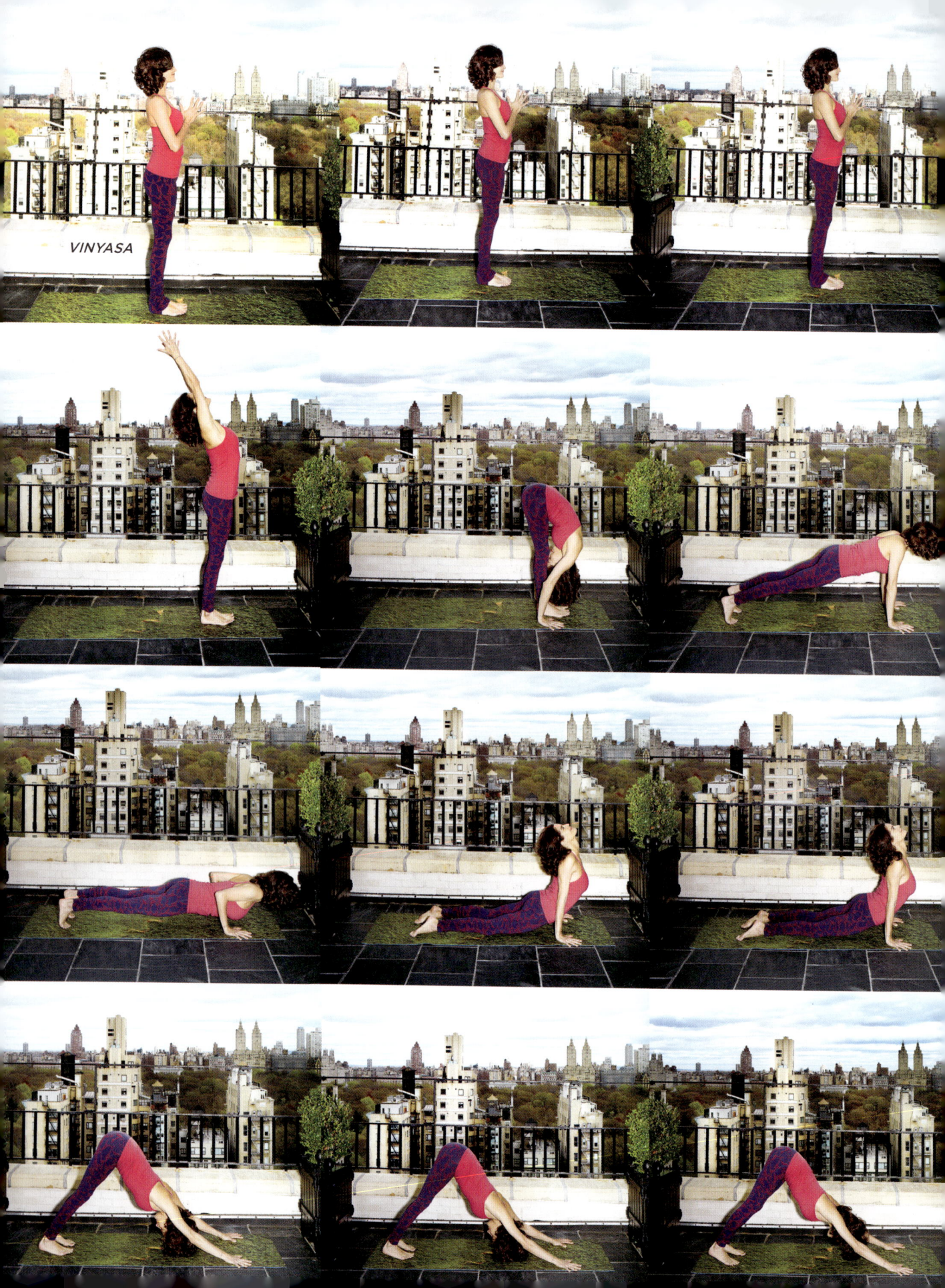

VINYASA

*Emanar energía*
uniformemente

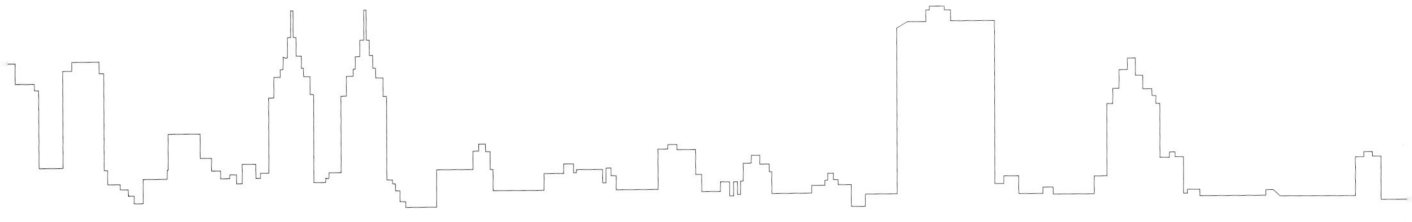

Piensa en alguna situación en que hagas demasiado y pierdas energía. Con esa situación en la mente, practica la emanación uniforme de energía en esta postura. Sobre la esterilla, practica la uniformidad en tu interior para llegar a ser coherente en cualquier circunstancia.

Durante toda esta *vinyasa* (transición entre dos posturas) de principio a fin, emana energía uniformemente.

**Vinyasa** *al* SEGUNDO LADO.

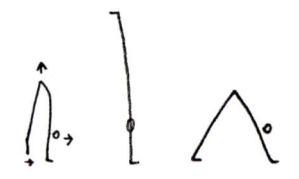

YOGA: **EL ARTE DE LA ATENCIÓN** | HAZ QUE TU VIDA SEA UN REFLEJO DE TU PRÁCTICA

**VRKSASANA**
POSTURA INVERTIDA
SOBRE LAS MANOS

Desde perro boca abajo, adelanta un poco los pies y levanta los talones apoyándote en los dedos. Lleva el corazón hacia delante, por encima de las manos. Eleva la zona abdominal todo lo que puedas y mira hacia las manos, con los hombros por delante de estas. **SONRÍE**. Emana de forma constante. Carga el peso hacia adelante y levanta los glúteos; respirando y sonriendo, las nalgas quedan ahora por encima de los hombros… **ELEVA LAS PIERNAS**… Una última respiración.

*Ve bajando lentamente. Perro boca abajo.*

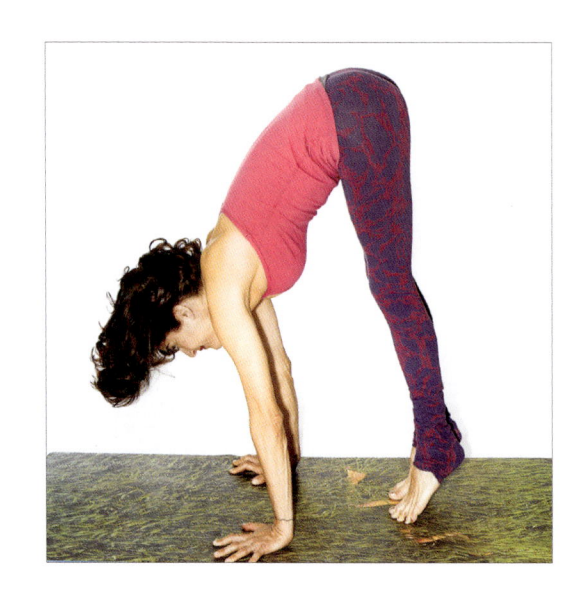

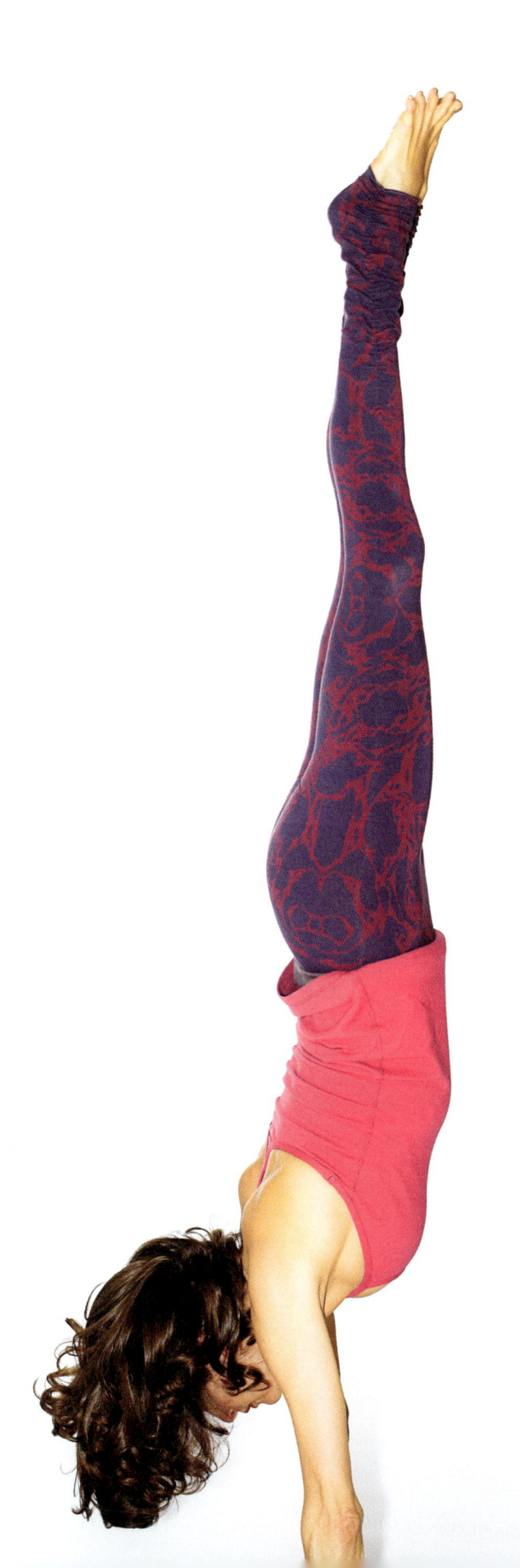

OLA UNO

189

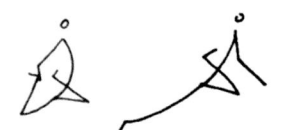

YOGA: EL ARTE DE LA ATENCIÓN | HAZ QUE TU VIDA SEA UN REFLEJO DE TU PRÁCTICA

**EMANACIÓN 2**

EKA PADA RAJAKAPOTASANA | POSTURA DE LA PALOMA CON ESTIRAMIENTO DE MUSLOS

Adelanta la rodilla derecha. Dobla la izquierda y con la mano izquierda sujeta el lado externo de tu tobillo izquierdo para estirar el muslo. Coloca la punta de los dedos de la mano derecha junto a la cadera derecha. Lleva con fuerza el muslo izquierdo hacia el talón delantero, y baja el talón derecho hacia la nalga posterior.

Echa el omóplato izquierdo hacia atrás y hacia abajo, gira la mano izquierda y sujeta la punta del pie de manera que los dedos de la mano queden alineados con los del pie.

Abre todo lo que puedas el glúteo izquierdo y lleva el talón izquierdo hacia él. Coloca la mano derecha sobre el muslo derecho. Desde el suelo pélvico, expande lentamente por todo el cuerpo. Sigue ensanchando el glúteo izquierdo y empuja el derecho hacia atrás y hacia abajo. **SONRÍE**. Echa hacia atrás el cuello.

Observa cualquier incoherencia de energía (por ejemplo, si un punto está tenso y otro, lleno de oxígeno). Emana consciente y constantemente en todas direcciones desde el suelo pélvico. Deja que esa consciencia impregne tu comportamiento con los demás; que se refleje en tu mirada y en los músculos de tu cara.

*Haz entre tres y cinco respiraciones. Suelta lentamente hasta apoyarte en los codos. Perro boca abajo.*

**CAMBIO DE LADO:** adelanta la rodilla izquierda. Dobla la derecha; con la mano derecha sujeta el lado externo del tobillo. Apoya las yemas de los dedos de la mano izquierda en el suelo, junto a la cadera izquierda. Lleva el muslo derecho hacia el talón delantero y el talón trasero hacia la nalga trasera.

Echa el omóplato derecho hacia atrás y hacia abajo, gira la mano derecha y sujeta la punta del pie de manera que los dedos de la mano queden alineados con los del pie.

Abre todo lo que puedas el glúteo derecho y baja el talón. Pon la mano izquierda sobre el muslo izquierdo; emana lentamente. Sigue ensanchando el glúteo derecho y empuja el izquierdo hacia atrás y hacia abajo.

*Haz entre tres y cinco respiraciones, y a continuación baja hasta apoyarte en los codos.*

Estamos cultivando y ofreciendo lo que es cálido y reparador: lo que no consume ni debilita. Podemos ser más coherentes en nuestra manera de compartir y ofrecer nuestra energía. El sosiego siempre está a nuestro alcance; podemos permanecer en él.

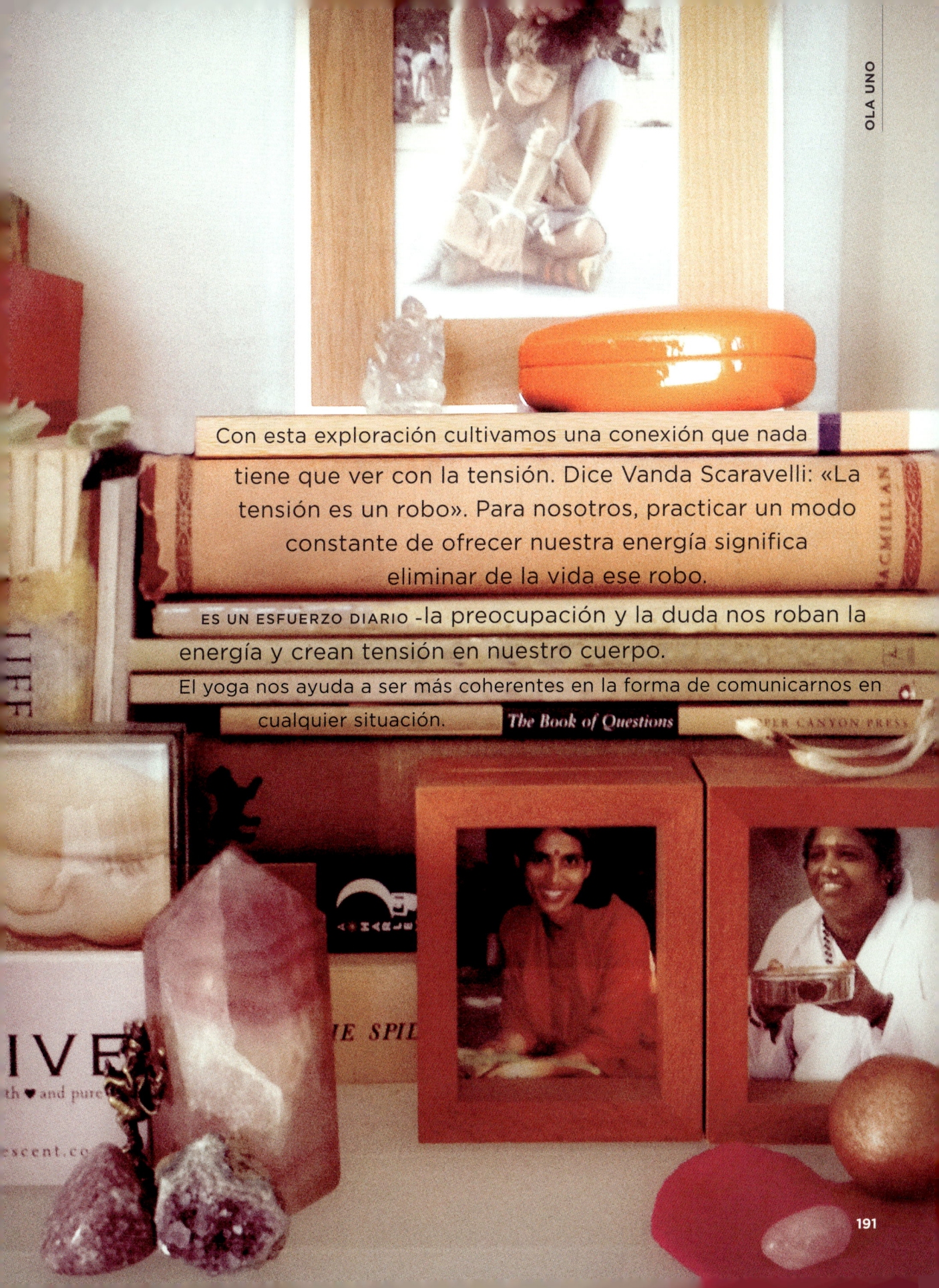

Con esta exploración cultivamos una conexión que nada tiene que ver con la tensión. Dice Vanda Scaravelli: «La tensión es un robo». Para nosotros, practicar un modo constante de ofrecer nuestra energía significa eliminar de la vida ese robo.

ES UN ESFUERZO DIARIO -la preocupación y la duda nos roban la energía y crean tensión en nuestro cuerpo.
El yoga nos ayuda a ser más coherentes en la forma de comunicarnos en cualquier situación.

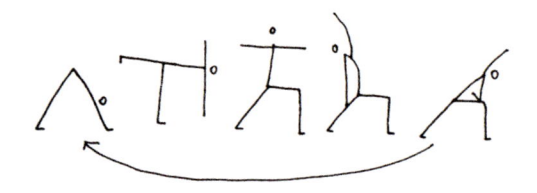

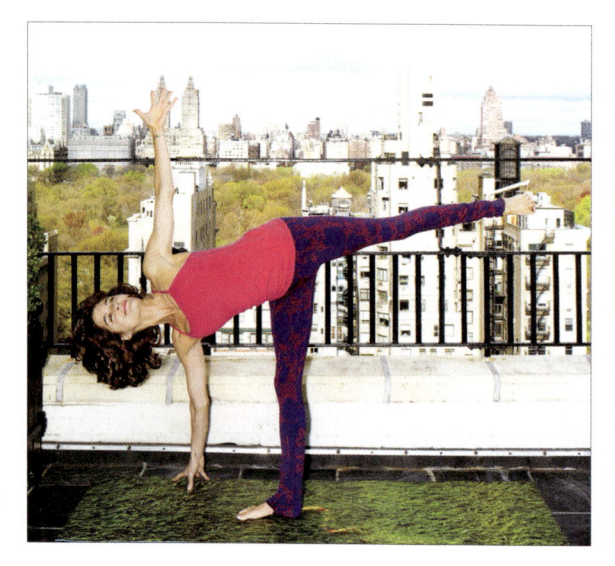

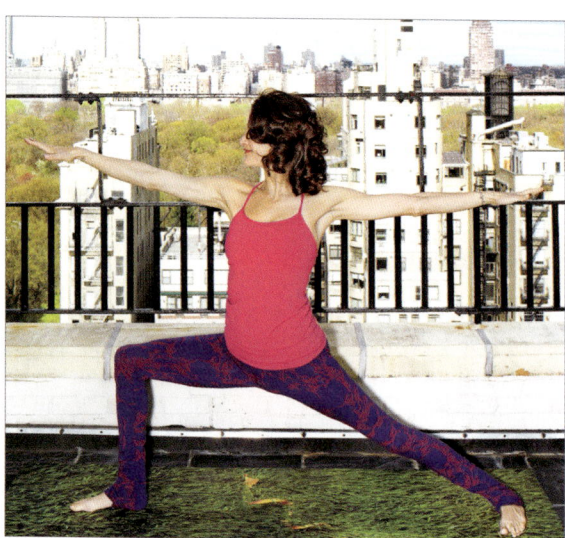

YOGA: EL ARTE DE LA ATENCIÓN | HAZ QUE TU VIDA SEA UN REFLEJO DE TU PRÁCTICA

**PULSACIÓN 3**

### ARDHA CHANDRASANA
POSTURA DE LA MEDIA LUNA

Expande desde el suelo pélvico en todas direcciones, uniforme y constantemente. Observa qué extremidades reciben más atención; practica la constancia y la uniformidad, en todas direcciones.

### VIRABHADRASANA II
POSTURA DEL GUERRERO II

Ánclate con el pie posterior y flexiona a fondo la rodilla anterior. Detecta dónde no estás presente y emana energía ahí, en un flujo constante.

*EMANACIÓN constante*
por todo tu ser

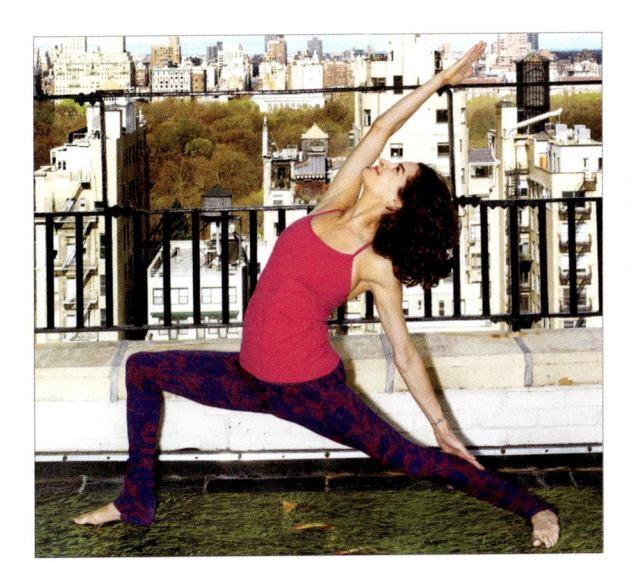

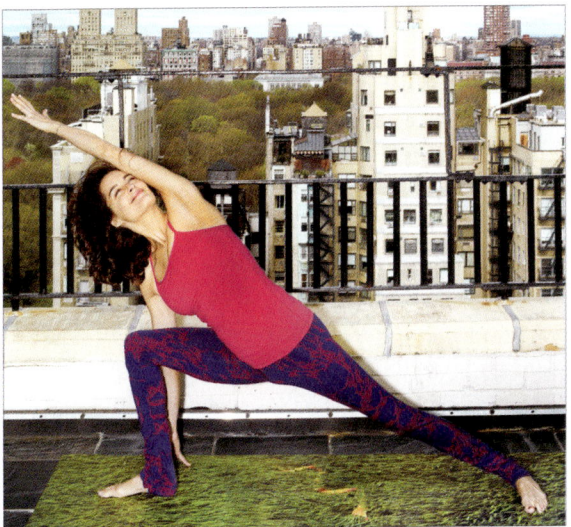

### VIPARITA VIRABHADRASANA II
POSTURA DEL GUERRERO INVERTIDO II

Siente dónde se acumula la energía; expándela con mayor uniformidad por todo el cuerpo. Sigue emanando en un flujo constante, en todas direcciones.

### UTTHITA PARSVAKONASANA
POSTURA DEL ÁNGULO LATERAL

Compara los dos pies: ¿puedes repartir mejor el peso entre ellos? Al reunir energía de los pies y llevarla al centro, ¿puedes redistribuirla uniformemente por todo el cuerpo?

*Vuelve a perro boca abajo.*

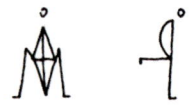

YOGA: EL ARTE DE LA ATENCIÓN | HAZ QUE TU VIDA SEA UN REFLEJO DE TU PRÁCTICA

### de MALASANA | POSTURA DE LA GUIRNALDA a BAKASANA | POSTURA DEL CUERVO

En cuclillas presiona los pies contra el suelo y las rodillas hacia fuera, empujando con los codos, y alarga la columna. Cierra los ojos, respira y siente la estabilidad.

Coloca las rodillas sobre los codos para la postura del cuervo. Inhala al trasladar el peso hacia adelante y dobla los codos; exhala para levantar los pies, endereza los brazos y eleva la parte posterior del cuerpo. Inhala y dobla los codos para bajar; exhala, salta a Chaturanga Dandasana, perro boca arriba, perro boca abajo.

En nuestros cuerpos cada día es diferente. Podemos observar dónde se bloquea la energía y podemos utilizar la **EMANACIÓN** constante para equilibrar la forma de ofrecernos en cualquier postura o en cualquier cosa que hagamos.

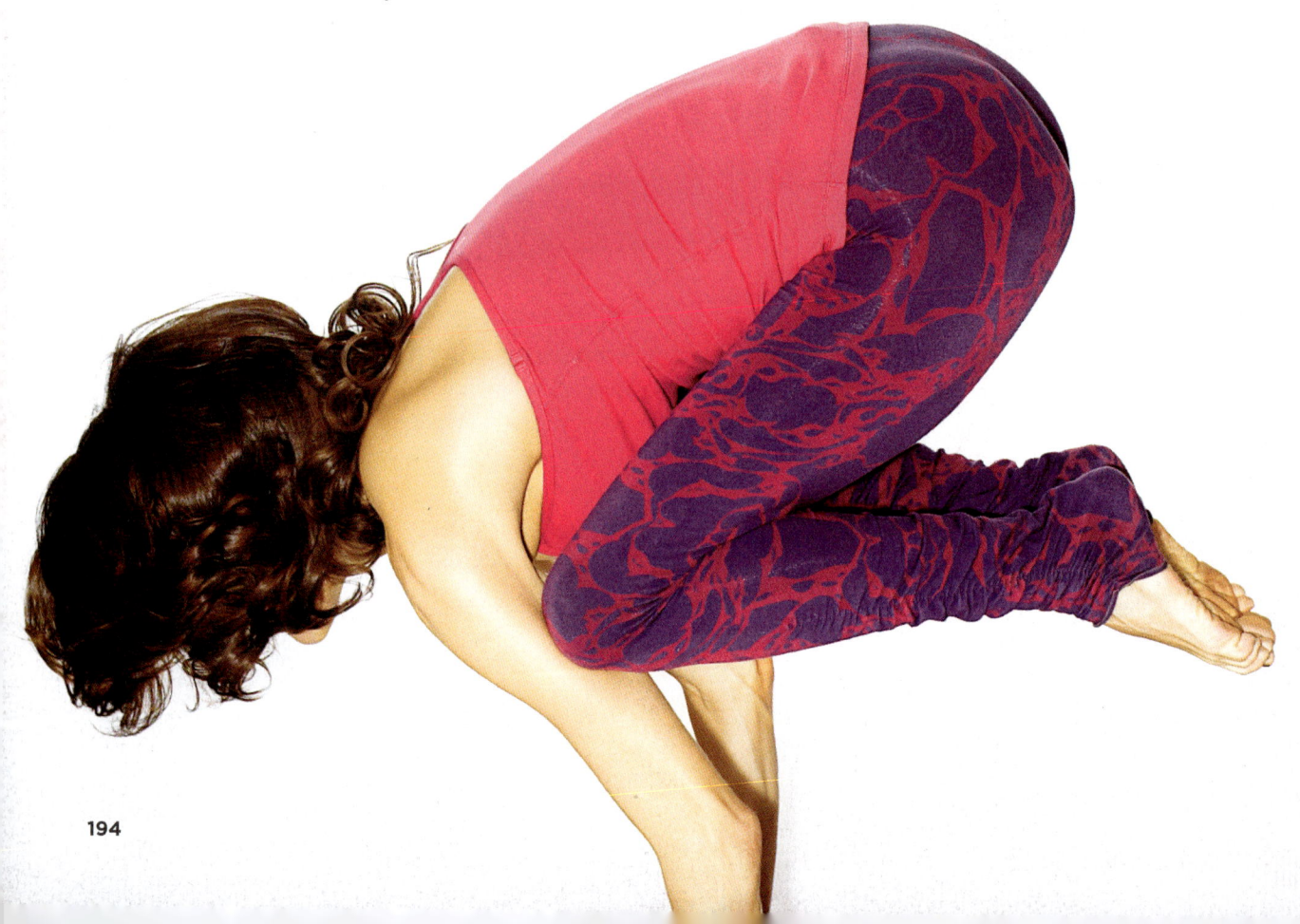

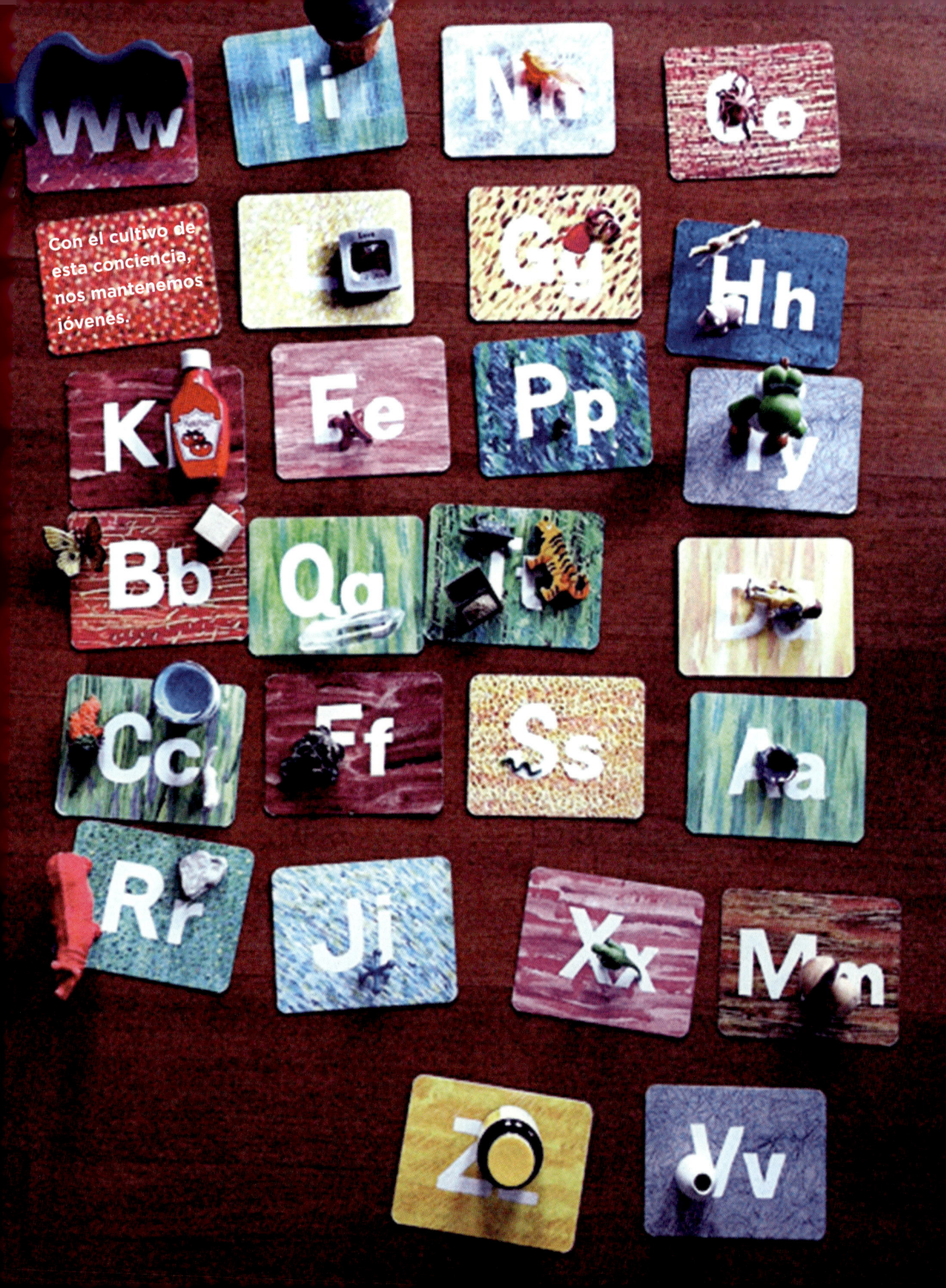

Con el cultivo de esta conciencia, nos mantenemos jóvenes.

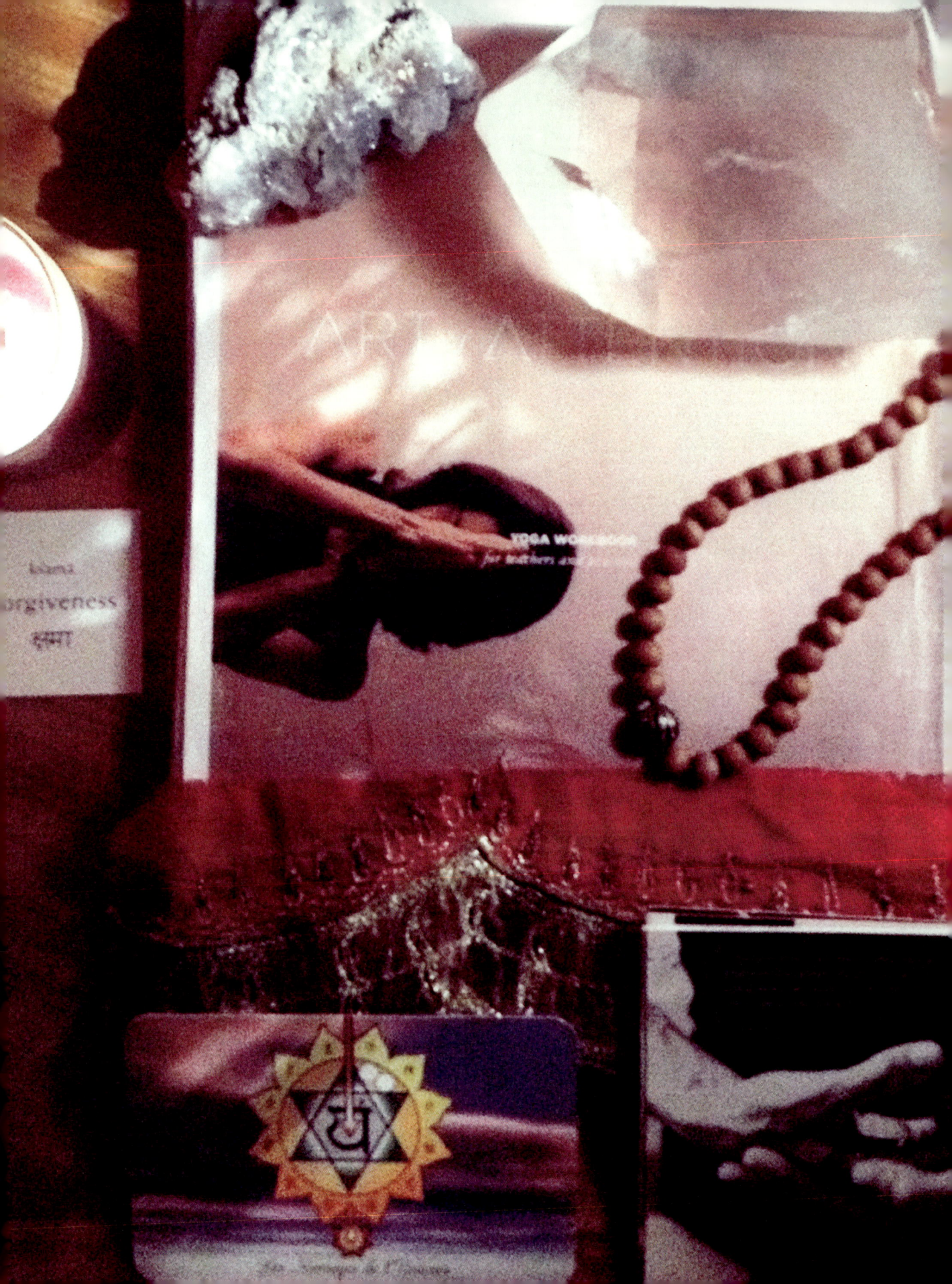

OLA DOS

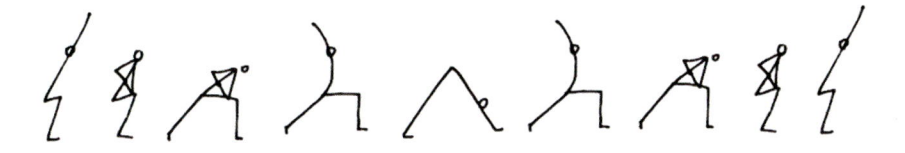

**de PARIVRITTA UTKATASANA CON ANJALI MUDRA**
POSTURA DE LA SILLA CON TORSIÓN CON LAS MANOS EN EL CORAZÓN
**a PARIVRITTA ANJANEYASANA CON ANJALI MUDRA**
POSTURA DE LUNA CRECIENTE CON TORSIÓN CON LAS MANOS EN EL CORAZÓN

Desde Tadasana, dobla las rodillas para la postura de la silla. Baja las manos a posición de plegaria, gírate a un lado, asegurándote de que las rodillas y las caderas están a la misma altura y paralelas. Emana uniformemente a través de tus extremidades; siente cómo se van relajando la cara, la frente, el tercer ojo.

*Mantén el espacio y la estabilidad, y sitúa el pie contrario en el extremo posterior de la esterilla.*

Presiona las manos suavemente en posición de plegaria. Deshaz la torsión, alarga el abdomen y expande desde la pelvis uniformemente en todas direcciones. Inclina la espalda hacia atrás ligeramente.

*Manos a la esterilla; postura de la tabla, Chaturanga Dandasana, perro boca arriba, perro boca abajo.*

Adelanta el otro pie, pasa a luna creciente, con las manos en posición de plegaria, y gira al otro lado; respira uniformemente durante toda la secuencia. Adelanta el pie de atrás y ve a la postura de la silla, con las rodillas y las caderas paralelas.

*Inhala al subir, exhala al plegarte.*

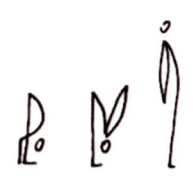

de **UTTANASANA** | POSTURA DE PINZA HACIA DELANTE CON LAS MANOS ENTRELAZADAS a **TADASANA** | POSTURA DE LA MONTAÑA

Entrelaza los brazos a la espalda y expande uniformemente a través de todo el cuerpo. Deja que la apertura llegue a las áreas periféricas a las que rara vez accedes. Empuja los omóplatos como si quisieran tocarse; abre el corazón uniforme y equilibradamente. Con las piernas firmes, inhala e incorpórate. Exhala y baja las manos, a los lados, con las palmas hacia delante.

*Siente el dulce sosiego de tu cuerpo.*

Cada vez que nos equilibramos así interiormente, incluso durante una conversación, se produce un cambio, en nosotros y en quienes están a nuestro alrededor.

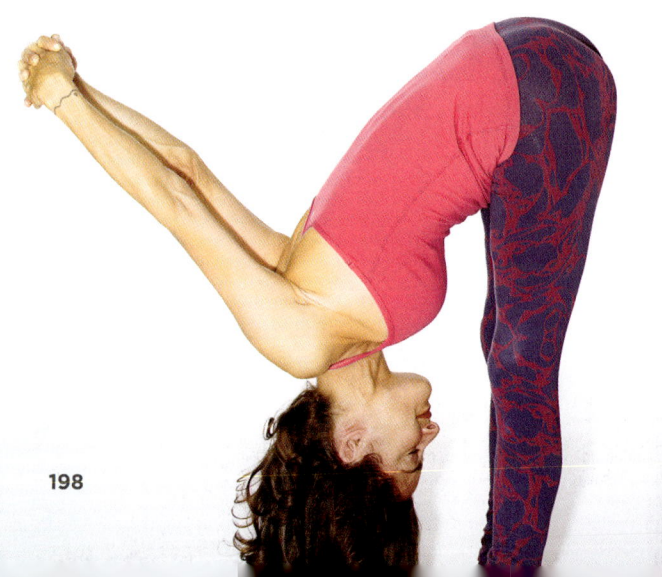

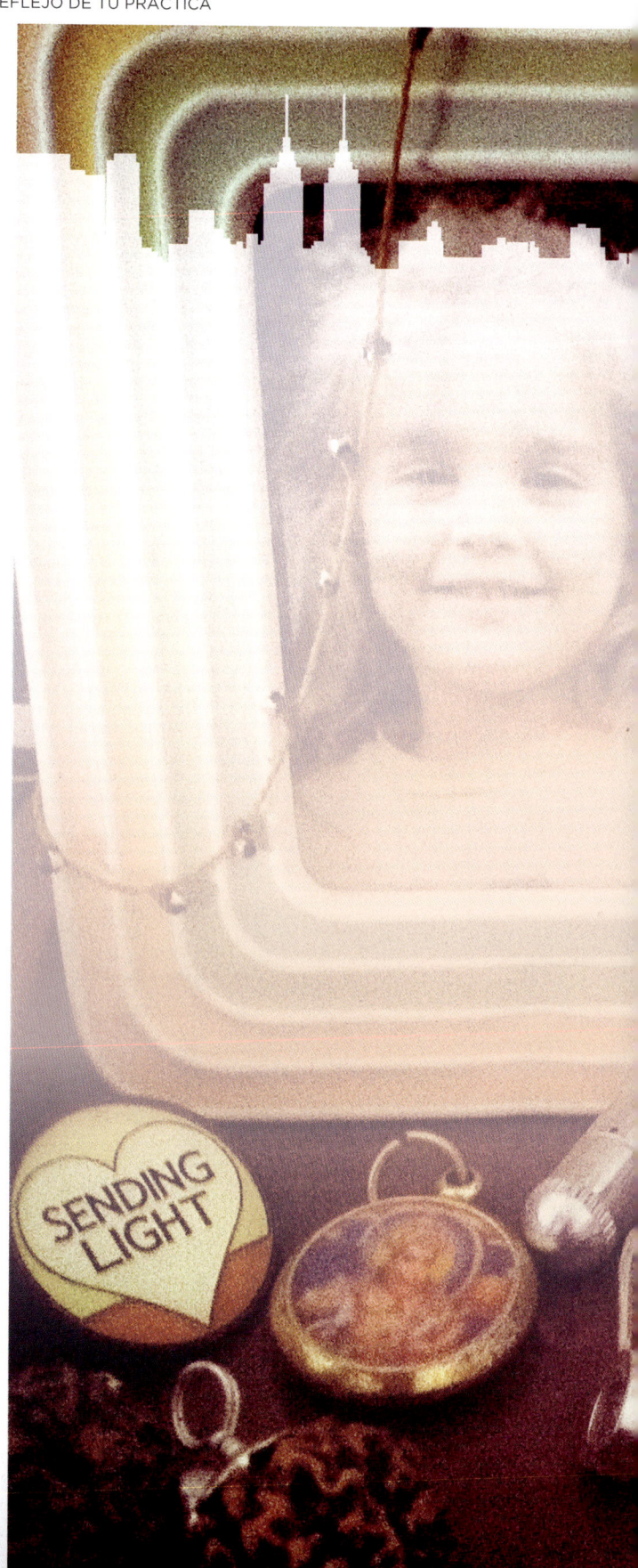

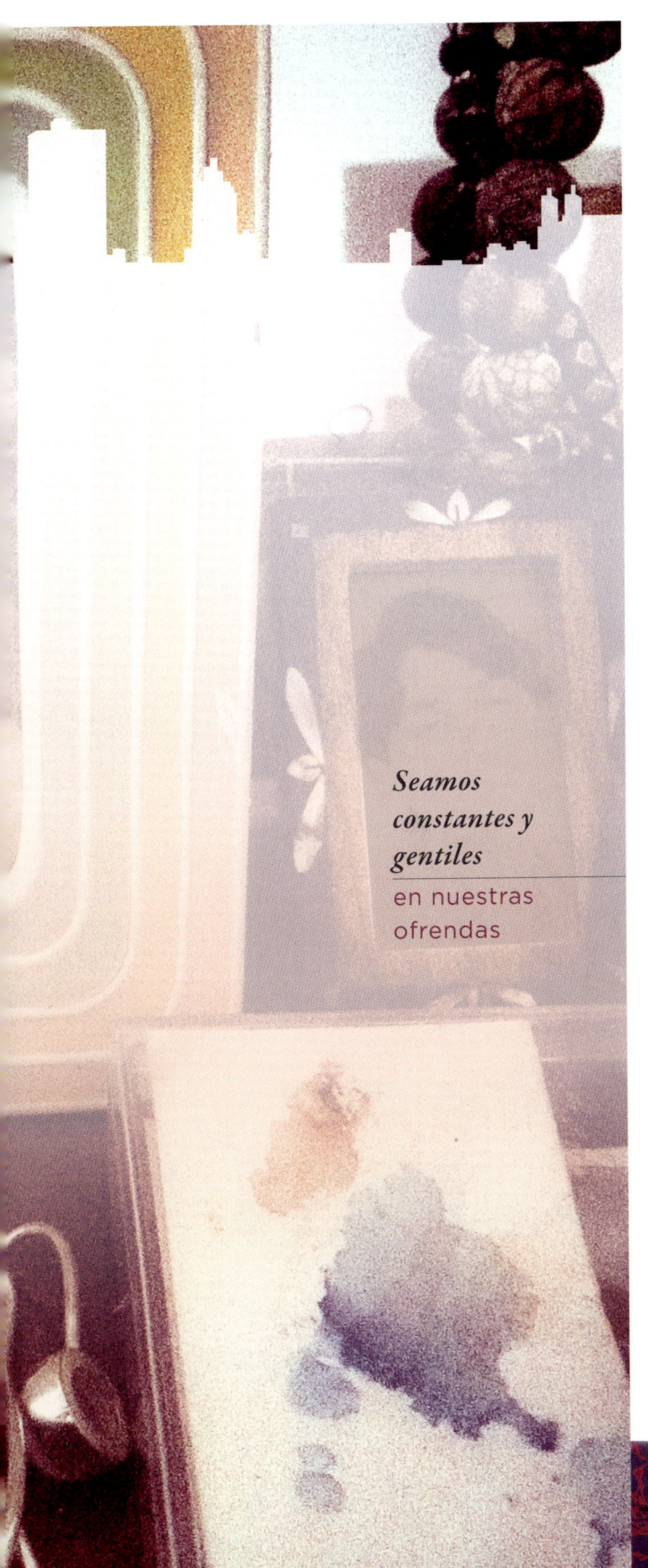

PULSACIÓN 4
ÚLTIMA VEZ, AMBOS LADOS.

MEDIA LUNA > GUERRERO II >
GUERRERO INVERTIDO > POSTURA DEL
ÁNGULO LATERAL

Todos los días nos encontramos en situaciones en que desearíamos mayor gentileza. En el paso de media luna a guerrero II, concéntrate en mantener la apertura interior para cultivar la gentileza a través de esta transición.

Mantén una **EMANACIÓN** equilibrada a lo largo de las extremidades.

Cuando en cualquier postura o momento estemos a punto de alcanzar el máximo esfuerzo, seamos más conscientes de cómo repartimos la energía.

*Atención uniforme, energía uniforme, velocidad uniforme.*

*Seamos constantes y gentiles* en nuestras ofrendas

**VIENTRE EN EL SUELO**

### DHANURASANA | POSTURA DEL ARCO

Dobla las rodillas de modo que los pies miren hacia el techo. Entrelaza las manos a la espalda. Mantén las rodillas paralelas, estira el coxis hacia la parte posterior de la esterilla. Mantén las manos entrelazadas; dobla los codos para levantar y alejar los omóplatos del suelo. Estira un poco más el coxis hacia atrás. Con las manos aún entrelazadas, utilízalas para anclar el coxis hacia las rodillas mientras levantas suavemente el cuerpo superior. Mantén esta **EMANACIÓN** equilibrada y respira.

Es una forma magnífica de abordar cualquier momento difícil. Cuando practicamos la manera de enfrentarnos a la situación sin perder ni desperdiciar energía.

*Ahora arquea la espalda hasta asir los pies con las manos.*

Lleva la atención al suelo pélvico, apóyate en la parte blanda del vientre. Relaja los ojos.

*Emana a través todo el cuerpo con cada exhalación.*

Ahora levanta los pies hasta la postura del arco. Ancla la pelvis más aún en el suelo; lleva suavemente la parte posterior de la garganta hacia atrás durante entre tres y cinco respiraciones.

*Suelta suavemente. Apoya la cabeza sobre un lado; relájate.*

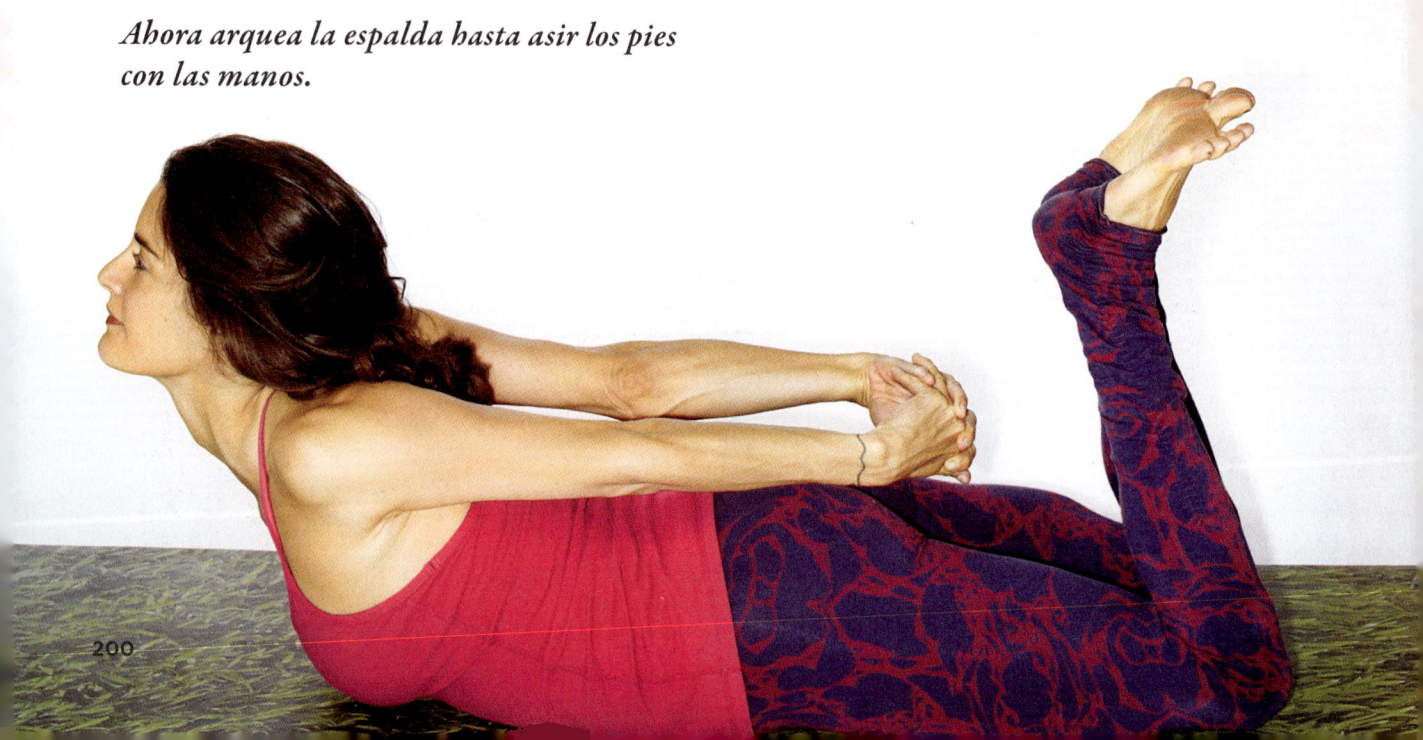

ELENA BROWER Y ERICA JAGO

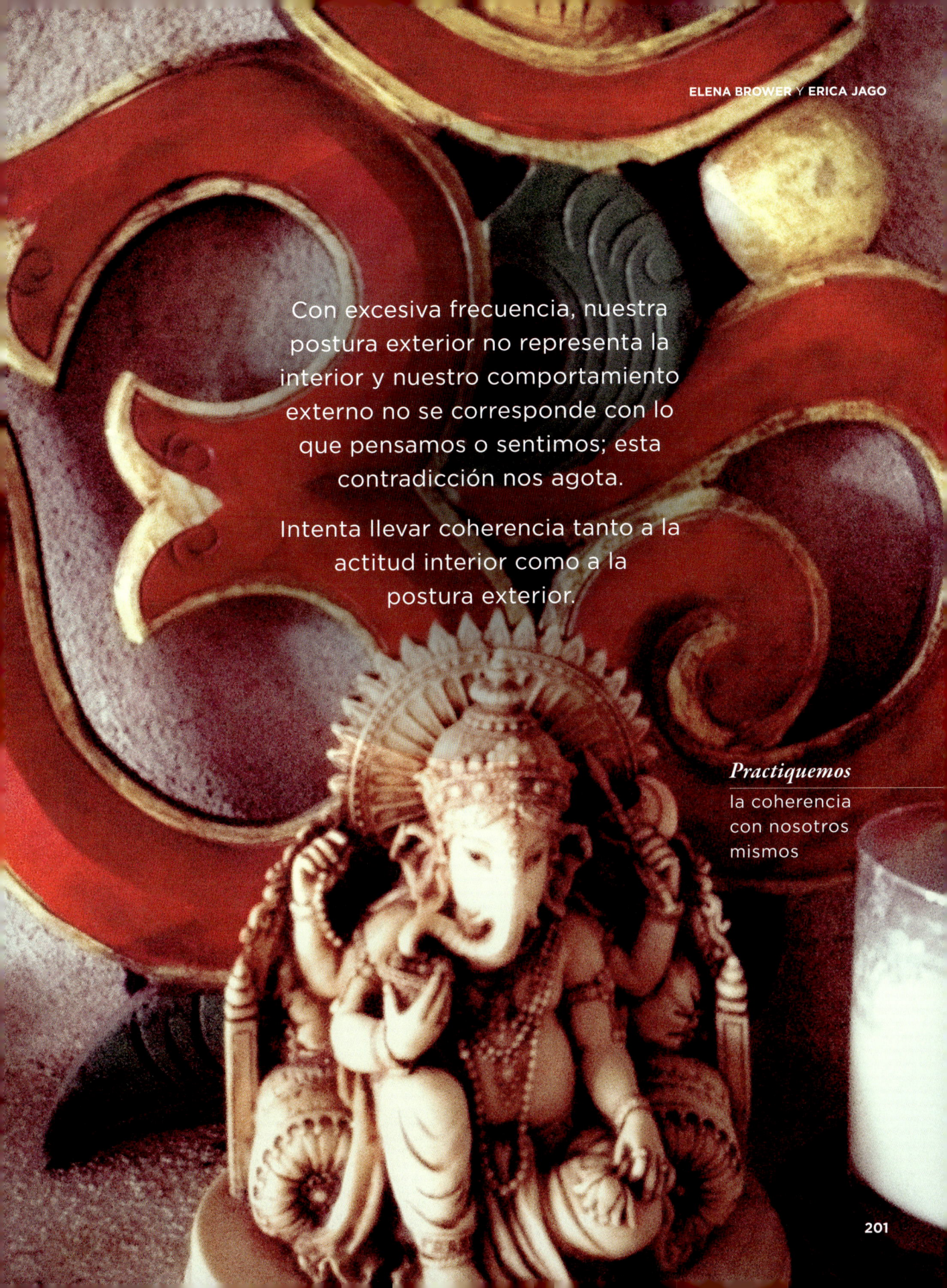

Con excesiva frecuencia, nuestra postura exterior no representa la interior y nuestro comportamiento externo no se corresponde con lo que pensamos o sentimos; esta contradicción nos agota.

Intenta llevar coherencia tanto a la actitud interior como a la postura exterior.

*Practiquemos*
la coherencia con nosotros mismos

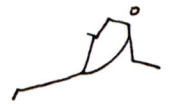

## ARDHA BHEKASANA | POSTURA DE LA MEDIA RANA

*La frente en dirección al suelo.*

Coloca el brazo izquierdo delante de ti, con el antebrazo apoyado en el suelo, paralelo al pecho. Apoyándote en él, yergue el torso. Dobla la rodilla derecha y coloca la mano derecha sobre el pie derecho; asegúrate de que la rodilla derecha esté paralela a la izquierda. Lleva el talón izquierdo hacia el glúteo. Mantén el omóplato derecho hacia atrás y los dedos de la mano en la misma dirección que los del pie.

Cierra los ojos e inhala para recoger energía de los pies y llevarla hacia el suelo pélvico; haz la **EMANACIÓN** uniforme a través de todo el cuerpo, mientras estiras las piernas durante unas cuantas respiraciones.

Exhala y siente la diferencia entre el lado izquierdo y el derecho; busca la simetría en el interior y el exterior.

*Deja que la cabeza descanse sobre las manos; siente la reacción de tu cuerpo.*

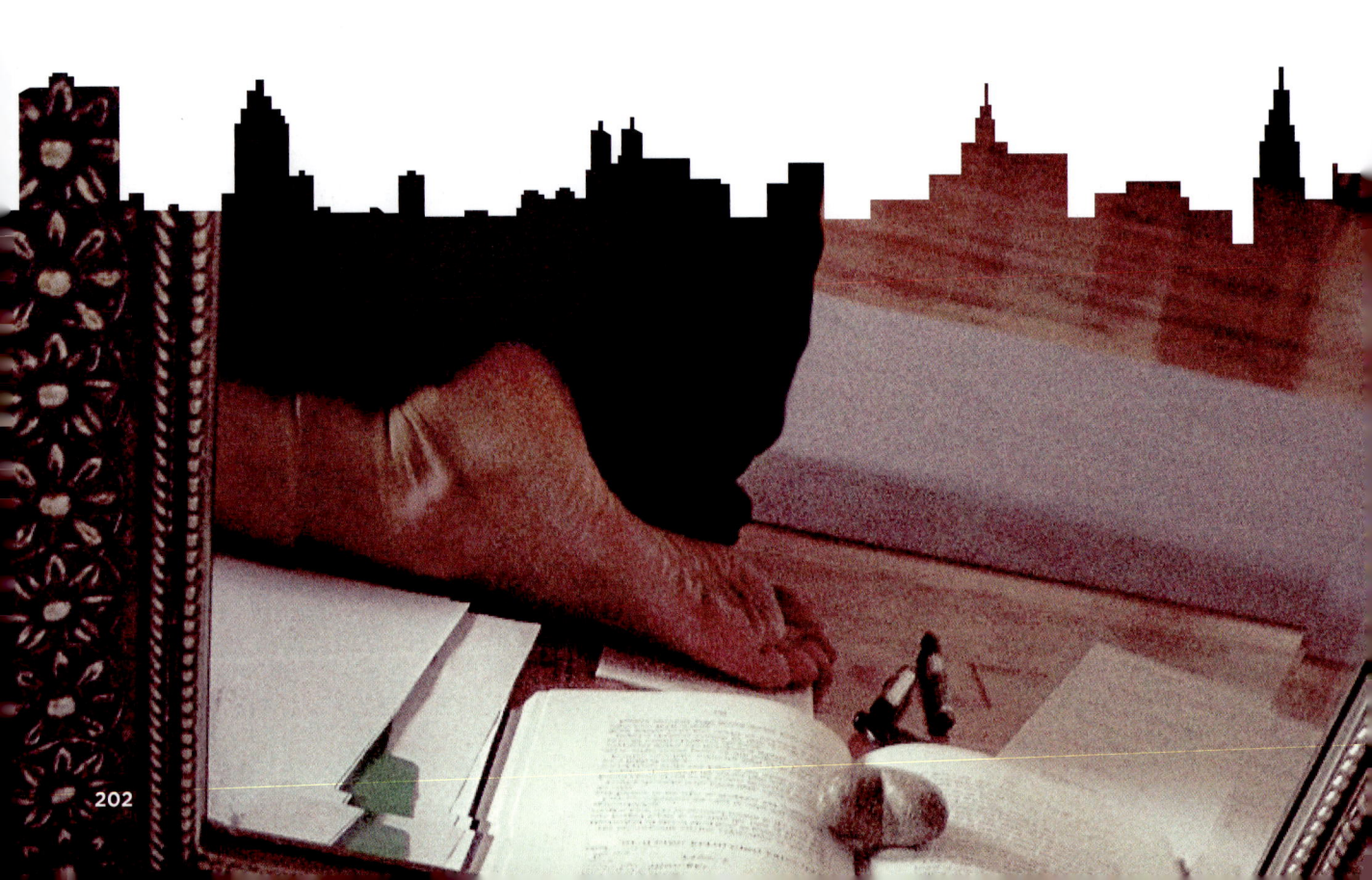

**CAMBIO DE LADO:** cruza el antebrazo derecho por delante del pecho y lleva la mano izquierda al pie izquierdo. Mientras dispones la postura en este lado, acerca el pie izquierdo al exterior de la cadera, e inhala para incorporar suavemente la energía. En cada exhalación, expande lentamente.

Pon la atención en tu yo más elevado y habita ese espacio cada vez que estés en la esterilla. Haz cada ofrenda exactamente como desees.

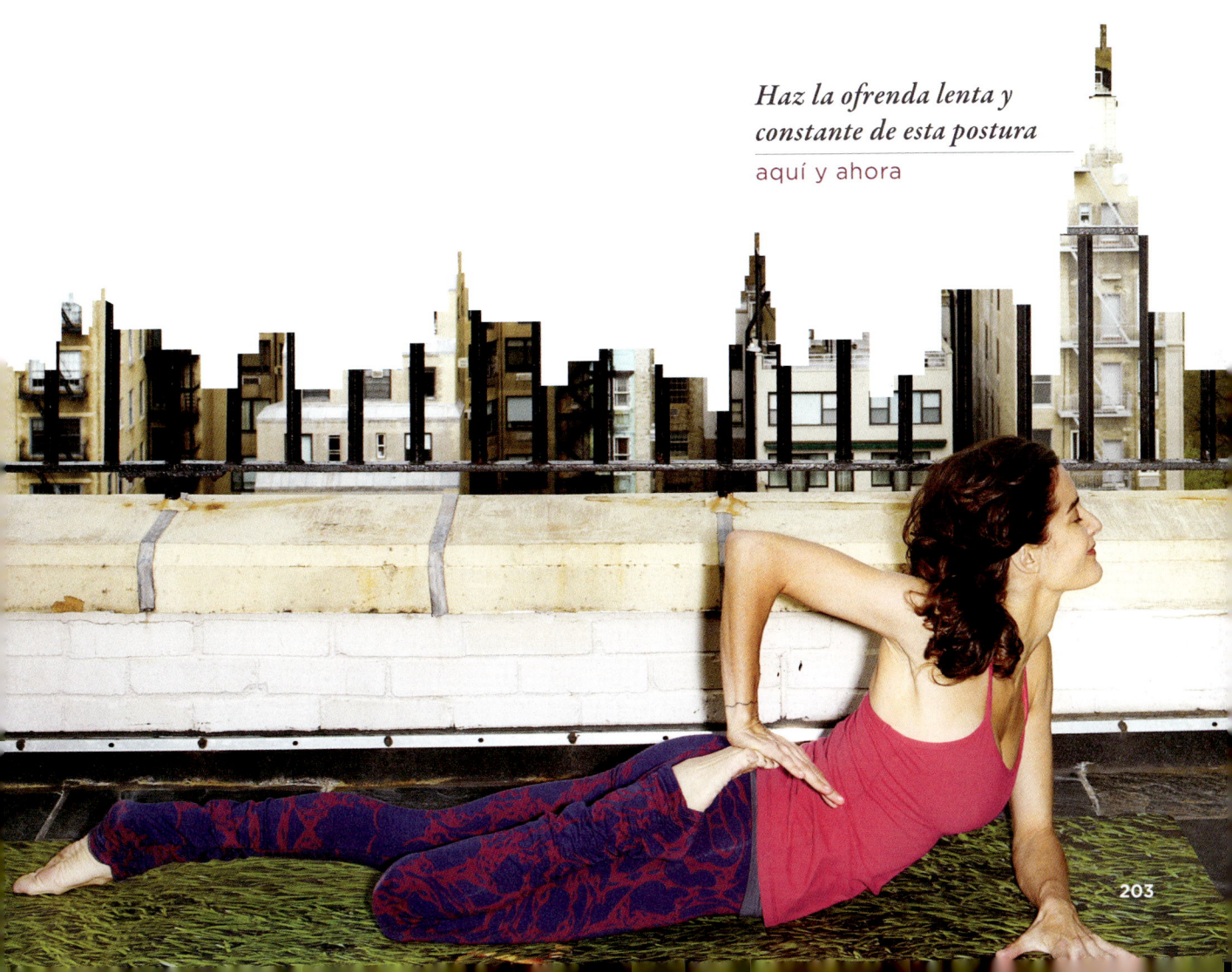

*Haz la ofrenda lenta y constante de esta postura*
aquí y ahora

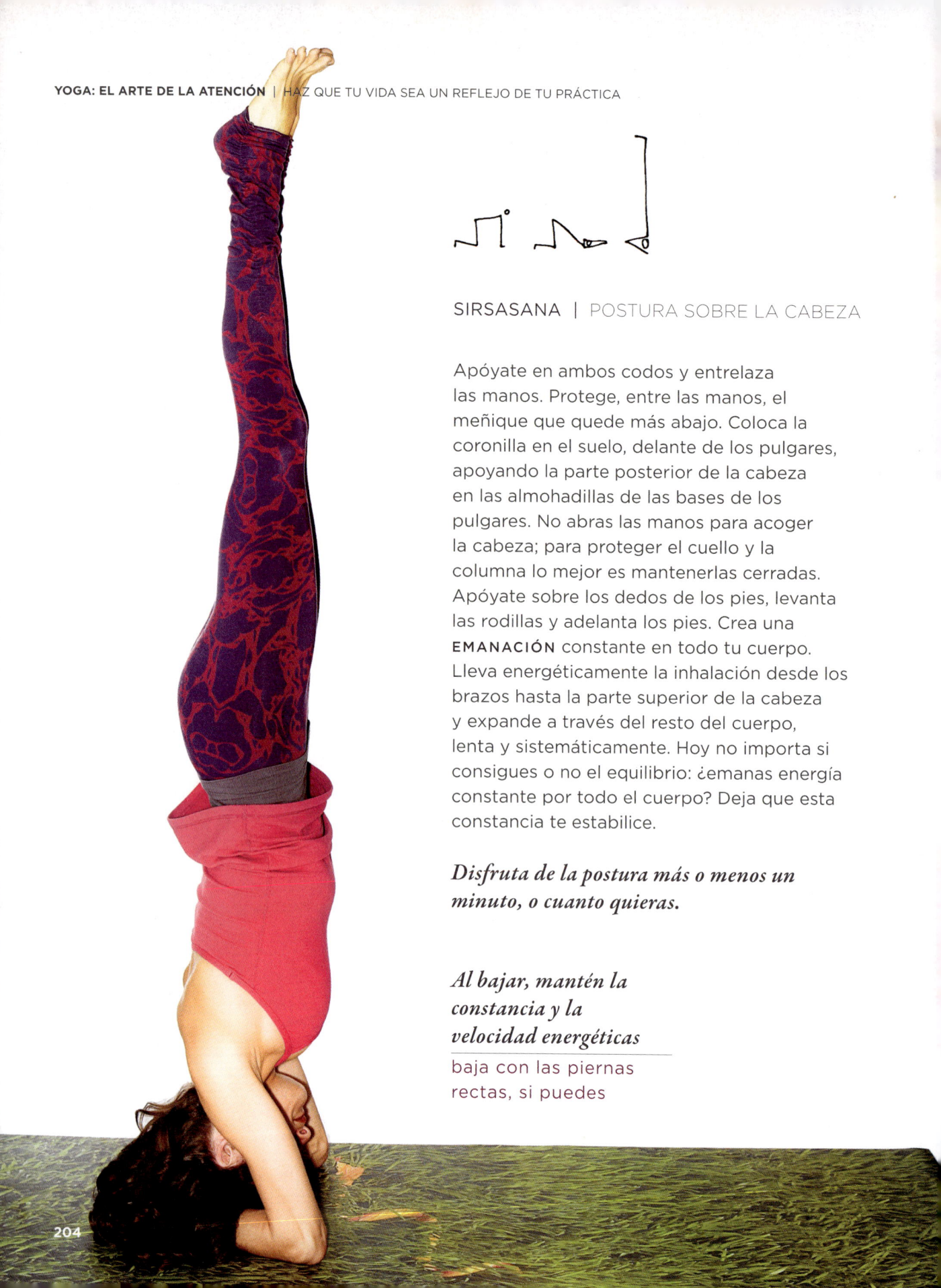

YOGA: EL ARTE DE LA ATENCIÓN | HAZ QUE TU VIDA SEA UN REFLEJO DE TU PRÁCTICA

### SIRSASANA | POSTURA SOBRE LA CABEZA

Apóyate en ambos codos y entrelaza las manos. Protege, entre las manos, el meñique que quede más abajo. Coloca la coronilla en el suelo, delante de los pulgares, apoyando la parte posterior de la cabeza en las almohadillas de las bases de los pulgares. No abras las manos para acoger la cabeza; para proteger el cuello y la columna lo mejor es mantenerlas cerradas. Apóyate sobre los dedos de los pies, levanta las rodillas y adelanta los pies. Crea una **EMANACIÓN** constante en todo tu cuerpo. Lleva energéticamente la inhalación desde los brazos hasta la parte superior de la cabeza y expande a través del resto del cuerpo, lenta y sistemáticamente. Hoy no importa si consigues o no el equilibrio: ¿emanas energía constante por todo el cuerpo? Deja que esta constancia te estabilice.

*Disfruta de la postura más o menos un minuto, o cuanto quieras.*

*Al bajar, mantén la constancia y la velocidad energéticas*
baja con las piernas rectas, si puedes

**BALASANA**
POSTURA DEL
NIÑO CON
*PRANAM*\*
COMPLETO

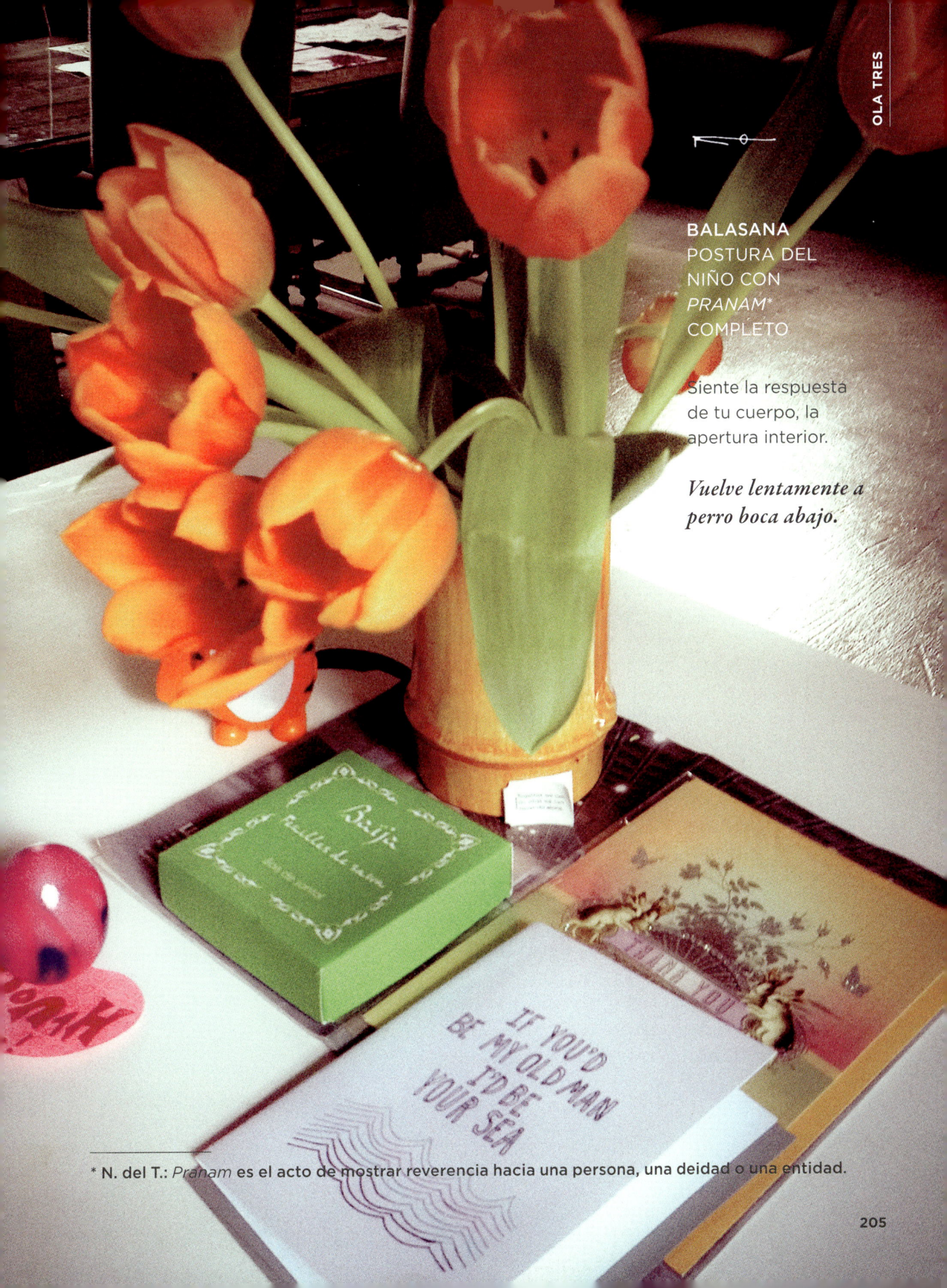

Siente la respuesta de tu cuerpo, la apertura interior.

*Vuelve lentamente a perro boca abajo.*

---

\* N. del T.: *Pranam* es el acto de mostrar reverencia hacia una persona, una deidad o una entidad.

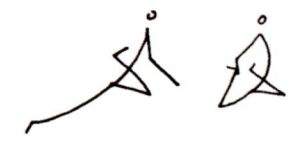

YOGA: EL ARTE DE LA ATENCIÓN | HAZ QUE TU VIDA SEA UN REFLEJO DE TU PRÁCTICA

**EMANACIÓN 3**

### EKA PADA RAJAKAPOTASANA
POSTURA DE LA PALOMA REAL SOBRE UNA PIERNA

Adelanta la rodilla derecha, inclina el tronco y apóyate en el antebrazo izquierdo; dobla la rodilla izquierda y con la mano derecha sujeta el dedo meñique del pie izquierdo. Abre los dedos de los pies, cierra los ojos y siente dónde se acumula la mayor parte de tu energía. Lleva la atención y la energía al suelo pélvico. Desde ahí, expande por igual en todas direcciones, lenta y constantemente, hasta que asientes el arqueo de la espalda. Estira la columna, nivela el torso (lado posterior con lado anterior y lado izquierdo con lado derecho). Piernas, brazos: todo en **EMANACIÓN** uniforme. Siente este equilibrio en la cara y en los ojos.

*Haz varias respiraciones, suelta y descansa sobre los codos durante otras cuantas respiraciones más. Vuelve a perro boca abajo.*

**CAMBIO DE LADO:** adelanta la rodilla izquierda a la postura de la paloma, baja el antebrazo derecho, dobla la rodilla derecha y sujeta el extremo exterior del pie derecho con la mano izquierda. Siente dónde estás ubicado en tu cuerpo, dónde se acumula tu atención, y a continuación llévala hacia el suelo pélvico y expande de modo uniforme, con paciencia y constancia, hacia el arco de tu espalda. Cada exhalación es otra visión, otra ofrenda, otro regalo.

*Relaja, haz unas cuantas respiraciones y descansa sobre los codos. Exhala, vuelve a perro boca abajo y pasa a la postura de la tabla, Chaturanga Dandasana, baja sobre el abdomen, gira y descansa sobre la espalda.*

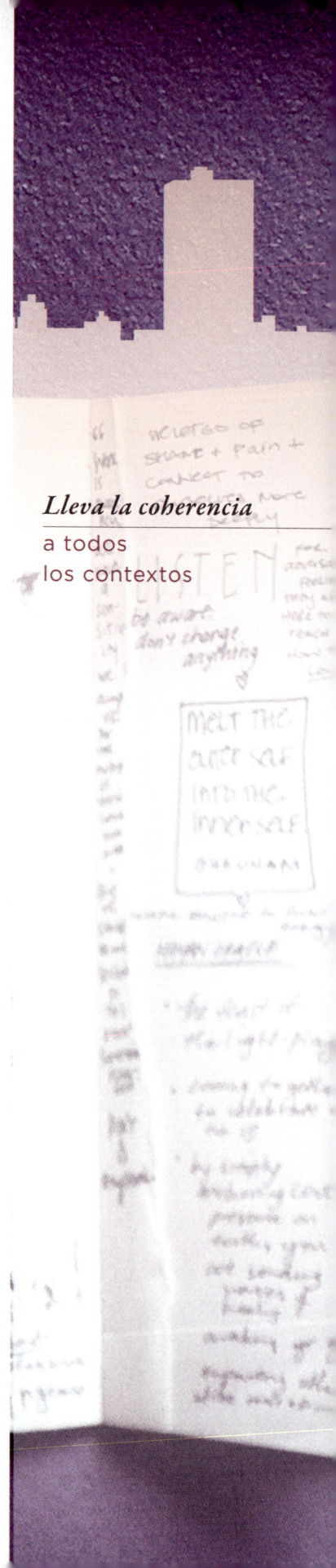

*Lleva la coherencia* a todos los contextos

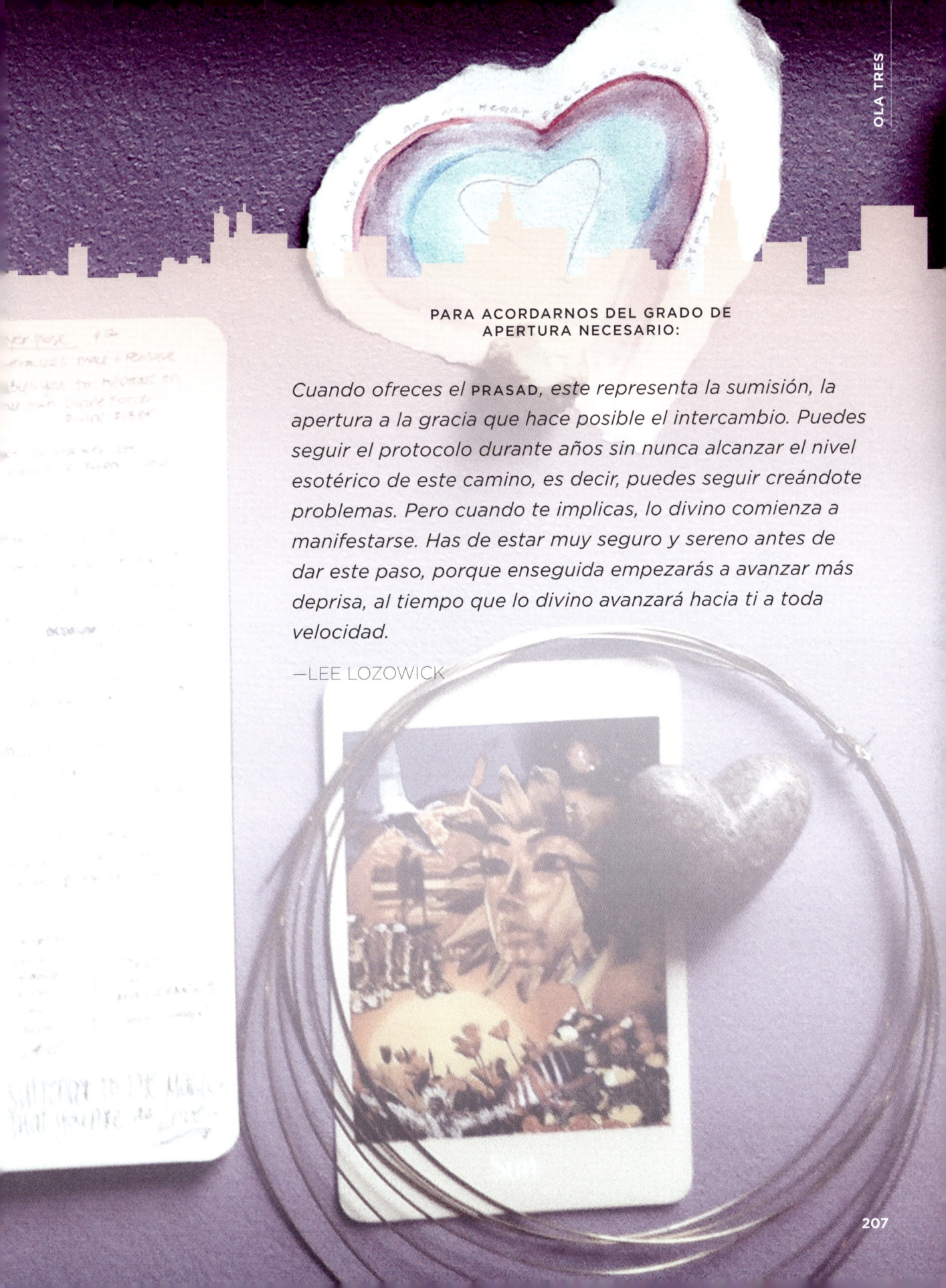

**PARA ACORDARNOS DEL GRADO DE APERTURA NECESARIO:**

*Cuando ofreces el* PRASAD, *este representa la sumisión, la apertura a la gracia que hace posible el intercambio. Puedes seguir el protocolo durante años sin nunca alcanzar el nivel esotérico de este camino, es decir, puedes seguir creándote problemas. Pero cuando te implicas, lo divino comienza a manifestarse. Has de estar muy seguro y sereno antes de dar este paso, porque enseguida empezarás a avanzar más deprisa, al tiempo que lo divino avanzará hacia ti a toda velocidad.*

—LEE LOZOWICK

### ENHEBRANDO LA AGUJA

Tumbado de espaldas, dobla las rodillas y coloca los pies en el suelo bien separados. Pon el tobillo derecho sobre la rodilla izquierda y pasa el brazo derecho entre las piernas; entrelaza las manos detrás del muslo izquierdo o sobre la espinilla izquierda. Aleja el glúteo derecho y acerca más la rodilla derecha hacia ti.

*Pausa.*

A continuación dobla los codos para acercarte más la rodilla izquierda, coloca los omóplatos en el suelo y flexiona con fuerza las dos piernas. Observa dónde se acumula tu atención, lleva más energía a las caderas y abre uniforme, constante y conscientemente. Aleja la rodilla derecha para aumentar la intensidad, y practica una **EMANACIÓN** uniforme desde las caderas hacia fuera. Acerca un poco más la rodilla izquierda, manteniendo la constancia de la **EMANACIÓN**. Suelta poco a poco, estira las piernas sobre el suelo y siente la respuesta de tu cuerpo. Alarga la parte posterior del cuello y descansa un momento, escuchando.

*Cambia de lado y deléitate.*

Pon el tobillo izquierdo sobre la rodilla derecha, pasa el brazo izquierdo entre las piernas y entrelaza las manos detrás del muslo derecho o sobre la espinilla derecha. Aleja el glúteo izquierdo y acerca la rodilla izquierda.

*Pausa.*

Dobla los codos y acerca más la rodilla izquierda, con los omóplatos en el suelo. Flexiona los dos pies. Activa el suelo pélvico, y a continuación expande conscientemente hacia fuera. Tu práctica es tu ofrenda de constancia. Manteniendo la constancia de la **EMANACIÓN**, acerca la rodilla derecha y luego suelta lentamente. Estira las piernas, respira varias veces y siente la respuesta de tu cuerpo.

*Dobla las rodillas y apoya los dos pies en el suelo.*

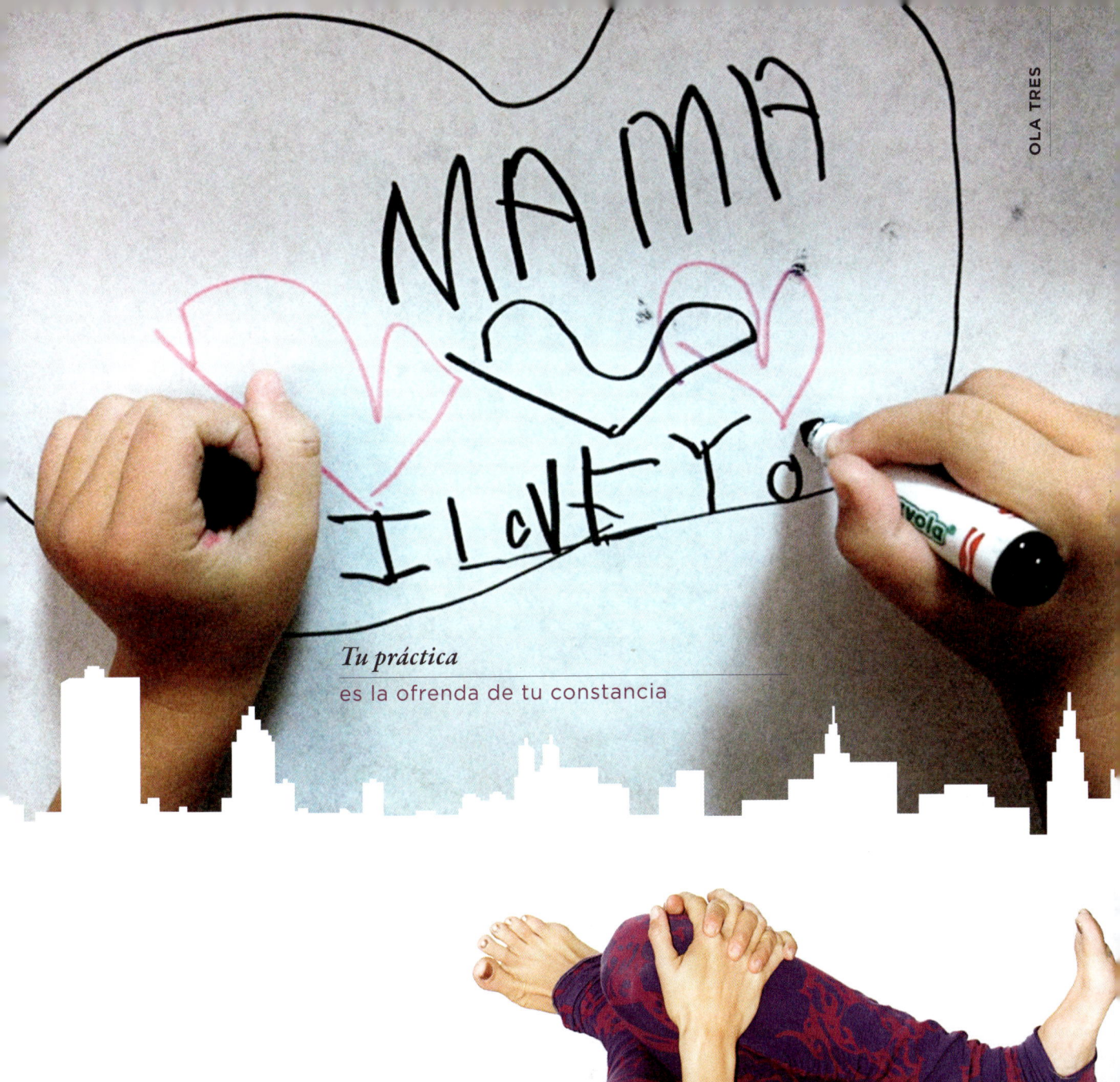

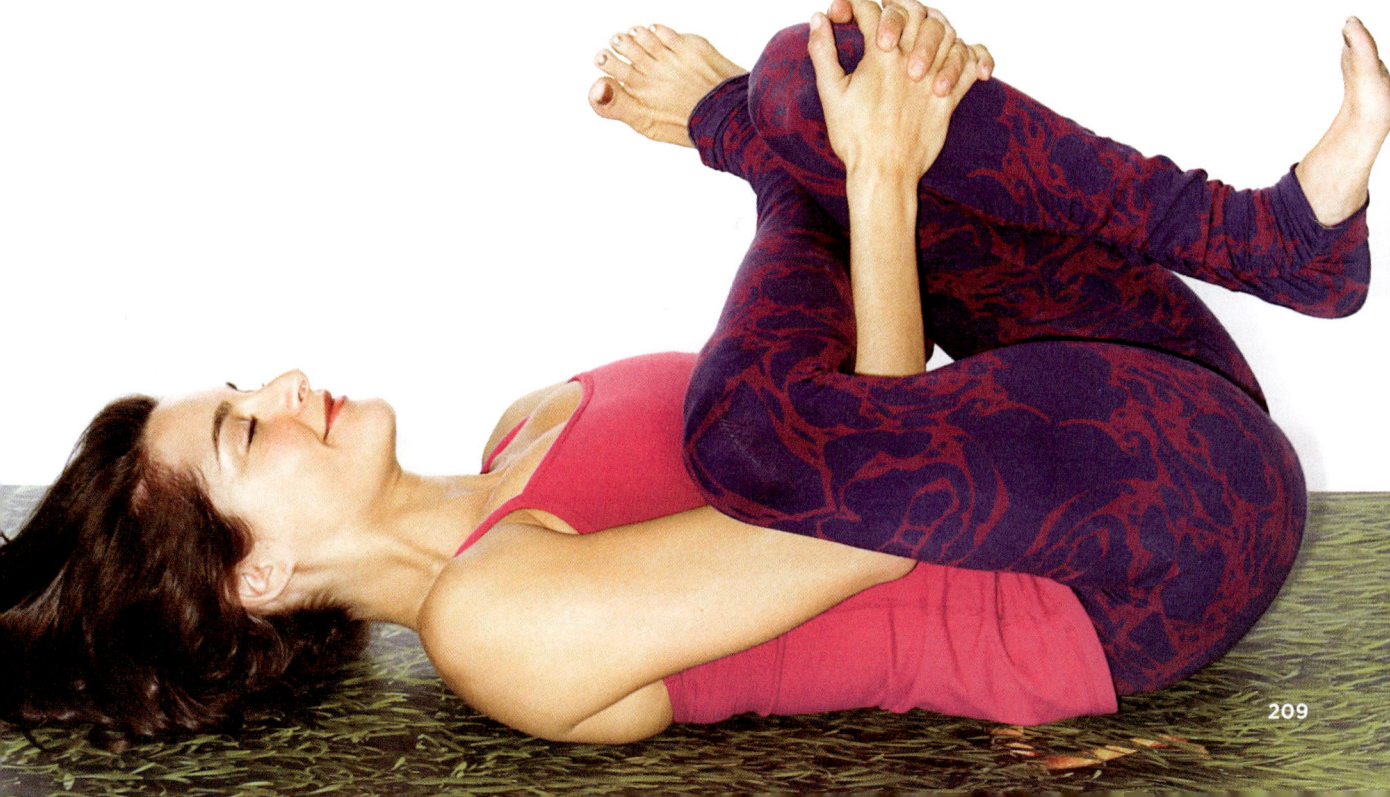

*Tu práctica*
es la ofrenda de tu constancia

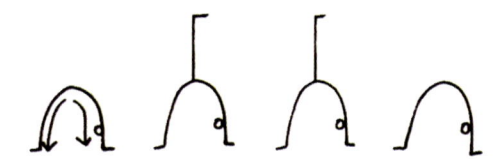

### URDHVA DHANURASANA | POSTURA DE LA RUEDA

Aproxima las manos a las orejas, justo detrás de los hombros. Ancla los pies. Lleva la energía al suelo pélvico; crea conscientemente una **EMANACIÓN**. Cada exhalación es una oportunidad para abrir de forma consciente, placentera y constante. Apóyate en la coronilla, acerca los pies y las manos y separa la cabeza del suelo, empuja los omóplatos hacia el centro. A continuación, expande para levantarte: estira las rodillas y brazos y levanta la cabeza.

Expande hacia abajo desde las caderas y a lo largo de manos y pies, uniformemente. Estira y endereza las cuatro extremidades, con lentitud y todas por igual. Al expandir interiormente con paciencia, experimentamos nuestra capacidad de resistir.

*Haz dos respiraciones, mira hacia arriba y ve bajando.*

*A través de la práctica, llevemos indulgencia y coherencia conscientes* a nuestra vida

**SEGUNDA VEZ**

### URDHVA DHANURASANA | POSTURA DE LA RUEDA

Para la segunda rueda, eleva el torso al máximo y abre las piernas y los brazos, lleva la rodilla derecha al pecho y alarga esta pierna hacia el cielo todo lo que puedas. Ancla con fuerza el interior del muslo en que te apoyas y emana uniformemente a través de ambas piernas.

Siempre se nos pide que enderecemos las asimetrías inesperadas: ¿cómo cultivamos la coherencia en cualquier contexto?

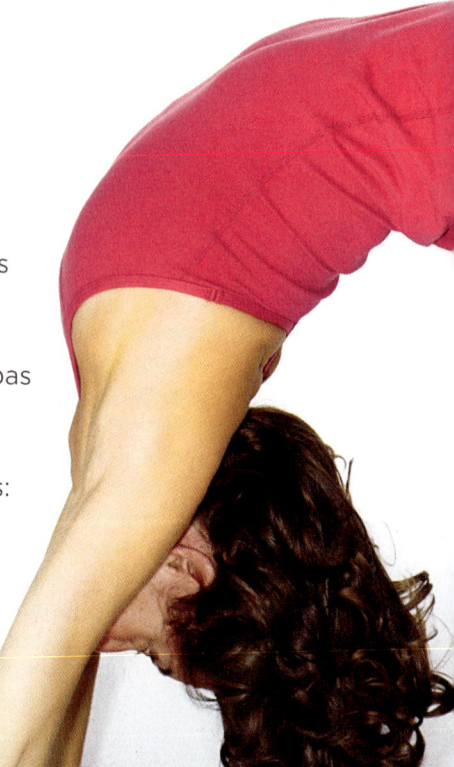

**TERCERA VEZ**

**URDHVA DHANURASANA**  |  POSTURA DE LA RUEDA

Elévate. Lleva la rodilla izquierda al pecho y alarga esta pierna hacia el cielo todo lo que puedas: fíjate en cualquier desequilibrio, cualquier inseguridad, y estabilízalo todo, tanto en la estructura como en el interior.

*Expande con consciencia y coherencia las cuatro extremidades.*

**CUARTA Y ÚLTIMA**

**URDHVA DHANURASANA**  |  POSTURA DE LA RUEDA

Última vez. Anclado firmemente, con el peso perfectamente equilibrado sobre pies y manos durante algunas respiraciones. Cuando estés preparado, ve bajando, túmbate y estira las piernas.

YOGA: EL ARTE DE LA ATENCIÓN | HAZ QUE TU VIDA SEA UN REFLEJO DE TU PRÁCTICA

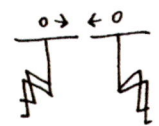

### JATHARA PARIVARTANASANA | TORSIÓN DE COLUMNA

Extiende los brazos en cruz, y deja caer las rodillas a la izquierda. En las situaciones cotidianas, empieza a observar por dónde has perdido energía al dejar que la atención vague sin objetivo alguno, y dirígela a la respiración.

*Respira un minuto como mínimo, y cambia de lado.*

### SUPTA PADANGUSTHASANA | ESTIRAMIENTO DE PIERNAS RECOSTADO

Estira la pierna izquierda todo lo que puedas sobre el suelo; alarga la derecha hacia arriba. Entrelaza las manos detrás de la corva derecha cerca de la ingle. Aleja los dos muslos y reajusta así la **EMANACIÓN**, de modo que todo quede abierto uniformemente. Relaja la cara y los ojos.

*Haz entre cinco y diez respiraciones, y cambia de lado.*

### SAVASANA
POSTURA DEL CADÁVER

Cuando estés preparado, cierra los ojos. Acomódate bien, estira la parte posterior del cuello y deja que los omóplatos reposen sobre el suelo.

*Coloca la mano derecha en el vientre, y la izquierda sobre el corazón.*

*La sanación*
el reajuste interno aguarda

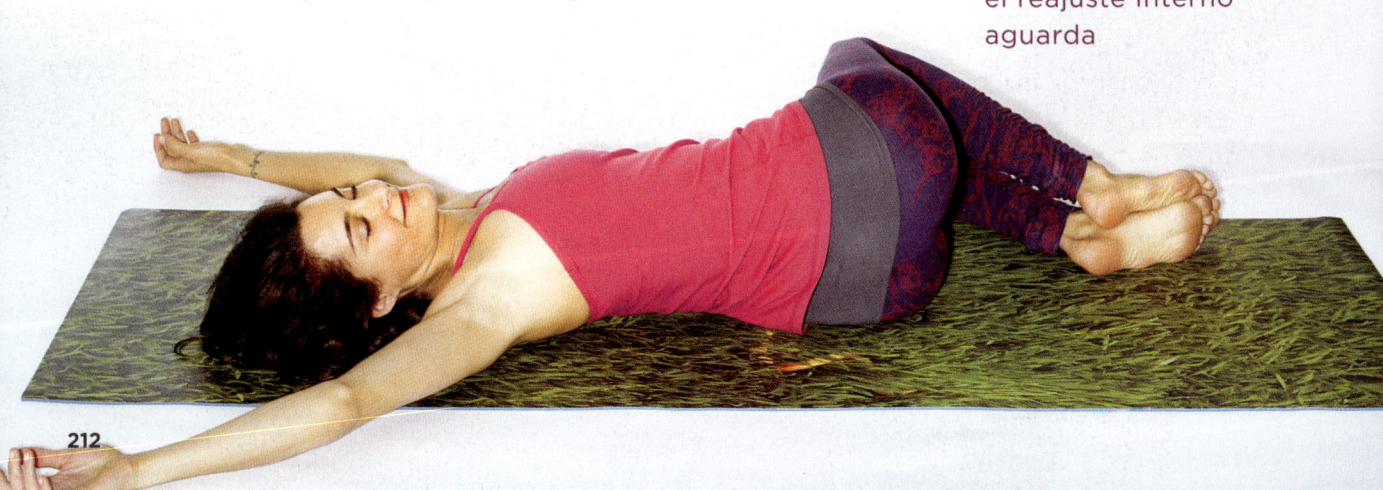

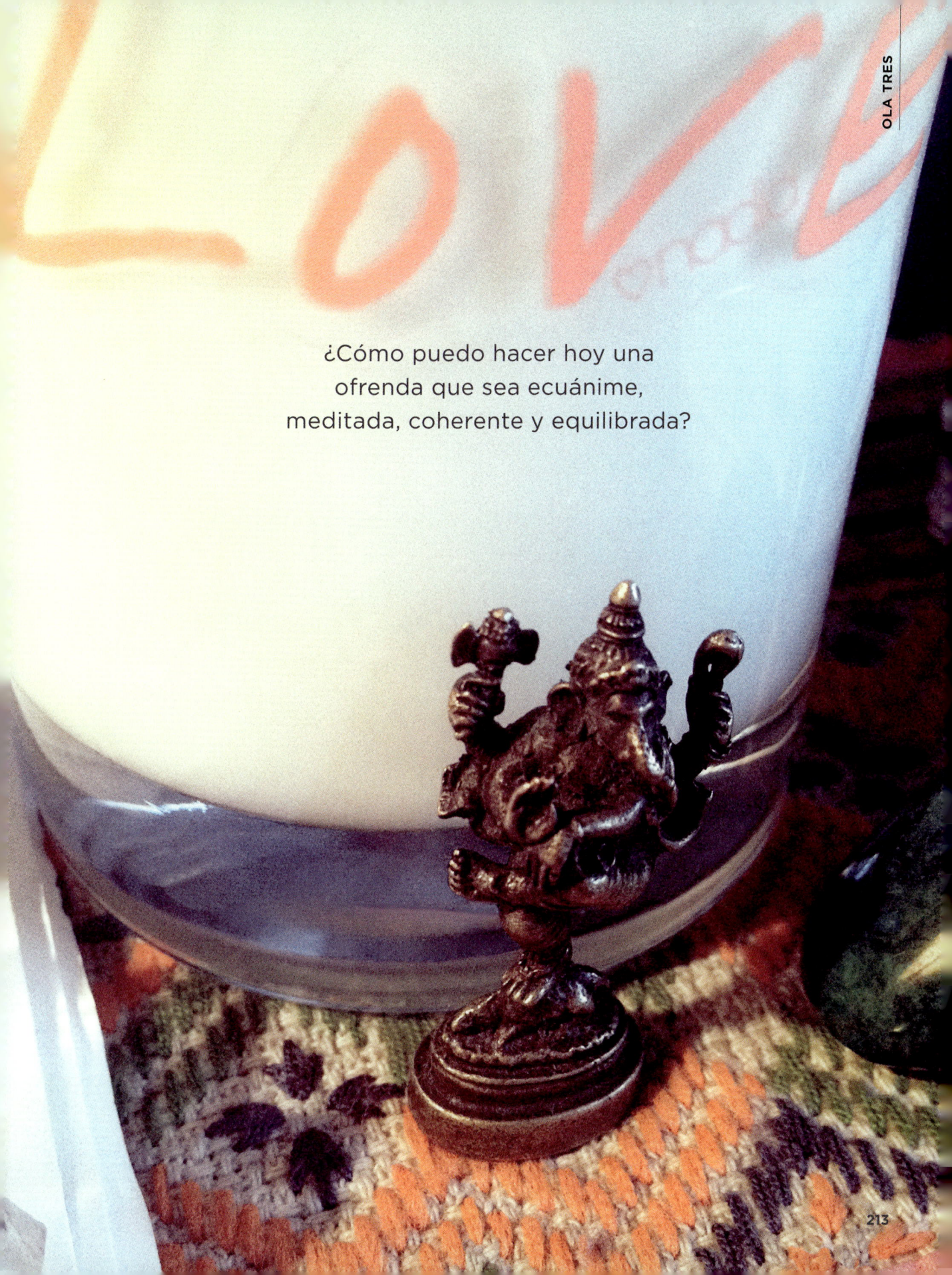

¿Cómo puedo hacer hoy una ofrenda que sea ecuánime, meditada, coherente y equilibrada?

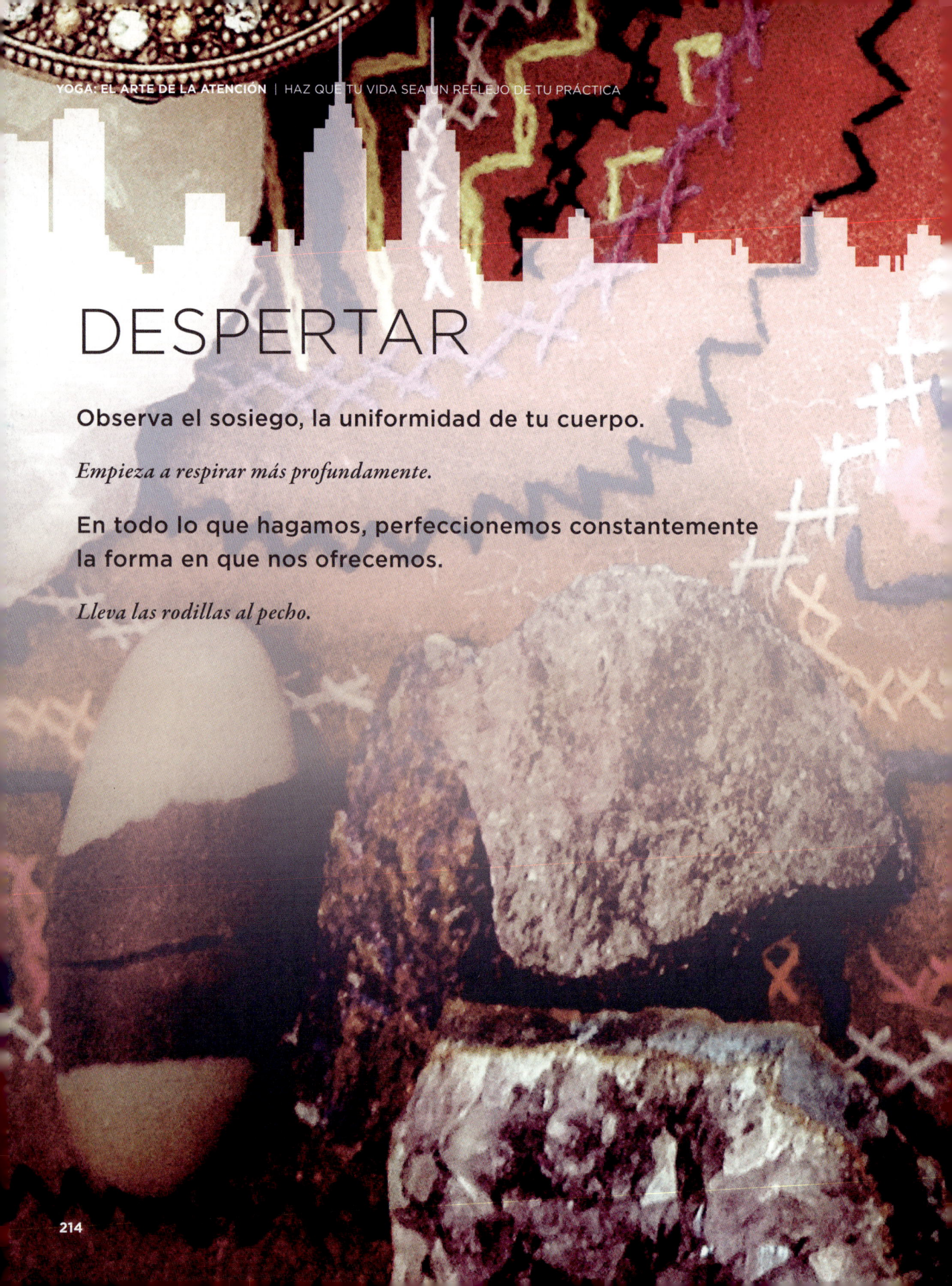

YOGA: EL ARTE DE LA ATENCIÓN | HAZ QUE TU VIDA SEA UN REFLEJO DE TU PRÁCTICA

# DESPERTAR

Observa el sosiego, la uniformidad de tu cuerpo.

*Empieza a respirar más profundamente.*

En todo lo que hagamos, perfeccionemos constantemente la forma en que nos ofrecemos.

*Lleva las rodillas al pecho.*

ELENA BROWER Y ERICA JAGO

*De la personalidad
a la esencia*
de la costumbre a
la decisión depurada

*Rueda sobre tu
lado derecho y siéntate.*

Descansa las manos en los muslos un momento, con los ojos cerrados. Afiánzate sobre los glúteos y coloca sobre ellos el centro del cuerpo; deja que el cuello descanse suavemente sobre el corazón y la cabeza sobre la columna.

Prestar atención a cómo **EMANAMOS** en estas posturas es un acto de sanación.

*Une las manos en posición de plegaria delante del corazón.*

En todas nuestras interacciones y relaciones, ofrezcamos nuestra atención con elegante coherencia.

A tu presencia, a tu capacidad de ser honesto sobre dónde estás y adónde te diriges en todo lo que haces.

A todos
nuestros
maestros.

**NAMASTE.**

**YOGA: EL ARTE DE LA ATENCIÓN** | HAZ QUE TU VIDA SEA UN REFLEJO DE TU PRÁCTICA

*SANKALPA*

> LO IMPORTANTE ES LO QUE HACEMOS EN UN ESTADO NEGATIVO, Y NO SOLO CUANDO LEEMOS LIBROS SOBRE ESPIRITUALIDAD O ESCUCHAMOS LAS ENSEÑANZAS DEL *DHARMA*.
>
> —PETER RHODES

**ELENA BROWER** Y **ERICA JAGO**

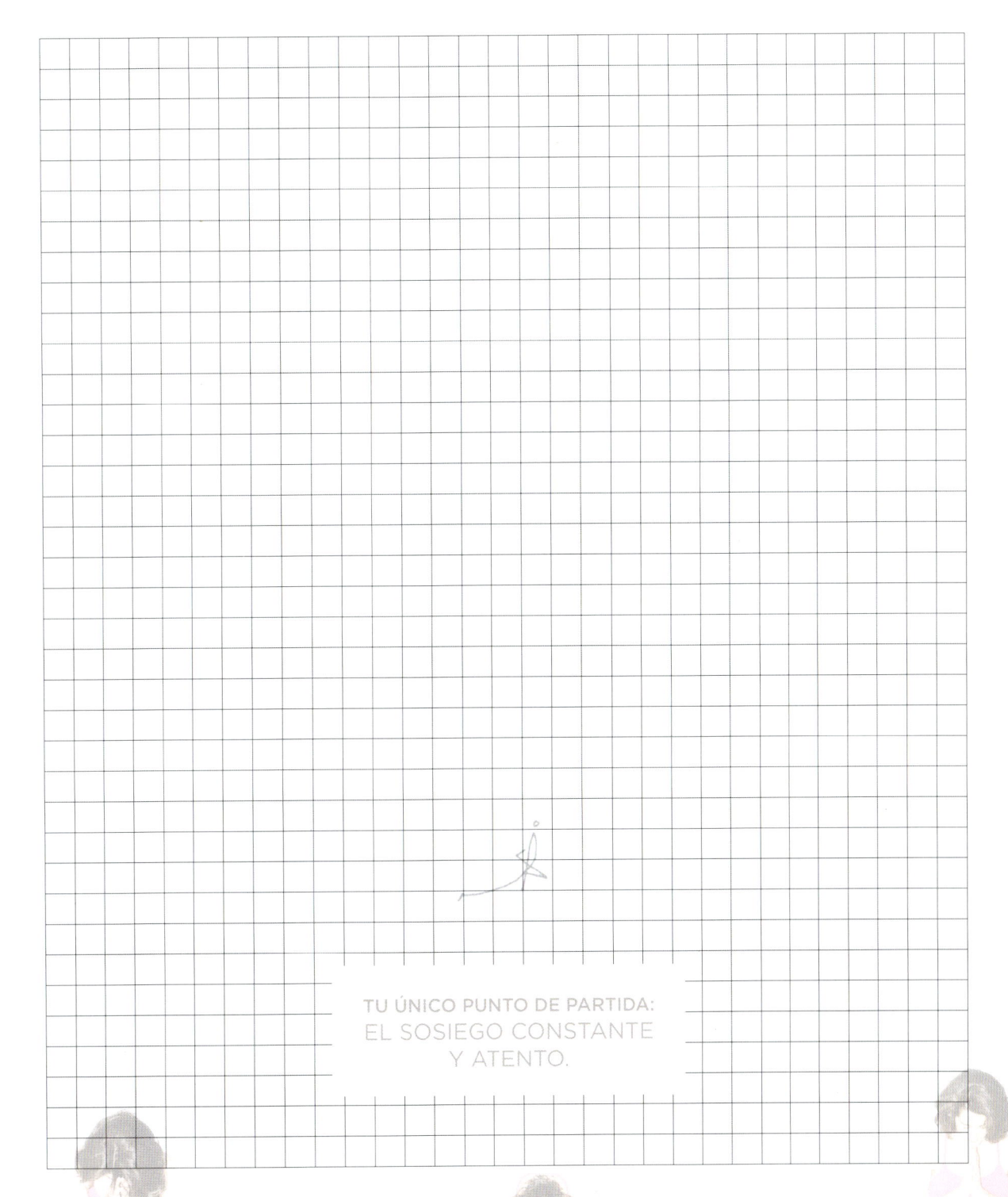

TU ÚNICO PUNTO DE PARTIDA:
EL SOSIEGO CONSTANTE
Y ATENTO.

**YOGA: EL ARTE DE LA ATENCIÓN** | HAZ QUE TU VIDA SEA UN REFLEJO DE TU PRÁCTICA

## TEMAS DE CONVERSACIÓN

EL TRABAJO ESPIRITUAL ES LA FORMACIÓN DE LA MENTE PARA QUE PUEDA ALCANZAR EL NÚCLEO DE NUESTRA QUÍMICA Y MODIFICARLA, PARA PROPICIAR ASÍ LA SITUACIÓN QUE DESEAMOS.

—RUDI

NOS EQUIVOCAMOS CUANDO
ESPERAMOS EL CIELO,
CUANDO ESPERAMOS LA ILUMINACIÓN,
CUANDO ESPERAMOS EL CAMBIO. NO SE
VA A PRODUCIR EN EL FUTURO. SE ESTÁ
PRODUCIENDO. YA FORMA PARTE DE
NUESTRA EXPERIENCIA. AHORA ES
EL MOMENTO.

—PETER RHODES

**YOGA: EL ARTE DE LA ATENCIÓN** | HAZ QUE TU VIDA SEA UN REFLEJO DE TU PRÁCTICA

TEMAS DE CONVERSACIÓN

> ESTAMOS TAN CONDICIONADOS A PENSAR QUE CUANDO VEMOS UN PROBLEMA DEBEMOS SOLUCIONARLO ENSEGUIDA QUE UNA DE LAS COSAS MÁS DIFÍCILES EN ESTE EMPEÑO ES OBSERVAR SIN INTERFERENCIAS, SIN JUZGAR NI CAMBIAR LO QUE OBSERVEMOS. BAJA LA ESPADA Y DEJA DE LUCHAR, AGOTADO VIAJERO. LA LUCHA ES UNA TRAMPA.
>
> —RED HAWK

ESTÁS SIEMPRE EN CASA.

**ELENA BROWER** Y **ERICA JAGO**

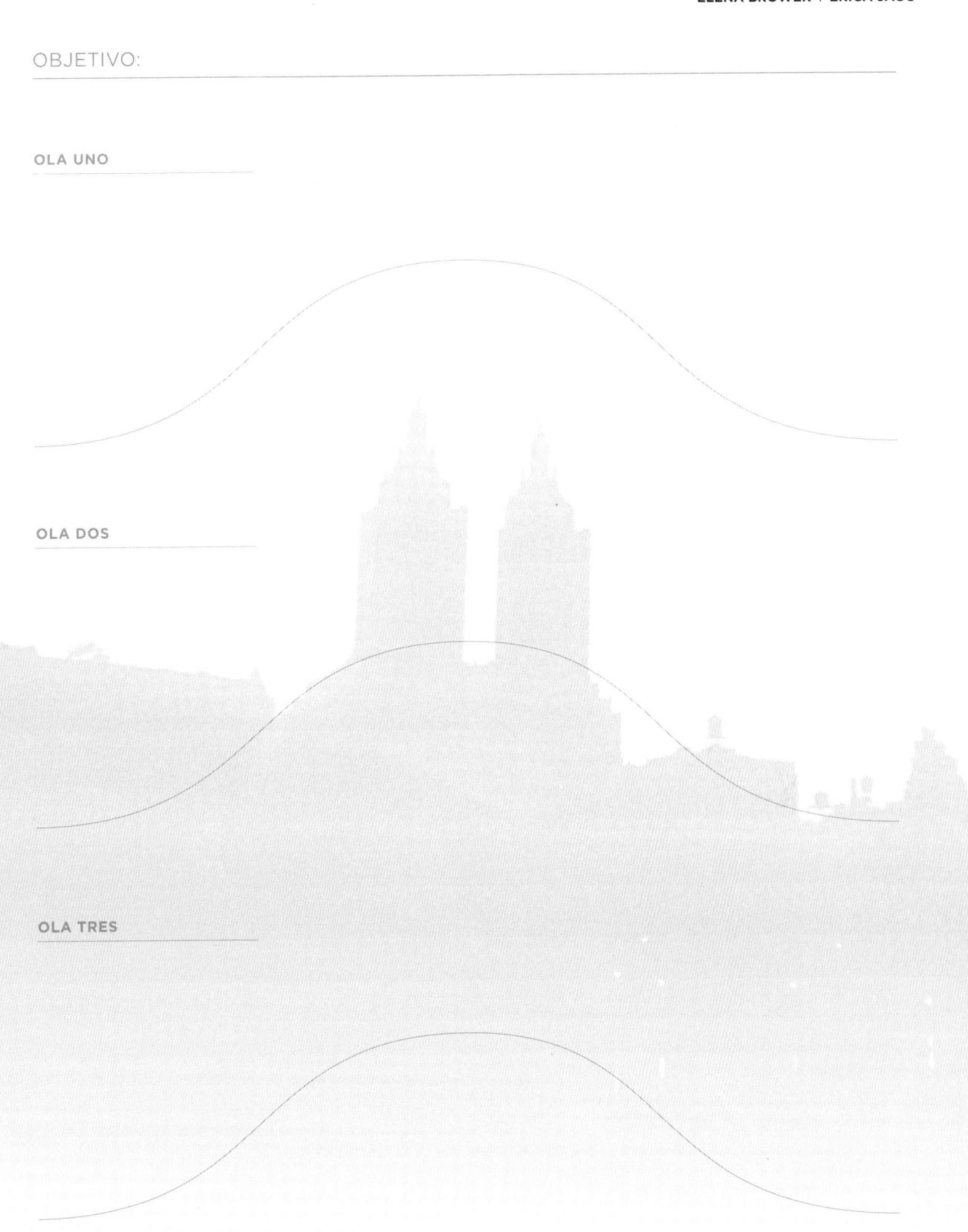

OBJETIVO: _____

OLA UNO _____

OLA DOS _____

OLA TRES _____

**YOGA: EL ARTE DE LA ATENCIÓN** | HAZ QUE TU VIDA SEA UN REFLEJO DE TU PRÁCTICA

## DESPERTAR

> CUANTO MÁS PROFUNDICES EN EL TRABAJO INTERIOR, MÁS SE EXPANDIRÁ TU MUNDO EXTERIOR, Y CUANTO MÁS SE EXPANDE EL MUNDO EXTERIOR, MÁS PROFUNDO HA DE SER EL TRABAJO INTERIOR.
>
> —RODNEY COLLIN

**ELENA BROWER** Y **ERICA JAGO**

SANAR ES RECORDAR
TU TOTALIDAD.

—DEEPAK CHOPRA

## AGRADECIMIENTOS

Gracias, Erica Jago, por ser luz, ala y fuente. Es un honor presentar este libro contigo.

Gracias, mamá y papá, Anthony y Jonah Lyon, Jessie, Jeff y Cory Nichols, Bentley y Jensen Meeker, Lyn Nelson, Leila Astarabadi, Alexandra Lyon Perelman, Jonathan, Will, y Jackson Perelman, Papa T Lyon, Judith Lyon, Shannon Port y Kate Thorson, por ser mi mágica familia. Y a Chloe Crespi, Betty Kay Kendrick, Raja Sethuraman y el equipo de Gloss Studios NYC, Dominic Neitz, Michael Chichi, Alice Marshall, Gregg Greenwood, Kristen Lotto, Garth Stevenson, Yves Durif, y Julia March: os doy las gracias por hacer posible la belleza.

Gracias, Linda Sparrowe, por editar nuestro trabajo. Eres imprescindible, y eres humilde.

Gracias a los maestros y el personal de VIRAYOGA: Kiri Binihaky y Karen McCulloch, Glenna Bedoya y, en especial, Lynn Hazan.

Por vuestra personalidad, orientación, afecto y ánimo a lo largo de los años, gracias, doctor Douglas Brooks; Louise Amar; Cyndi Lee; Rodney Yee y Colleen Saidman Yee; Seane Corn; Alison West; Dana Flynn; Mark Whitwell; Alejandro Junger; Hugo Cory; J. Brown; Vinnie Marino; Douglas Drummond; Rebecca Dreyfus; Suzannah Ludwig; Sensei John Mirrione y familia de Harmony by Karate; John Friend; Marlo Phillips; Erin Boucher Kennedy; Liz Eustace; Melissa Eustace; Ally Bogard; Meghan Currie; Sianna Sherman; Janet Stone; Sally Kempton; Saul David Raye; Shiva Rea; Bryan Kest; Erich Schiffman; Desirée Rumbaugh; Beryl Bender Birch; Leslie Kaminoff; Schuyler Grant y el personal de Kula Yoga; Marc Holzman; Anne Vandewalle; Gregoire Pothion; Marie Marty Lozach y la familia de BeYoga Paris; Rusty Wells y personal de Urban Flow Yoga; Brook y Harrison Altman; Katie Hess; de Lotus Wei; Lisa Reinhardt, de Wei of Chocolate; Nadine Johnson; Mary Margrill; Lori Goldstein; Lysa Cooper; Athena; Victor; y Jivan Calderone; Mads Kornerup; Daniel Cook; Danny Kalatsky; Gary Sheva; Eric Cahan; Katey Denno; Brock y Krista Cahill; Eva Mendes; Liev Schreiber; Naomi Watts; Russell Simmons; Zofia Reno; Peter Krause; Cristina Ehrlich; Dana Bauer; Judy Bauer; Sarah Perlis; Susan Cianciolo; Libby y Scooter Weintraub; Mijanou Montealagre y Michael Rothman; Kathryn Budig; Tiffany Cruikshank; MB LaRue; Mary Ellen Bonifati McGeough; Tali Magal y Craig Fleishman; Amir Magal; AK Kennedy; Hyde Yoga; Kaitlin Quistgaard; Richard Rosen; Scott Blossom; Bruno Danto; Gabriella y familia Becchina; Lole; Manduka; Kripalu; Omega Institute; la familia de Growing Heart Farm; Anna Walko; Niki Morrisette; Jeff Krasno; Sean Hoess; Karina Mackenzie y Wanderlust Festival; Stephanie Snyder; Kira Ryder y LuluBandha's; Amy Ippoliti; Christy y Gavin Mackenzie; Kia Miller; Tommy Rosen; Ashley Turner; Mark Mangan, y Sascha Lewis.

Gracias, Ekyog y Only Hearts, por el vestuario del capítulo 1. Gracias, Jin Seo, de 51inc; Leila Astarabadi; Lululemon y kd dance, por el vestuario, y Yael Alkalay's red flower por las velas del capítulo 2. Gracias, B by Donna M, por el vestuario del capítulo 3. Gracias, Jin Seo, de 51inc, por el vestuario del Capítulo 5. Gracias, Lululemon y Victoria Keen, por el vestuario; Nadia Narain, por las velas; Plank Designs por la esterilla perfecta; Jamie Young, por nuestro precioso *murti*; Qori Inti por la exquisita agua de Palo Santo; Karuna Malas, por mi querida *mala*, y Mother Earth, por los cristales del capítulo 5.

**ELENA BROWER** Y **ERICA JAGO**

Gracias, Pam Katch, por tu trabajo en el primer proyecto de *El arte de la atención*, del que nació el presente.

Gracias, Derik, Ryan y la familia YogaGlo, por la increíble disposición a compartir la práctica, y por ser la semilla de este proyecto.

Gracias en especial a Mark Roemer, David Kennedy, Nikki Costello, Christina Sell, Darren y Peter Rhodes, Jill Miller, MC Yogi, Gabrielle Bernstein, Donna Karan, Gwyneth Paltrow, Christy Turlington Burns, doctor Mark Hyman, Tara Stiles, Kaitlin Quistgaard, doctor Frank Lipman, Kris Carr, Latham Thomas, Brian y Alexandra Jaye Johnson y Bentley Meeker por formar parte esencial de lo que condujo a este libro, y a todos los alumnos que han honrado mi camino. Gracias.

**ERICA DESEA DAR LAS GRACIAS** a Elena por guiarme hacia mi propio corazón y ayudarme a desarrollar mi capacidad de amar. A Michael Chichi por ser fermento y animarme constantemente a ser la artista que soy. A Dee Dee y Nick Lloyd; Duane, Beth; y Kaci Jago, Brooke; Jesse, Ella, y Swing Mullins; Jared Thear, Dorothy Jago; Mary y Bob Leeper; Janie Triplet y familia; Bo Powell y familia; Amanda Dates; Joanna Intara Zim y Durga Divas; Deborah Horwith; Taryn Lynch; Jennifer Frances y Steven Lichtscheidl; Luc; Kristyn; y Stella Pritchett; Dave Bull; Nansee Parker; Julie Howard; San Francisco; Amsterdam; y Hawaii's Women Yoga Groups, Robert Dupper; Dominika Swietlik; Charle Marais, Marianne de Kuyper; Nina Beatty, Andrea Stern, Jenna Hann; Ryan Gamlin; y Krisha Fairchild. Os quiero a todos.

**JUNTAS, ELENA Y ERICA DESEAN DAR LAS GRACIAS** a Michael Chichi; Harlan Emil; Sofía Escobar; Chloe Crespi; Raja Sethuraman; Kristen Lotto; Dominic Neitz; Alice Marshall; Linda Sparrowe; Sally Kempton; Diana Krebs; Maren Brand; Kamphausen; Bérénice von Bandel; Emily Mattoon; John Kohler y Rachel Perlman de Gloss Studios; los maestros y el personal de Urban Flow SF; BeYoga Paris; y Satori Yoga Studio; Burning Man; Camera Girl; Marian Goodell; Mike Bradley; Tommy Bolduc; Elise Gochberg; Yves Durif y The Carlyle, A Rosewood Hotel.

**APÉNDICE**

# SECUENCIAS DE LAS POSTURAS

# REDUCE LA TENSIÓN Y ENCUENTRA EL PERDÓN

**SECUENCIA DE LAS POSTURAS DEL CAPÍTULO UNO**

TADASANA
POSTURA DE LA MONTAÑA

SURYA NAMASKARA A
SALUDO AL SOL

UTKATASANA | POSTURA DE LA SILLA

VIRABHADRASANA II
POSTURA DEL GUERRERO II

UTTHITA PARSVAKONASANA
POSTURA DEL ÁNGULO LATERAL

UTTHITA TRIKONASANA
POSTURA DEL TRIÁNGULO

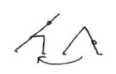

ASHVA SANCHALANASANA
POSTURA DEL GRAN PASO EXTENDIDO

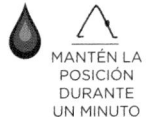

ADHO MUKHA SVANASANA
POSTURA DEL PERRO BOCA ABAJO

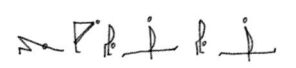

MANTÉN LA POSICIÓN DURANTE UN MINUTO

de UTTANASANA
POSTURA DE PINZA HACIA DELANTE a HANUMANASANA
POSTURA DEL MONO

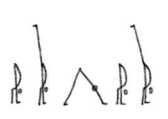

de URDHVA PRASARITA EKA PADASANA
*SPLITS* DE PIE a ADHO MUKHA SVANASANA
POSTURA DEL PERRO BOCA ABAJO

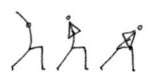

PARIVRITTA ANJANEYASANA CON ANJALI MUDRA
POSTURA DE LUNA CRECIENTE EN TORSIÓN CON LAS MANOS EN POSICIÓN DE PLEGARIA A LA ALTURA DEL CORAZÓN

## YOGA: EL ARTE DE LA ATENCIÓN

de **UTKATASANA** | POSTURA DE LA SILLA a **UTTANASANA**
POSTURA DE LA PINZA CON LAS MANOS ENTRELAZADAS

*MANTÉN LA POSICIÓN DURANTE UN MINUTO*
**ADHO MUKHA SVANASANA**
POSTURA DEL PERRO BOCA ABAJO

**VRKSASANA**
POSTURA INVERTIDA SOBRE LAS MANOS

**PARIVRITTA ANJANEYASANA**
POSTURA DE LUNA CRECIENTE CON TORSIÓN

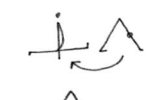

**BAKASANA** | POSTURA DEL CUERVO

**SEGUNDA VEZ:** **HANUMANASANA**
POSTURA DEL MONO

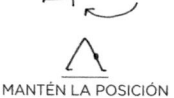

*MANTÉN LA POSICIÓN DURANTE UN MINUTO*
**ADHO MUKHA SVANASANA**
POSTURA DEL PERRO BOCA ABAJO

PERRO BOCA ABAJO > TABLA > PERRO BOCA ARRIBA > COBRA > LANGOSTA

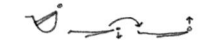

**DHANURASANA**
POSTURA DEL ARCO

**SUPTA TADASANA**
POSTURA DE LA MONTAÑA RECLINADA

**URDHVA DHANURASANA**
ESTIRAMIENTO DE LA RUEDA

**SUPTA PADANGUSTHASANA**
ESTIRAMIENTO DE PIERNAS RECOSTADO

**SAVASANA** | POSTURA DEL CADÁVER

ELENA BROWER Y ERICA JAGO

# LIBÉRATE DE LA CULPA

**SECUENCIA DE LAS POSTURAS DEL CAPÍTULO 2**

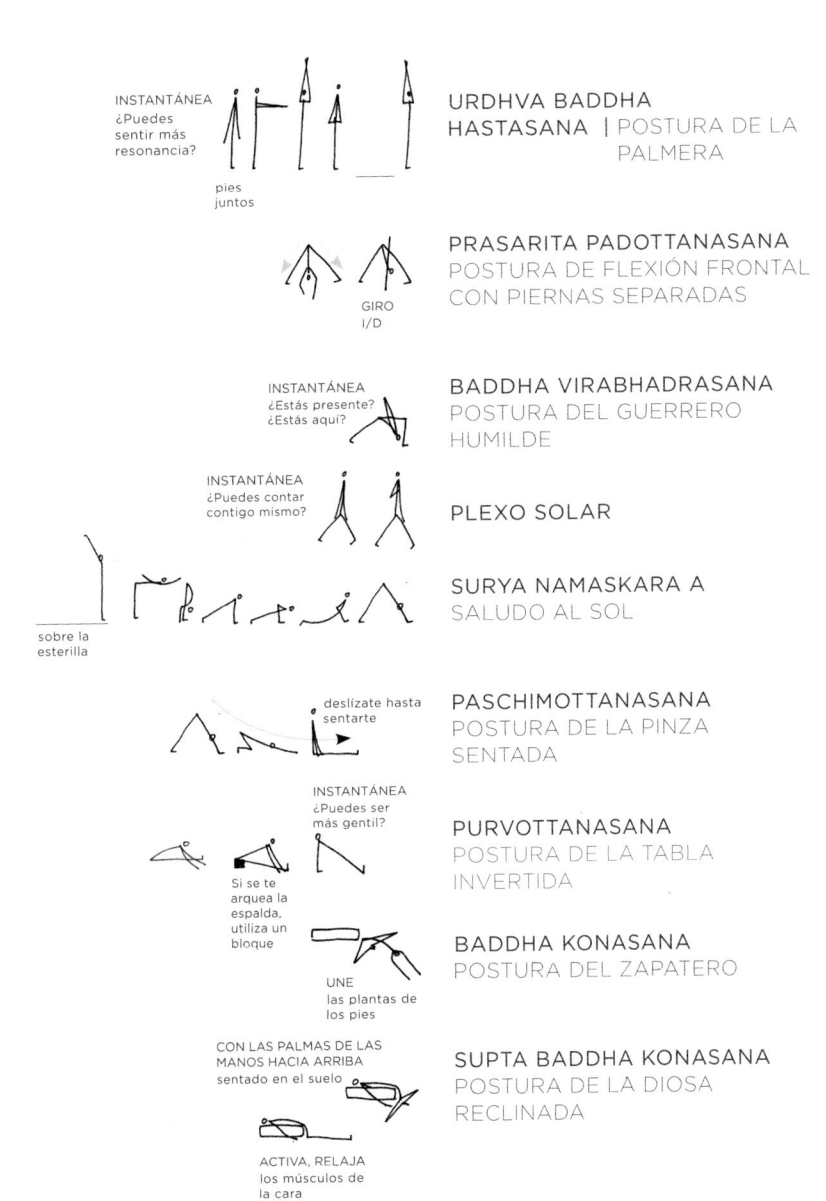

INSTANTÁNEA
¿Puedes sentir más resonancia?

pies juntos

**URDHVA BADDHA HASTASANA** | POSTURA DE LA PALMERA

GIRO I/D

**PRASARITA PADOTTANASANA**
POSTURA DE FLEXIÓN FRONTAL CON PIERNAS SEPARADAS

INSTANTÁNEA
¿Estás presente? ¿Estás aquí?

**BADDHA VIRABHADRASANA**
POSTURA DEL GUERRERO HUMILDE

INSTANTÁNEA
¿Puedes contar contigo mismo?

**PLEXO SOLAR**

sobre la esterilla

**SURYA NAMASKARA A**
SALUDO AL SOL

deslízate hasta sentarte

**PASCHIMOTTANASANA**
POSTURA DE LA PINZA SENTADA

INSTANTÁNEA
¿Puedes ser más gentil?

Si se te arquea la espalda, utiliza un bloque

**PURVOTTANASANA**
POSTURA DE LA TABLA INVERTIDA

UNE las plantas de los pies

**BADDHA KONASANA**
POSTURA DEL ZAPATERO

CON LAS PALMAS DE LAS MANOS HACIA ARRIBA
sentado en el suelo

ACTIVA, RELAJA los músculos de la cara

**SUPTA BADDHA KONASANA**
POSTURA DE LA DIOSA RECLINADA

YOGA: EL ARTE DE LA ATENCIÓN

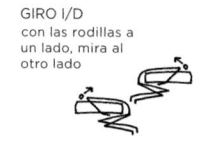

GIRO I/D
con las rodillas a
un lado, mira al
otro lado

**JATHARA PARIVARTANASANA**
TORSIÓN RECLINADA

*Opciones de Virasana*

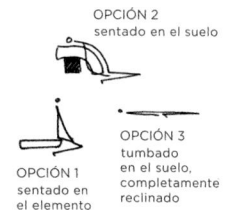

OPCIÓN 2
sentado en el suelo

OPCIÓN 1
sentado en
el elemento
de apoyo

OPCIÓN 3
tumbado
en el suelo,
completamente
reclinado

**VIRASANA | POSTURA DEL HÉROE**

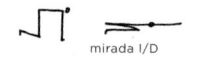

mirada I/D

**BALASANA**
POSTURA DEL NIÑO

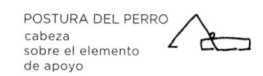

POSTURA DEL PERRO
cabeza
sobre el elemento
de apoyo

**ADHO MUKHA SVANASANA**
POSTURA DEL PERRO BOCA ABAJO

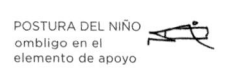

POSTURA DEL NIÑO
ombligo en el
elemento de apoyo

**BALASANA**
POSTURA DEL NIÑO APOYADO

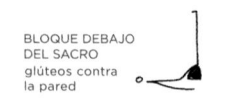

BLOQUE DEBAJO
DEL SACRO
glúteos contra
la pared

**VIPARITA KARANI**
PIERNAS LEVANTADAS CONTRA
LA PARED

*Opciones de Savasana*

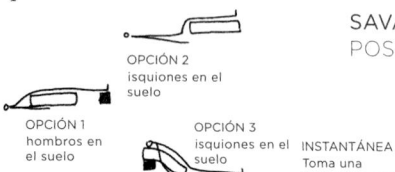

**SAVASANA**
POSTURA DEL CADÁVER

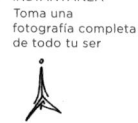

OPCIÓN 2
isquiones en el
suelo

OPCIÓN 1
hombros en
el suelo

OPCIÓN 3
isquiones en el
suelo

INSTANTÁNEA
Toma una
fotografía completa
de todo tu ser

ELENA BROWER Y ERICA JAGO

**CAPÍTULO TRES**

# RESPIRA Y ENCUENTRA EL SOSIEGO

YOGA: EL ARTE DE LA ATENCIÓN

# EXPLORA TUS MEJORES POSIBILIDADES

**SECUENCIA DE POSICIONES DEL CAPÍTULO CUATRO**

## ALINEACIÓN DE HOMBROS

1 Estira ambos lados del cuerpo.
2 Rota hacia atrás los brazos.
3 Empuja suavemente los omóplatos como si quisieran tocarse.
4 Rota los antebrazos hacia dentro y los húmeros haca fuera.
5 Expande toda esta posición de dentro hacia fuera.

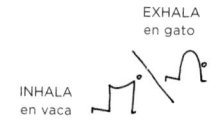

INHALA en vaca / EXHALA en gato
GATO/LA VACA

ADHO MUKHA SVANASANA
PERRO BOCA ABAJO CON LAS RODILLAS DOBLADAS

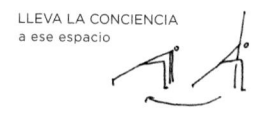

LLEVA LA CONCIENCIA a ese espacio
PARIVRITTA ANJANEYASANA
POSTURA DE LUNA CRECIENTE CON TORSIÓN

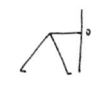

UTTHITA TRIKONASANA
POSTURA DEL TRIÁNGULO

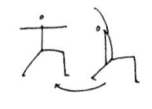

de VIRABHADRASANA II
GUERRERO II
a VIPARITA VIRABHADRASANA
GUERRERO INVERTIDO

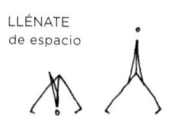

LLÉNATE de espacio
de PRASARITA PADOTTANASANA
POSTURA DE FLEXIÓN FRONTAL CON PIERNAS SEPARADAS a TADASANA
POSTURA DE LA MONTAÑA

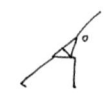

UTTHITA PARSVAKONASANA
POSTURA DEL ÁNGULO LATERAL

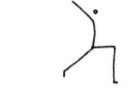

VIRABHADRASANA
POSTURA DEL GUERRERO I

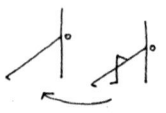

VARIACIÓN VASISTHASANA
POSTURA DE LA TABLA LATERAL CON LIGERO ARQUEO DE LA ESPALDA

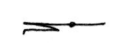

BALASANA
POSTURA DEL NIÑO

**ELENA BROWER** Y **ERICA JAGO**

EKA PADA
RAJAKAPOTASANA
POSTURA DE LA PALOMA

LLEVA LA DISPOSICIÓN
a todo lo que hagas

JANU SIRSASANA
POSTURA DEL SAUCE

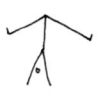

UPAVISTHA KONASANA
POSTURA DE FLEXIÓN
SENTADO EN ÁNGULO
ABIERTO

BHARADVAJASANA II
POSTURA DE LA SIRENA II

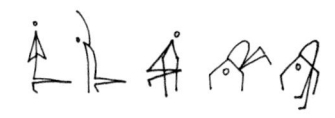

PARSVA BAKASANA/DVI
PADA KOUNDINYASANA
POSTURA DEL CUERVO
LATERAL. DESGLOSE

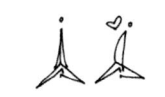

SIDDHASANA/SUKHASANA
POSTURA SENTADO

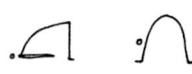

SETU BANDHASANA a
URDHVA DHANURASANA
de la POSTURA DEL
PUENTE a la de la RUEDA

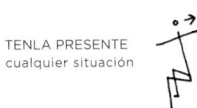

TEN LA PRESENTE
cualquier situación

JATHARA
PARIVARTANASANA
TORSIÓN RECLINADA

ANCLA DE NUEVO LOS
MUSLOS

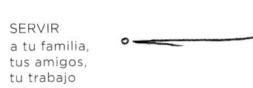

SERVIR
a tu familia,
tus amigos,
tu trabajo

SAVASANA | POSTURA
DEL CADÁVER

YOGA: EL ARTE DE LA ATENCIÓN

# HAZ QUE TU VIDA SEA UN REFLEJO DE TU PRÁCTICA

## SECUENCIA DE LAS POSTURAS DEL CAPÍTULO CINCO

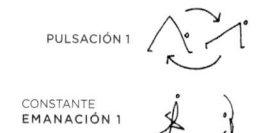

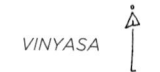

PULSACIÓN 1 — de **POSTURA DE LA TABLA** a la de **PERRO BOCA ABAJO**

CONSTANTE EMANACIÓN 1 — **EKA PADA RAJAKAPOTASANA**
POSTURA DE LA PALOMA

EXPANDE CON FUERZA — **ANJANEYASANA**
POSTURA DE LA LUNA CRECIENTE

VINYASA — **TADASANA CON ANJALI MUDRA**
POSTURA DE LA MONTAÑA CON LAS MANOS EN EL CORAZÓN

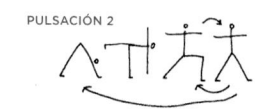

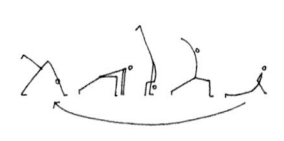

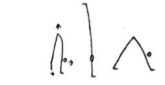

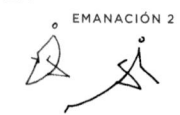

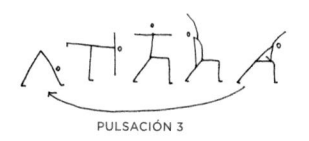

PULSACIÓN 2 — de **ARDHA CHANDRASANA**
POSTURA DE LA MEDIA LUNA a
**VIRABHADRASANA II**
POSTURA DEL GUERRERO II

de **URDHVA PRASARITA EKA PADASANA**
PIERNA EXTENDIDA HACIA ARRIBA a
**ANJANEYASANA**
POSTURA DE LA LUNA CRECIENTE

VINYASA — **VRKSASANA**
POSTURA INVERTIDA SOBRE LAS MANOS

EMANACIÓN 2 — **EKA PADA RAJAKAPOTASANA**
POSTURA DE LA PALOMA CON UNA PIERNA

PULSACIÓN 3 — de **ARDHA CHANDRASANA**
POSTURA DE LA MEDIA LUNA a
**VIRABHADRASANA II**
POSTURA DEL GUERRERO II a **VIPARITA VIRABHADRASANA II**
POSTURA DEL GUERRERO INVERTIDO II a
**UTTHITA PARSVAKONASANA**
POSTURA DEL ÁNGULO LATERAL

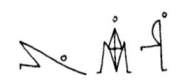

de **MALASANA**
POSTURA DE LA GUIRNALDA
a **BAKASANA** | POSTURA DEL CUERVO

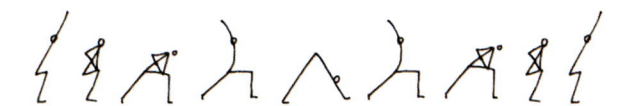

de **PARIVRITTA UTKATASANA CON ANJALI MUDRA**
POSTURA DE LA SILLA CON TORSIÓN CON LAS MANOS
EN EL CORAZÓN a **PARIVRITTA ANJANEYASANA CON
ANJALI MUDRA** | POSTURA DE LUNA CRECIENTE CON
LAS MANOS EN EL CORAZÓN

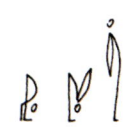

de **UTTANASANA** | POSTURA
DE PINZA HACIA DELANTE CON
LAS MANOS ENTRELAZADAS
a **TADASANA**
POSTURA DE LA MONTAÑA

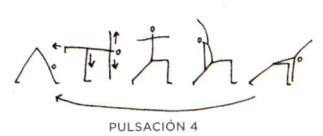

**MEDIA LUNA > GUERRERO II
> GUERRERO INVERTIDO >
POSTURA DEL ÁNGULO LATERAL**

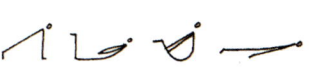

PULSACIÓN 4

**DHANURASANA**
POSTURA DEL ARCO

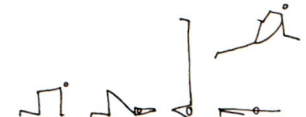

**ARDHA BHEKASANA**
POSTURA DE LA MEDIA RANA

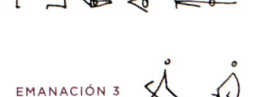

**SIRSASANA** | POSTURA SOBRE
LA CABEZA

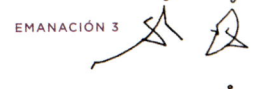

EMANACIÓN 3

**EKA PADA RAJAKAPOTASANA**
POSTURA DE LA PALOMA

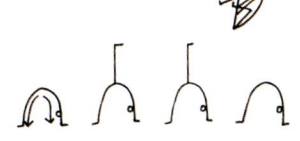

**ENHEBRANDO LA AGUJA**

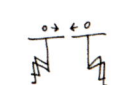

**URDHVA DHANURASANA**
POSTURA DE LA RUEDA

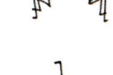

**JATHARA PARIVARTANASANA**
TORSIÓN RECLINADA

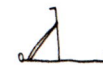

**SUPTA PADANGUSTHASANA**
ESTIRAMIENTO DE PIERNAS
RECOSTADO

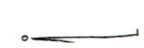

**SAVASANA** | POSTURA DEL
CADÁVER

235

ÍNDICE

**BIENVENIDO** — 11

**PRÓLOGO** — 12
*de* LINDA SPARROWE

**CAPÍTULO UNO** — 16
REDUCE LA TENSIÓN Y ENCUENTRA EL PERDÓN
*prefacio de* MC YOGI // *fotografía de* MICHAEL CHICHI

**CAPÍTULO DOS** — 54
LIBÉRATE DE LA CULPA
*prefacio de* GABRIELLE BERNSTEIN // *fotografía de* CHLOE CRESPI

**CAPÍTULO TRES** — 96
RESPIRA Y ENCUENTRA EL SOSIEGO
*prefacio de* DONNA KARAN // *fotografía de* ALICE MARSHALL // *mandalas de* SOFIA ESCOBAR

**CAPÍTULO CUATRO** — 120
EXPLORA TUS MEJORES POSIBILIDADES
*prefacio de* GWYNETH PALTROW // *fotografía de* MICHAEL CHICHI *y* DOMINIC NEITZ // *portales de* HARLAN EMIL

**CAPÍTULO CINCO** — 168
HAZ QUE TU VIDA SEA UN REFLEJO DE TU PRÁCTICA
*prefacio de* CHRISTY TURLINGTON BURNS // *fotografía de* DOMINIC NEITZ

**AGRADECIMIENTOS** — 224

**APÉNDICE** — 226
SECUENCIAS DE LAS POSTURAS

WITHDRAWN

$31.95

**LONGWOOD PUBLIC LIBRARY**
800 Middle Country Road
Middle Island, NY 11953
(631) 924-6400
longwoodlibrary.org

LIBRARY HOURS

| | |
|---|---|
| Monday-Friday | 9:30 a.m. - 9:00 p.m. |
| Saturday | 9:30 a.m. - 5:00 p.m. |
| Sunday (Sept-June) | 1:00 p.m. - 5:00 p.m. |